빅테크가 키우는 아이들

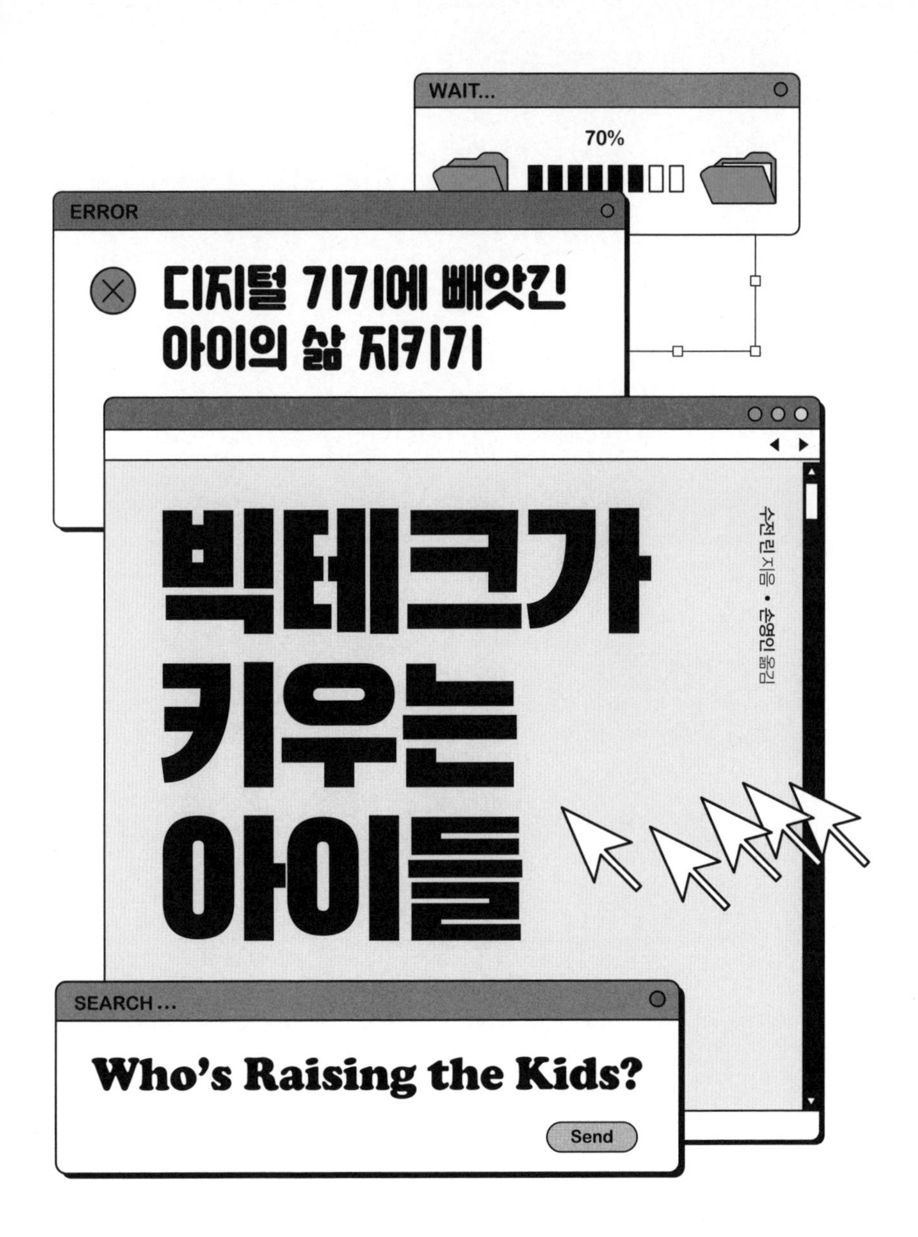
WAIT...
70%
ERROR
디지털 기기에 빼앗긴
아이의 삶 지키기
빅테크가
키우는
아이들
수전 린 지음 • 손영인 옮김
SEARCH...
Who's Raising the Kids?
Send

상상스퀘어

* 일러두기
이 책에 나오는 외래어는 국립국어원 외래어표기법을 따랐으나,
외래어표기법과 다르게 굳어진 일부 용어의 경우에는 예외를 두었다.

이 사회는 아이들을 소비자로 변모시켜 아이들이 원하고, 원하고, 또 원하도록 만든다.
그래야 아이와 부모 들에게 아이들이 필요로 하는 것이 아니라
원하도록 조종된 것을 팔 수 있으니까 말이다.
아이들은 필요한 것 말고 원하는 것을 사게 된다.
그렇게 사회는 아이들을 상품화하고 수익화하고, 대상화하고 비인간화한다.

- 러셀 뱅크스Russell Banks

목차

검색! 클릭! 결제! 반복!

보상은 모두 좋은 것인가

조르기 전략은 누구에게 유용한가

사회에 분열을 일으키는 디지털 기기

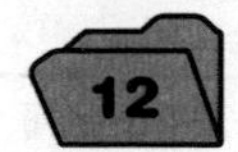

저항 육아: 빅테크와 대기업을 저지하기 위한 제안

모든 아이를 위한 변화 일으키기

지은이 소개

수전 린Susan Linn

심리학자이자 수상 경력이 있는 복화술사이며, 창의적 놀이와 미디어 및 상업 마케팅이 어린이에게 미치는 영향에 관해서 연구하는 세계적으로 인정받는 전문가다. 하버드대학교에서 교육 및 상담심리학 학위를 받았다. 현 페어플레이Fairplay의 전신인 '광고 없는 유년기를 위한 캠페인'의 창립자로 15년간 일했다. 글쓰기와 교육에 집중하기 위해 이곳을 나와 현재 보스턴어린이병원의 연구원이자 하버드의과대학에서 정신의학 강사로 근무 중이다. 저서로는 《TV 광고 아이들》, 《상상을 말하다The Case for Make Believe》가 있다. 현재 매사추세츠주 브루클린에 거주한다.

옮긴이 소개

손영인

대학에서 영어영문학과 불어불문학을 전공하고, 직장에서 아시아 및 중남미 해외 시장조사와 마케팅 업무를 담당했다. 어릴 적부터 좋아한 책과 외국어와 더 깊은 인연을 맺고 싶어 글밥 아카데미에서 출판 및 영상 번역 과정을 수료했으며, 현재 바른번역에서 번역가로 활동 중이다. 주요 역서로는《체인지메이커》,《조금씩 분명히 행복해지는 습관》,《왜 나는 너와 헤어지는가》,《제대로 위로하기》,《마인크래프트 공식 소설 시리즈》등이 있다.

독자에게 전하는 말

팩트는 무의미하다.
무엇이 진짜로 더 좋은지, 더 빠른지, 더 효율적인지는 전혀 상관없다.
중요한 것은 소비자가 무엇을 믿느냐다.
- 세스 고딘Seth Godin, 《마케터는 새빨간 거짓말쟁이》 저자

내가 부지런히 이 책을 집필하던 2020년 3월, 코로나바이러스가 전 세계로 무섭게 퍼지기 시작했다. 그에 따라 격리도 시작됐다. 집에 틀어박힌 나는 이 예상치 못한 시간 동안 글을 쓰는 데 전념하겠다고 생각했다. 하지만 증가하는 사망자 수, 걷잡을 수 없는 실업률, 사면초과의 상황에 턱없이 모자란 의료 종사자 수와 같은 코앞에 닥친 붕괴 장면을 보며 집중력을 잃었다. 나는 집필 대신 팬데믹 처음 몇 달을 내 오리장갑 인형인 오드리 덕을 옆에 두고 어린아이들과 영상 통화를 하며 보냈다. 갑자기 또래와의 만남을 빼앗긴 아이들과 재택 근무나 갑작스러운 실직으로 스트레스를 받는 양육자들에게 조금은 휴식을 줄 수 있을 거라는 생각에서였다.

코로나로 발생한 사망자 중 유색인종 비율이 지나치게 높다는 사실을 뒷받침해주는 증거가 늘어나고, 조지 플로이드George Floyd가 백

인 경찰의 무릎에 목이 짓이겨져 살해당하는 끔찍한 사건이 일어나고, 그에 따라 시위 물결이 이어지자 나는 글쓰기에서 더욱 멀어졌다. 초상업화된 문화에 아이들이 묻히고 있다는 나의 우려는 이런 상황에서 동떨어진 것처럼 느껴졌다.

하지만 이런 판단은 틀렸다. 통제 불가능한 상업주의가 앞서 언급한 문제의 근본 원인은 아니지만, 마케팅으로 포화된 우리 문화가 이런 문제와 여러 다른 사회적 병폐를 악화시킨다는 것을 깨닫게 되었다. 기업 마케팅이 조장하는 관습과 행태는 상업에만 국한하지 않는다. 정부, 가족과 공동체, 학교와 학습뿐만 아니라 우리가 타인, 자연과 맺는 관계를 포함한 시민 사회의 중요한 영역에 깊게 부정적으로 영향을 미친다.

2016년 우리는 이전에 오로지 브랜드로, 동시에 그 브랜드의 주요 마케터로만 알려진 사람을 대통령으로 뽑았다. 당시 나는 이로써 우리가 시장 주도 사회의 정점에 이르렀다고 여겼다. 그러나 도널드 트럼프Donald Trump가 초상업화된 문화를 상징한다고 할지라도 트럼프는 원인이라기보다 결과에 해당한다. 엄청나게 많은 미국인이 트럼프가 확실히 진 재선에서 원래는 이겼다는 거짓말을 여전히 믿는다. 거짓말과 관련하여 하나 더 추가하자면, 평론가와 정치인 들이 페이스북Facebook*과 다른 기술 및 미디어 대기업의 사주를 받아 백신이나 마스크처럼 실제로 생명을 구하는 보호 장치를 노골적으로 폄하하는

* 페이스북은 2021년에 메타Meta로 기업명을 바꾸었다. 앞으로 기업을 가리킬 때는 메타로, 소셜 네트워크를 가리킬 때는 페이스북으로 표기한다.

허위 선전을 해, 코로나바이러스의 확산을 막을 수 있는 최고의 기회를 잃게 되었다.

광고는 지성이 아닌 감정을 공략하며 광고의 내용은 비판적인 사고를 막는다. 나이키의 'Just Do It'('그냥 해'라는 뜻 – 옮긴이)이나 스프라이트의 'Obey Your Thirst'('갈증을 따르라'라는 뜻 – 옮긴이), 펩시의 'Live for Now'(한국에서는 '지금 이 순간 펩시'라는 문구로 방영 – 옮긴이) 같은 상징적인 문구는 충동을 일으킨다. 2003년 내가 한국에 갔을 때 코카콜라 광고의 슬로건은 'Stop Thinking, Feel It'('생각을 멈추고 느껴봐'라는 뜻 – 옮긴이)이었다.

나는 미국이 초기에 코로나바이러스 확산을 막지 못해 잠재적으로 수십만 명의 생명을 구하는 데 실패하는 것을 봄으로써 마케팅의 힘이 얼마나 대단한지 섬뜩하게 이해하기 시작했다. 트럼프 행정부의 코로나바이러스 대응은 '팩트는 무의미하다'라는 세스 고딘의 마케팅 명언의 본질을 받아들인 것처럼 보였다. (정부는 바이러스 확산 초기에 "바이러스는 사기다"[1], "우리는 바이러스를 엄청나게 잘 통제할 수 있다"[2]라고 발표한 바 있다) 정말로 중요한 것은 사람들이 무엇을 믿느냐다. 무언가를 파는 가장 좋은 방법은 잠재 구매자에게 그가 필요로 하는 것을 주겠다고 설득하는 것이다. 사람들은 정부가 바이러스를 철저히 통제하거나 아니면 바이러스가 저절로 사라질 거라고 필사적으로 믿고 싶어 했다. 또는 더 나아가 아예 바이러스는 존재하지 않는다고 믿고 싶어 했다.

코로나바이러스에 대한 허위 정보를 퍼뜨리려고 사용한 마케팅 기법으로 이차적 피해를 본 것은 아이들이다. 아이들을 대상으로 허위 정보를 퍼뜨리지 않았다고 해도 아이들은 분명히 고통을 겪었다. 아이들의 삶은 뒤집혔다. 교육은 중단됐고 아이들의 보호자는 스트레스를 받았다. 그중 많은 아이가 더욱 지독한 대가를 치러야 했다. 부모나 양육자를 잃고 가난에 빠졌다. 바이러스에 감염된 아이들도 있었고 일부는 죽기도 했다.

나는 기술이 지배하는 상업화된 문화와 조직적인 인종차별 사이의 연관성이 명확하게 보이지 않을 수 있지만, 그 연관성이 실재하고 중요하며 아이들에게 영향을 미친다는 것 또한 이해하기 시작했다.[3] 아울러 사피야 우모자 노블Safiya Umoja Noble과 루하 벤저민Ruha Benjamin 같은 저자들이 분명하게 보여주듯, 소셜 네트워크와 검색 엔진 등 이윤 추구를 위한 기술을 작동하는 알고리즘은 인종과 민족에 대한 고정관념을 유지시킨다.[4]

상업화된 알고리즘이 뒷받침하는 인종차별은 소셜 미디어와 검색 엔진을 사용하는 어린이뿐만 아니라 사용하지 않는 수백만 명의 어린이에게도 해를 끼친다. 공정보다 이윤을 우선시하는 알고리즘의 부산물인 편견과 허위 정보는 사회가 흑인과 유색인종 어린이를 바라보는 시각에 큰 영향을 미친다. 이러한 사회 전반의 시각은 다양한 인종과 민족을 어떻게 바라보는지, 모든 어린이가 자신과 서로를 어떻게 보는지에 영향을 미친다.

과도한 상업주의와 공중보건 위기 및 전반적인 인종차별이 일으킨 끔찍한 결과 사이에 연관성을 이해하기 시작하자 글쓰기를 향한 열정이 되살아났다. 오늘날 기술 중심의 마케팅이 일으키는 문제는 아이들에게 단지 물건을 판다는 점만이 아니다. 문제는 최소한의 규제만 받으며 이윤을 추구하는 거대한 기술 기업들이 수용하고 생성하는 가치, 관습, 행태가 아이들의 삶을 포함한 사회 전반에 스며든다는 점이다.

나는 상업 문화가 아이들에게 미치는 영향, 특히 아이들의 가치관, 관계, 학습에 미치는 영향을 이해하고 완화하는 것이 앞에서 언급한 위기뿐만 아니라 현재 우리가 직면하고 미래에 직면할 다른 위기들을 성공적으로 헤쳐나가는 데 필수적임을 알게 되었다. 이 책의 내용이 이를 실현하는 데 기여하기를 진심으로 바란다.

프롤로그

전부는 아니라고 해도 어린이를 대상으로 한
거의 모든 미디어 생태계가 광고의 장으로 존재한다.
광고와 마케팅은 미디어 체제 전체를 구축하는 기반이다.
- 비키 라이드아웃Vicky Rideout, 어린이·미디어·기술 전문 리서치 기업 VJR 설립자

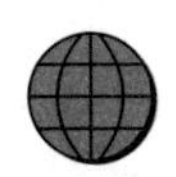

어린이, 기술, 상업화된 문화를 주제로 강연하던 중에 분위기가 이상함을 직감했다. 자식을 다 키운 내 또래로 보이는 청중은 비교적 편안한 자세로 듣는 반면, 한창 아이를 키울 나이의 더 젊은 세대는 눈에 띄게 불편해하는 모습이 보였다. 나는 하던 말을 중단하고 말했다.

"전 여러분에게 죄책감을 주려고 이 자리에 온 게 아니에요. 어떤 면에서는 지금이 아이를 키우기가 그 어느 때보다 힘들 거예요. 활용할 자원이 충분하다고 해도 말이죠. 여러분은 지금 수억 달러를 쓰며 유혹적인 기술을 이용하는, 다국적 대기업들이 지배하는 문화를 상대해야 해요. 이 기업들은 부모를 건너뛰고 아이의 머리와 마음을 사로잡으려고 고안된 메시지로 아이를 직접 공략해요. 기발한 방법을 쓰기도 하죠. 이들의 주된 목적은 아이가 건강하게 살도록 돕거나, 긍정적인 가치를 북돋거나, 아이의 삶이 나아지도록 하려는 게 아니에

요. 이윤을 창출하는 게 이들의 목적이죠. 그러니 제 또래 사람들이 '단호하게 안 된다고 해.'라고 하거나 자기들은 그럴 때 무작정 텔레비전을 꺼버린다고 말해도 그냥 넘어가주세요. 모든 게 디지털화, 상업화된 시대에 아이를 키우는 게 어떤 것인지 그들은 전혀 모른다는 것을 염두에 두시고요." 그때 이후로 나는 강연마다 이 얘기로 시작한다.

이 책 역시 같은 내용으로 시작하고자 한다. 이 책의 목표는 부모* 가 기술 중심 상업주의의 집중 공격에 완벽하게 대처하지 못한다며 죄책감을 느끼게 하려는 것이 아니다. 나는 아이를 돌보는 모든 이들에게 아이들이 매일 아침 맞이하는 디지털화, 상업화된 문화가 얼마나 해로운지 파악할 수 있도록 도움을 주려고 한다. 이 문화가 미치는 영향은 각각의 아이와 가족을 넘어 더 큰 사회의 안녕으로까지 뻗어 나가기 때문에, 이 문제를 해결하는 것이 사회구조적인 책임이며 더 중요하게는 우리가 이 사회를 나아지게 할 수 있다는 점을 알리고 싶다.

2004년에 출간한 전작 《TV 광고 아이들》에서 설명했듯이, 나는 1990년대 말부터 기업이 아이들을 마케팅 대상으로 삼는 것을 멈추게 하는 일을 해왔다. 어린이를 대상으로 삼은 마케팅 담당자들의 목표는 평생 이어지는 브랜드 충성도, 부모의 지갑, 소비주의 습관을 만드는 것으로 지난 20여 년간 바뀐 게 없다. 바뀐 것이라면 빠르게 진화하는 디지털 기술 덕에 기업이 그 어느 때보다 더 만연하게, 더 공

* 이 책에서 '부모'는 아이의 보호자와 아이를 키우는 데 책임이 있는 모든 어른을 가리킨다.

격적으로, 더 정교하게, 더 교묘하게, 더 사악하게 아이들을 사로잡기 가 쉬워졌다는 점이다. 한편 어린이들을 대상으로 한 마케팅은 놀라울 정도로 효과적이면서 동시에 아이들의 성장, 발달, 안녕에 매우 해롭다는 증거가 계속해서 늘고 있다.

기업이 아이들에게 제약 없이 접근하는 것을 막기 위해 내가 하는 활동들은, 개인적인 삶과 직업적인 삶에 뿌리를 둔다. 나는 엄마이자 이제는 할머니이고, 동시에 심리학자다. 성인이 된 후 평생을 아이들을 위해 일하며 시간을 보냈다. 복화술사이자 어린이를 위한 공연가이기도 한 나는 운 좋게 아동 프로그램 진행자인 프레드 로저스Fred Rogers와 일할 수 있었다. 로저스가 진행하는 어린이 프로그램 〈로저스 아저씨네 동네Mister Rogers' Neighborhood〉에 게스트로 출연한 것을 계기로 그의 제작사와 함께 인종차별이나 노숙처럼 아이들이 어려워하는 문제를 이야기할 수 있는 영상 프로그램을 만들었다. 또 여러 해 동안 보스턴어린이병원과 보스턴대학교 메디컬센터에서 운영하는 어린이 에이즈 프로그램에 장갑 인형 치료사로 활동하며, 아이들이 입원, 수술, 생명을 위협하는 질병에 대처하는 법을 도와주기도 했다.

어린이를 겨냥한 범람하는 현대의 상업주의는 1980년대로 거슬러 올라간다. 당시 어린이용 텔레비전 규제가 완화되자 장난감 판매를 유일한 목적으로 삼은 프로그램을 제작하는 것이 합법화되었고, 여기에 디지털 기술 발전이 결합되었다. 1990년대에 들어서자 내가 같이 활동한 아이들부터 가까이로는 딸아이의 학교를 통해서까지 무분별한 상업주의가 아이들에게 미치는 영향을 확인할 수 있었다. 내게 팝 가수 브리트니 스피어스Britney Spears를 소개해준 건 네 살짜리 아이였다. 딸아이의 학교에서는 4학년 때, 한 학기 내내 음악 수업을 디즈니 노래를 배우는 것으로 진행했다.

1990년대 후반, 그 누구도 어린이를 조종해 이윤을 창출해서는 안 된다고 믿는 사람이 나 혼자가 아님을 알게 되었다. 풀뿌리 단체들은 학교에서 일어나는 상업주의와 미취학 아동까지 겨냥해 성적인 연상을 일으키는 장난감/미디어/의류 그리고 미디어 폭력이 어린이에게 미치는 부정적인 영향을 다루기 시작했다. 나는 아이들에게 직접적으로 광고하는 것이 이 모든 문제의 연결 고리임을 인식하게 되었고, 2000년에는 몇몇 동료와 함께 '광고 없는 유년기를 위한 캠페인Commercial-Free Childhood, CCFC'이라는 비영리 단체를 결성하기도 했다. 지금은 페어플레이Fairplay로 이름이 바뀌었다. 나는 2015년까지 설립이사를 맡다가 현재 페어플레이 상임이사인 조시 골린Josh Golin과 이사회에 단체를 맡기고 떠났다. 하지만 지금도 페어플레이 고문 역할을 하며 어린이를 대상으로 하는 마케팅이 얼마나 심각한 폐해를 낳는지 계속해서 주장하고 있다.

수년간 페어플레이는 세계적인 거대 기업 몇 곳을 설득해 어린이를 대상으로 한 심각한 마케팅 방식을 바꾸도록 하는 데 성공했다. 우리가 성공한 몇 가지 사례를 들어보겠다. 디즈니가 비디오 〈베이비 아인슈타인〉이 영아 교육에 도움이 되는 것처럼 마케팅하는 것을 멈추게 했다.[1] 우리는 장난감 제조 기업인 해즈브로Hasbro가 관능적인 춤을 추는 댄스 가수 그룹 푸시캣 돌스Pussy Cat Dolls를 6~9세 어린이용 인형으로 만들어 출시하는 것을 막았다.[2] 어린이용으로 만든 공상 풋볼 게임인 〈판타지 러시Fantasy Rush〉를 없애라고 전미 프로미식축구 리그를 설득하기도 했다.[3] 연대 단체, 입법자, 연방거래위원회Federal Trade Commission와 협력해 구글이 유튜브 키즈에서 아동의 개인정보를 수집하거나 수익을 창출하는 것을 막고, 이 플랫폼에서 허용되는 광고의 종류를 크게 제한하도록 했다.[4]

출판사에서 《TV 광고 아이들》 개정판을 내자고 제안받았을 때 처음에는 예전 마케팅 사례를 최신 것으로 대체하고, 마케팅이 끼치는 해악 관련된 새로운 조사 내용을 추가로 다룰 생각이었다. 하지만 그동안 많은 게 바뀌어서 개정판으로는 충분하지 않다는 것을 곧바로 깨달았다. 《TV 광고 아이들》은 스마트폰과 태블릿이 오락물과 정보 전달 방식을 대폭 바꾸기 몇 년 전에 출간된 책이다. 이제는 언제 어디서든 아이 앞에 스크린이 펼쳐질 가능성이 크다. 최근에 한 마케터가 이렇게 말하는 것을 들었다. “레고 앱은 아이가 어디로든 가져갈 수 있다는 점이 참 마음에 들어요! 레고 블록이 든 가방은 매번 가지고 다닐 수 없잖아요.” 이 마케터를 포함해 ‘어린이용 기술 산업’ 분야에 종사하는 사람들은 아이들이 집에서, 차 안에서, 놀이터에서, 학교에서, 어디서나 스크린을 이용할 수 있다는 게 매우 기쁜 모양이다. 하지만 그는 과도한 스크린 이용이 아이들의 건강과 발달에 해롭다는 증거가 늘어난 사실은 언급하지 않았다.[5]

한편 디지털 기술은 계속해서 맹렬한 속도로 진화한다. 디지털 기술이 우리와 아이들의 삶을 지배한다는 것이 도덕적, 윤리적, 물리적,

사회적인 면에서 어떤 여파를 일으키는지 우리가 이해하는 속도보다 훨씬 빠르게 말이다. 오늘날 소프트웨어는 사람의 표정에서 감정을 정확하게 읽고, 비디오 이미지를 매끄럽게 조작하며, 매우 실제처럼 보이는 가상세계를 만들어낼 수 있다. 또한 우리의 지시를 따르고, 우리에게 사랑의 감정을 일으키게 하는 대상을 만들기도 한다.

디지털 기기는 부모에게 꼭 있어야 하는 육아 장비로, 아이에게는 재미있게 놀 수 있는 유일한 것으로 마케팅된다. 규제를 반대하는 정치적인 분위기에서 기술 및 미디어 기업은 기발하고 정교하면서도 어디에든 적용할 수 있고 때로는 난해하기까지한 마케팅으로 어린이를 공략한다. 그들의 마케팅 전략은 의도적으로 중독성이 강하게 만들어진 디지털 콘텐츠와 프로그램에 자연스레 적용된다. 기술 세계에서는 이러한 조작을 '설득형 디자인'이라고 부른다. 행동심리학에 뿌리를 둔 설득형 디자인은 인간의 행동을 바꾸기 위해 컴퓨터를 프로그래밍하는 기술이다.

공상과학에서나 볼 것 같은 놀라운 컴퓨터 기술은 문제의 일부일 뿐이다. 미국에서는 강력한 디지털 기술의 부상과, 과도하고 무책임한 기업의 행태를 제한해야 하는 정부 규제의 감소가 평행을 이룬다. 이 두 현상이 결합하면 직·간접적으로 어린이에게 강력한 영향을 미치는 상업주의를 사회가 수용하게 된다.

직접적으로 영향을 미치는 주요한 예로 인기 많은 소셜 네트워킹 사이트를 들 수 있는데, 이런 사이트에서 우리와 아이들은 각자 자체 브랜드이자 동시에 기업 브랜드의 마케터로 활동할 수 있다. 마케터가 판매하는 물건의 사진과 동영상을 다듬어 광고의 질을 높이는 것처럼 우리가 페이스북, 스냅챗, 인스타그램 같은 플랫폼에 올리는 셀카 사진 역시 디지털상에서 쉽게 수정해 외적인 단점을 지워버릴 수 있다. 그 단점이 실제로 있든 사진 주인의 상상 속에 있든 상관없이 말이다. 우리와 아이들이 온라인에 게시하거나 게시하지 않기로 선택하는 것은 우리의 개별 '브랜드'를 형성한다.

이 글을 쓰는 지금 전 세계에서 아이들에게 가장 인기 높은 온라인 활동은 구글의 소셜 미디어 플랫폼인 유튜브에서 다른 아이들의 장난감 상자를 여는 동영상을 보는 것이다. 겉으로는 즉흥적인 반응처럼 보이는 이런 '언박싱 동영상'은 사실 대부분의 장난감 제조 기업에서 돈을 주고 제작한다. 최근에 있었던 마케팅 학회에서 여러 장난감 제조 기업 임원들이 '인플루언서'라고 부르는 아이들을 모집해 그러한 작업을 할 때 생기는 효과에 대해 극찬하는 것을 들었다. 이런 동영상은 아이들에게 제품을 홍보할 뿐만 아니라 아이들의 장래 희망을 결정짓기도 한다. 몇 주 전 한 아버지와 이야기를 나누었는데, 그는 여섯 살 난 자기 아들이 스타 유튜버가 되고 싶어 한다고 했다. 또 얼마 전에는 자기 모습을 유튜브에 올리는 열두 살 손녀가 걱정된다는 할머니를 만나기도 했다. 그 할머니는 이렇게 말했다. "손녀는 유튜브에 빠져 살아요. 다른 여자애들이 주목받는 걸 보고 자기도 동영상을 만들고 싶어 하죠. 한번은 자기 동영상을 찍는 걸 봤는데, 옷을 제대로 입지도 않았더라고요." 십 대 초반인 이 손녀는 소셜 네트워크에서 나이 제한으로 막아둔 기능을 우회로 뚫을 만큼 인터넷에 능숙

했다. 하지만 인터넷을 능숙하게 다룰 수 있다고 해서 그런 온라인 활동이 불러일으킬 잠재적 대가를 인식할 만큼 판단력 역시 충분히 발달했다고 볼 수는 없다.

이런 걱정을 하는 사람이 이들만은 아니다. 최근에 참석한 결혼식에서 만난 하객은 여섯 살짜리 조카 올리비아의 이야기를 들려줬다. "올리비아가 자기 방에서 같은 동네에 사는 열 살 아이와 놀고 있었어요. 올리비아 엄마가 애들이 잘 노는지 보려고 방으로 들어갔는데, 그 이웃 아이가 속옷만 입은 올리비아 모습을 영상으로 찍어 유튜브에 올리려고 하더래요. 그때 올리비아 엄마가 방에 들어가지 않았다면 어떻게 됐을까요?" 이 아이들은 엄청난 피해를 볼 뻔했던 사고에서 벗어날 수 있었다. 하지만 모든 아이가 이렇게 운이 좋은 것은 아니다. 2020년에 실시한 연구에 따르면, 9살과 10살 아이들 중 15퍼센트가 자신의 나체 사진을 온라인에 공유한 적이 있다고 한다.[6]

아이들은 가끔 잔인하게 행동하고, 나체에 자극받고, 자기가 저지르는 행동이 어떤 결과를 가져오는지 예측하지 못하는 경우가 많다. 하지만 예전에는 못된 짓을 하거나 실수를 저지르는 일이 개인적인 영역에 머물렀다면, 소셜 미디어에 접근할 수 있는 오늘날에는 이런 행동이 쉽게 공개된다. 어린 시절의 이런 일탈이 친구, 가족, 자기가 속한 공동체에만 목격돼도 매우 수치스러운 일인데, 지금은 수백만 명이 볼 수도 있고, 그중에는 범죄자가 있을지도 모른다.

아이들의 건강, 행동, 가치관이 직접 영향을 받는 가족, 학교, 공동체 그리고 미디어에 의해서도 좌우된다는 것은 잘 알려져 있는 사실이다. 하지만 아이들은 우리가 속해 있는 경제, 문화, 종교, 정치 제도 등 간접적인 사회의 힘에서도 영향을 받는다. 오늘날 우리의 영적, 학문적, 시민적, 사회적 생활을 지원하는 기관들은 마케팅의 언어, 가치, 기술을 적극적으로 반영한다.

우리의 아이들과 손자들은 공과 사, 비영리와 영리 간의 경계가 흐릿해진 문화에서 자라고 있다. 교회, 회당, 사원에서도 그곳의 '브랜드'를 관리할 것을 요구받는다. 식료품 체인점은 계산대에 선 우리에게 돈을 더 지불해서 자기들이 하는 자선사업을 지지해달라며 공공기부 기관 역할을 맡는다. 학부모와 기업에서 기부금을 받는 '차터 스쿨Charter School'을 아예 기업이 운영하기도 하고, 공립 학교는 기업의 기부를 받는 대신 교육에 브랜드를 붙인다. 기술 기업은 학교에 인터넷을 제공하고 그 대가로 학생의 개인정보를 수집한다. 자연에서 우리가 누리는 경험에도 브랜드가 붙는다. 이제 국립공원에서도 광고를 할 수 있다.[7]

《TV 광고 아이들》에서는 주로 소아 비만, 섭식 장애, 조숙한 성생활, 청소년 폭력, 가족 스트레스, 아이들의 창의적 놀이 감소 등 다수의 어린이 공중보건 문제와 상업주의가 어떻게 연관되어 있는지 다뤘다. 이 책에서는 인류학자들이 '깊은 문화Deep Culture'라는 용어를 붙인 문화에 기술 기반 마케팅이 어떤 영향을 미치는지 살펴보고자 한다. 나는 이 용어를 우리 기저에 의식적, 무의식적으로 깔려 있는 확신, 가치, 태도 전부를 정의하는 데 쓴다. 이는 우리가 자신과 타인을 개념화하는 방식에 영향을 미치고, 행동하도록 동기를 부여하고,

선택을 재촉하며, 우리에게 가장 중요한 것이 무엇인지를 드러내는 말이다.

상업주의가 아이들에게 미치는 영향을 생각할 때 광고는 상품뿐만 아니라 가치와 태도도 판매한다는 것을 염두에 두어야 한다. 초상업화된 문화 속 아이들에게는 소비가 행복을 가져다줄 거라는 믿음이 지속적으로 주입된다. 그러나 예전부터 이루어진 연구 결과를 보면 소비가 우리의 행복을 지속해주지는 못한다. 소비로 행복해질 수 있다고 믿는 사람들은 계속해서 실망하고 불만족한 상태로 머물게 된다는 것을 알 수 있다.[8] 소비가 행복을 가져다준다는 소비주의를 둘러싼 믿음은 상품을 내놓는 기업에게 유리하게 작용한다. 물건을 샀지만 행복이 지속되지 않으면 소비자는 종종 그 물건을 탓하며 다른 더 크고, 더 좋고, 더 마음을 들뜨게 하는 물건을 찾아나선다. 그러나 물질주의적 가치가 높은 아이들은 소유욕이 덜한 또래보다 덜 행복하다는 연구 결과가 있다.[9]

소비를 행복으로 가는 길이라 장려하는 문화에는 다른 해로운 메시지도 포함되어 있다. 여기에는 내적인 동기와 보상보다는 외적인 동기와 보상, 즉각적인 만족, 자부심, 충동 구매 및 무조건적인 브랜드 충성도를 찬양하는 의도도 포함한다. 나중에 더 설명하겠지만 이러한 상업 문화의 원리는 어린이의 건강한 삶을 해치기도 하지만, 민주주의와 지구의 건강 역시 위협한다.

이어지는 장에서는 아이들을 대상으로 한 마케팅에 반대하는 사례를 살펴보고, 이런 마케팅을 막기 위한 규제의 필요성을 강조하고, 상업주의를 지속적으로 저지하는 데 도움이 되는 부모와 대중을 향한 대규모 교육을 지지하고 독려할 것이다. 아이들이 성장하는 데 무엇이 필요한지, 건강하고 의미 있게 살려면 어떤 습관과 자질이 있어야 하는지, 우리가 아는 것부터 살펴보고자 한다. 디지털 기술을 분석하고, 기술 산업 비즈니스 모델이 어떻게 아이들의 복지와 건강한 발달을 저해하는지도 탐구할 예정이다. 특히 아이들을 대상으로 하는 마케팅업계 사람들이 '아이들과 가족을 어떻게 생각하고 이야기하는지' 마케팅과 기술 콘퍼런스에 참석해 배운 것을 공유하려 한다. 기업이 자기 제품을 향한 아이들과 가족의 관심을 끌려고 사용하는 기술도 살펴보겠다. 아이들이 학교에서 보내는 시간을 차지하는 엄청난 규모의 에듀테크 산업도 확인할 예정이다. 구글이나 아마존 같은 기업은 인공지능의 발전을 활용해 부모와 아이 사이에 제품을 주입함으로써 정상적인 애착 형성을 방해한다. 아이들이 위안과 즐거움을 얻거나 세상을 배우려고 할 때 부모, 친구, 자신이 아닌 기술에 의존하도록 장려한다. 이 책에서는 이러한 방식에 대해서도 다루고자 한다.

문제를 나열하는 것과 더불어 아이들의 안녕을 위해 광고 없는 시간을 제공할 수 있도록 우리가 집에서, 학교에서, 공동체에서, 그리고 정책을 세울 때 무엇을 할 수 있는지도 추가했다. 양육자, 교육가, 보건 전문가 등 아이들의 건강한 성장을 지지하는 사람들을 위한 자료도 들어 있다.

광고주가 '어린이 시장'이라고 부르는 영역은 빠르게 바뀌고 있다.

디지털 시대에서는 특히 그렇다. 따라서 이 책을 읽는 시점에도 여기서 다루는 플랫폼이나 애플리케이션, 게임, 장난감 중 일부는 이미 지나간 뉴스이거나 더는 운영되지 않을 수도 있다. 그러나 이러한 제품과 제품을 출시하고 추진한 비즈니스 모델은 아이들의 안녕이 어떻게, 왜 위협받는지를 설명해줄 수 있기 때문에 계속해서 관련이 있다고 봐야 한다.

마지막으로 내가 아이들과 일한 대부분의 경험은 신체적, 심리사회적 어려움에 대처할 수 있는 일반적인 신경발달을 보이는 아이들과 관련되어 있기 때문에 이어지는 내용에서 언급하는 어린이는 주로 장애가 없는 아이들이라는 점을 밝힌다. 당연히 기술과 상업주의가 신경발달 장애가 있는 아이들에게 미치는 영향 역시 다뤄져야 한다고 생각하나 그것은 이 책의 범위 밖에 있는 분야다.

디지털화, 상업화된 세상에 사는 아이들에게 일어나는 일들을 보면 매우 고통스럽다. 세계에서 가장 큰 기업들에서 이런 일들이 일어난다는 사실에 정말이지 위축되기도 한다. 그렇다고 변화를 일으킬 가능성이 전혀 없는 것은 아니다. 사회에 깊은 변화가 일어나는 데에는 시간이 걸린다. 기업이 아이들의 어린 시절을 차지하는 것을 막고, 건강한 성장을 장려하는 환경을 조성하기 위해 노력하는 지지자와 활동가들의 모습을 보면 희망이 생기고 마음이 두근거린다. 그리고 이런 희망과 흥분의 일부는 기술 산업 내에서 비롯된다. 이 산업에 종사하는 경영진과 엔지니어들이 사생활 침해를 지적하고, 자극적으로 유혹하는 디자인으로부터 어린이를 보호해야 할 필요성을 인식하고 있기 때문이다. 느슨한 규제로 가능해진 페이스북의 가짜 뉴스 확산은 소셜 미디어에 의존하면서 생기는 위험성을 여실히 보여준다. 브이텍VTech과 클라우드펫츠CloudPets(인터넷 연결형 봉제 인형으로 지금은 판매하지 않는다.-편집자) 같은 온라인으로 연결 가능한 장난감 제품의 해킹과 다른 수많은 안전 위반 사례를 보며 사람들은 사생활 침해를 더 많이 인식하고 우려하게 되었다.[10]

과도한 스크린 이용 시간이 잠재적으로 끼치는 해악을 다루는 연구가 증가함에 따라 교육가, 보건 전문가, 양육자, 입법 입안자 들은 어린이를 공략하는 기술 산업 비즈니스 관행에 제한을 둘 필요가 있다며 대응하기 시작했다. 주변 세상을 실제로 탐험해보고, 가족과 친구와 얼굴을 맞댄 채 대화를 나누며, 실내외에서 활동적이고 창의적인 놀이를 하는데 필요한 시간을 아이들에게 확보해주기 위해서다.

이 책이 독자들에게 아이들의 삶을 장악하는 기업의 이익에 맞서야 할 필요성을 인식하는 계기가 되길 바라며, 아이들이 성장하는 데 필요한 어린 시절을 확실히 누릴 수 있도록 도움을 주기를 기대한다.

아이들에게 필요한 것은 무엇인가

비법은 근사한 장난감이나 컴퓨터, 전자기기가 아니다.
아이들의 상상력을 마음껏 발산하게 해주는 것은 놀이와 휴식이다.
이것이야말로 똑똑한 뇌를 만드는 비결이다.

- 캐시 허쉬-파섹Kathy Hirsh-Pasek, 《최고의 교육》 공동 저자

아리엘의 놀이

숨을 죽인 채 25초짜리 동영상을 본다. 동영상에는 내 사촌 엘렌의 14개월 된 손녀 아리엘이 양탄자 위에 앉아 있고, 앞에는 낡은 아기 인형, 곰 인형, 책 몇 권이 있다. 당연하게도 이 장난감들은 누를 버튼이나 손가락으로 스와이프(터치 스크린에 손가락을 댄 상태로 화면을 쓸어 넘기거나 손가락을 떼지 않고 정보를 입력하는 일 – 옮긴이)할 스크린이 없으니 말을 하거나, 노래를 부르거나, 짹짹 소리를 내거나, 삑삑거리거나, 움직이거나, 음악을 틀 수 없다. 그저 누워서 누군가가 무언가를 해주기를 기다릴 뿐이다. 아리엘이 아기 인형을 살피며 낮게 웅얼거리는 옹알이가 방에서 나는 유일한 소리다.

아리엘은 곰곰이 생각하는 표정으로 인형의 팔을 잠깐 깨물더니 인형을 떨어뜨린 후, 한 손으로 인형의 한쪽 발을 집고 다른 손 손가락으로 인형의 발가락을 훑는다. 그리고 손을 올려 자기 귀를 만져보는데, 순간 실망하는 눈치다. 뭔가 맞지 않는 느낌이다. 인형의 발을 놓은 아리엘의 손은 인형의 몸통을 따라 올라가더니 작은 귀를 발견한다. 아리엘은 몸을 굽혀 손가락 하나로 인형의 귀 테두리를 더듬는다. 그리고 손을 올려 자기 귀 한쪽을 만지더니 다른 한 손도 올려 동시에 양쪽 귀를 만진다. 아리엘은 인형의 귀와 자기 귀를 번갈아가며 마음에 들

때까지 몇 번 만져보더니 이어서 다른 데로 관심을 돌린다.

나는 그렇게 인간이 무언가를 배우는 놀라우면서도 매우 평범한 현장을 목격했다. 안전하고 사랑받는 환경에서 일반적인 신경발달을 보이는 아이가 자라며 배워가는 평범한 현장이다. 이 상황에는 아리엘의 호기심을 자극하는 무언가가 있다. '자신의 몸은 인형의 몸과 같을까?' 다른 사람의 재촉이나 지시 없이 아리엘은 인형의 몸과 자기 몸을 만지는 것으로 이 호기심을 채우는 과정을 시작한다. 첫 시도가 실패하자, 즉 인형의 발가락과 아리엘의 귀 사이에 비슷한 점이 없다는 것을 발견하자 아리엘은 멈추지 않고 또 다른 시도를 해본다. 인형의 귀를 발견하고 자기 귀와 비교하며 답을 찾으려 한다.

아리엘이 보여준 발견의 순간은 아이들이 건강하게 성장하는 데 필요한 많은 것을 상징한다. 아리엘은 안전한 장소에서, 자신을 사랑하는 사람이 보는 앞에서, 장난감과 놀고 있다. 이것을 어떻게 가지고 놀아야 하는지 지시받지 않고 자신이 하고 싶은 대로 맘껏 해보며 다양한 경험을 한다. 그 결과 호기심을 경험하는 기회와 스스로 자기가 찾던 답을 발견하는 만족감을 누린다. 아리엘은 소화할 수 있는 정도의 실패를 경험하고, 자신이 세운 목표를 완료할 때까지 인내한다.

아리엘의 행동에서 명백하게 드러나지는 않았지만, 우리가 엿본 25초 동안 성장에 결정적으로 작용하는 아리엘의 기본 욕구는 전부 충족되었다. 건강한 성장과 발달이 이루어지려면 아이가 필요로 하는 음식, 사랑, 신체적인 안전, 심리적인 안정을 적절하게 충족해주어야 한다. 만성적으로 배가 고프거나, 겁을 먹거나, 상처를 입거나, 사랑받지 못하면 아이는 제대로 발육하지 못한다. 유아기부터 아이에게는 음식, 안전, 사랑을 주고 신체적인 필요뿐만 아니라 사회적, 정서적인 필요에도 반응하는 어른과의 지속적인 관계가 최소 한 명 이상 필요하다. 아이에게 우리가 제일 먼저 챙겨야 할 책임은 이러한 기본 욕구를 충족시켜주는 것이다. 하지만 우리의 책임은 거기서 그치지 않는다.

브랜드 라이선스 제품들

신경과학의 발전과 최근에 이루어진 발달심리학 연구 덕에 우리는 이제 어린아이가 성장하는 데 무엇이 필요하고, 왜 일생에서 유아기가 그렇게 중요한지 많은 것을 알게 되었다. 《스크린 제한 문제 마주하기Facing the Screen Dilemma》[1](페어플레이에서 배포하는 PDF 자료)에서 나와 공저자인 조앤 앨먼Joan Almon, 다이앤 러빈Diane Levin은 이렇게 썼다.

"아기는 엄청난 수의 뉴런으로 구성된 뇌로 삶을 시작한다. 뉴런 중 일부는 서로 연결되어 있지만 많은 뉴런은 연결되어 있지 않다. 아이가 성장하고 발달하면서 경험하는 모든 일은 어떤 뉴런이 어떤 뉴런과 연결되는지에 영향을 미친다. 경험이 되풀이되면 뉴런 간의 연결은 강화되며, 그렇게 아이의 행동, 습관, 가치관, 앞으로 겪을 경험에 대한 반응이 형성된다. 아이가 겪지 못하는 경험 또한 두뇌 발달에 영향을 미친다. 사용하지 않는 뉴런, 즉 반복해서 일어나지 않는 시냅스 연결은 제거되고 나머지 연결은 강화된다. 아이가 어떻게 시간을 보내는지가 평생에 걸쳐 중요한 결과를 만들어낼 수 있다는 의미다. 좋든 나쁘든 반복되는 행동은 생물학적으로 억제하기 힘든 습관을 만들어낼 수 있다."[2]

만성적으로 가족에게 스트레스와 방해를 받는 상황이나 전쟁, 가난, 부족한 교육, 인종차별, 안전하지 않은 동네 등은 아이에게 건강한 재능과 특성을 길러주는 경험을 빼앗고, 대신 해로운 습관과 행동을 키우게 하는 경험을 갖게 한다.[3] 반면에 거의 알려지지 않은 내용은 이렇다. 상업화, 디지털화된 문화에 계속해서 깊게 빠지게 되는 아이는 창의성, 호기심, 행동력 같은 재능과 특성을 기르는 데 필요한 경험을 빼앗길 수 있다는 점이다. 제정신인 사람이라면 자기 아이를 만성적인 긴장이나 장애물 또는 다른 스트레스 요인에 결코 노출하고 싶어 하지 않겠지만, 어른들은 종종 좋은 의도로 아이가 태어났을 때부터 아이의 삶에 상업주의를 노출하고, 심지어 상업주의에 몰입하도록 열심히 번 돈을 아낌없이 내놓기까지 한다.

아이와 관련된 상품의 25퍼센트는 브랜드 라이선스를 받은 장난감, 의류, 액세서리 등이 차지한다.[4] 이런 제품은 사실상 다른 제품을 위한 광고용으로 생산되었다는 것을 뜻한다. 브랜드 라이선스를 받은 장난감은 예를 들어, 엘모(세서미 스트리트에 등장하는 캐릭터 – 옮긴이)나 스파이더맨 같은 인기 있는 동영상 캐릭터를 등장시켜 이 캐릭터가 출연하는 영화, 비디오, 텔레비전 방송, 앱뿐만 아니라 비슷하게 브랜드를 활용하는 식품, 옷, 액세서리 등을 홍보한다. 그리고 이런 캐릭터가 나오는 영화, 비디오, 텔레비전 방송, 앱 등은 다시 캐릭터를 활용한 상품을 홍보한다.

마찬가지로 우려되는 부분은 오늘날 아이들이 가지고 노는 것 대부분이 디지털 기기나 전자 장난감이라는 점이다. 아이들이 집에서 무엇을 가지고 노는지 묻는 설문조사에서 양육자 중 77퍼센트가 게임기, 스마트폰, 태블릿 같은 제품을 나열했다. 응답한 양육자 중 63퍼센트는 전자 장난감이라고 답하기도 했다.[5]

상업적인 목적을 추구하는 전자기기와 장난감이 오늘날 아이들의 여가 대부분을 차지하는 것을 왜 걱정해야 하는지 설명하기 위해 도널드 위니컷D. W. Winnicott을 언급해보려 한다. 위니컷은 20세기 중반에 활동한 영국 소아과 의사이자 정신분석가다. 그의 연구는 아이들이 필요로 하는 것과 그렇지 않은 것을 구별하는 나의 지식에 여전히 지대한 영향을 미친다. 위니컷은 '충분히 좋은 엄마'라는 용어를 창안한 것으로 유명한데, 이는 부모가 완벽해야 한다는 부담감에서 벗어나게 해준다. 그는 놀이가 건강한 자아의식을 발달시키는 데 결정적인 역할을 한다고 주장했다. 놀이는 진정으로 자신을 표현하는 매개다. 놀이는 단순히 자극에 반응하는 것이 아니라 행동을 개시하게 해주는 능력, 삶이 의미 있도록 노력하는 능력, 오래된 문제에 새로운 해결책을 구상하는 능력을 발휘하게 해준다. 위니컷은 놀 수 있는 능력을 잘 사는 삶의 중심 요소라고 믿었다. 나 역시 그렇게 생각한다.

놀이의 정의

놀이는 단순한 개념처럼 보이지만 놀이를 정의하는 것은 몹시 어렵다. 위니컷이 말하는 놀이는 역설적이다. 위니컷은 놀이를 자기가 스스로 시작하고 주도하는 창의적이고 자발적인 활동이라고 정의한다. 놀이는 결과가 아니라 과정에 초점을 맞춘다. 그런데도 위대한 예술과 문학, 음악, 과학적 발견 및 다른 인간이 이룬 업적은 아이디어, 자료, 개념을 가진 놀이에서 비롯된다. 위니컷은 "우리는 꿈을 꾸기 위해 놀이를 한다."라고 말했다. 놀이는 재밌어야 하지만, 진지하고 심오하며 무섭기까지 한 생각과 경험을 표현하는 것도 포함한다. 혼자서도 놀 수 있고 누군가와 함께 놀 수도 있다. 모든 놀이에는 규칙과 구조가 있다. 때로는 규칙과 구조가 겉으로 드러나지 않을 수도 있지만 말이다. 다른 사람들과 놀이를 할 때 모두 규칙에 동의해야 하기 때문에 놀이에는 협력과 소통이 필요하다. 경쟁하는 게임도 놀이가 될 수 있으나, 승패가 놀이 과정보다 더 중요하다면 이것은 놀이가 아니다.

위니컷은 유아기부터 안전하며 동시에 마음대로 표현할 수 있는 편안한 환경이 주어진다면 놀이가 활성화될 거라고 믿었다. 우리가 아기를 안고 대하는 방식이 다양하다면 마찬가지로 아기가 놀 수 있는 환경도 다양해질 수 있다. 아기를 너무 느슨하게 안으면 아기는 움직여도 될 만큼 안정감을 느끼지 못하며 떨어지지 않으려고 가만히 있어야 한다. 아기를 너무 꽉 안으면 움직일 공간이 없어 아기는 행동을 시도하지 못한다. 하지만 안전하게 있을 수 있으면서 어느 정도 몸을 자유롭게 움직일 수 있을 정도로 아기를 안으면, 아기는 행동을 일으키고 몸짓을 만들어보는 경험을 하게 된다. 위니컷은 안전하면서도 표현의 자유를 누릴 수 있는 환경을 '안아주기 환경Holding Environment'이라고 부른다. 멋진 표현이다. 양육자의 팔은 안아주는 환경이다. 다른 사람과의 관계도, 가족도, 교실도 안아주는 환경이다.

아기에게 반응하는 여러 방법을 떠올려보자. 아기가 어떤 목적이 있어 보이는 몸짓이나 자기에게 독립성이 있다는 것을 알리는 몸짓을 할 때, 우리는 바로 옹알이를 따라 하거나 미소를 짓거나 소리 내 웃는다. 이렇게 반응을 교환하는 과정은 창의성에 필수적인 두 가지 중요한 발달 변화를 일으키는 씨앗이 된다.

환경에 뚜렷한 반응을 불러일으키는 행동을 함으로써 아기는 자신과 자기 부모를 구별하는 법을 배우고, 자신이 분리된 존재임을 인식하기 시작한다. 우리가 환경과 주변 사람들로부터 분리되어 있다는 것은 건강한 성장과 발달을 위해 꼭 필요한 기초 지식이다. 예를 들어 아기일 때 처음 하는 행동을 보고 어른들이 사랑스러워하는 반응을 보인다면, 아기는 자신이 세상에 좋은 일을 일어나게 할 수 있다는 것을 경험하게 된다. 즉 창의성을 경험한다.

부적절하게 안아주는 환경은 아기를 방치하거나 아기의 안전이 위협받는 환경일 수 있다. 아기가 어떤 몸짓을 했는데 반응해주는 사람이 없다면? 아기가 어떤 몸짓을 했는데 돌아오는 것이 도움이 아니라 짜증이라면?[6]

그러나 우리가 논의 중인 주제와 가장 관련성이 큰 환경은 위니컷이 '침해하는Impinging'('찌르는'이라고 해석한 곳도 있다. – 옮긴이)이라고 묘사한 환경이다. 침해하는 환경이란 "이거 해봐!", "웃어봐!", "저거 해!"라며 어른들이 아기한테 반응을 끌어내려고 분주하는 바람에 정작 아기는 스스로 행동을 시도해볼 기회조차 갖지 못하는 경우를 일컫는다. 이런 환경에서 아기는 자신이 누구인지 어떻게 알 수 있겠는가? 창의력 또는 자발성은 침해하는 환경이 요구하는 지속적인 복종이나 반응과 대비되며, 정신적 건강과 정신적 질병의 차이를 설명하는 위니컷의 개념에서 핵심을 차지한다. 방치되어 안전하지 않거나 끊임없이 자극받고 요구가 많은 환경에서 자라는 아이는 지지를 받는 '안아주기 환경'에서 키울 수 있는 '참' 자아 또는 창의적인 자아 대신 '거짓' 자아 또는 수동적인 자아를 키울 수 있다.

아기는 자라면서 안전한 우리 품을 벗어나 환경을 확장한다. 하지만 아이들이 자발적이고 창의적으로 놀려면 '안아주는 환경'이 계속해서 필요하다. 아이는 신체적으로나 정서적으로나 안전해야 한다. 위험에서 보호받지만 억압받지 않는 범위 내에서 탐색하고 실험할 공간이 필요하다. 안전한 놀이를 할 수 있는 물리적 공간과 표현의 자유를 키우고, 상처를 주거나 받지 않도록 명확한 경계가 표시된 어른과의 관계가 있어야 한다. 또한 외부 자극에 반응하는 것과 놀이를 하며 자기 생각을 만들어내는 것의 차이를 경험하기 위해 혼자서 조용히 보내는 시간이 필요하다.[7]

이익 창출이 주목적이며, 곳곳에서 매혹적인 기술로 전달되는 상업주의는 오늘날 자라는 아이들에게 강력한 영향을 미치는 환경을 조성한다. 기업의 지원을 받는 심리학자, 예술가, 엔지니어, 연구원, 기술분야의 유력인사 들이 협력하여 이뤄낸 상업주의는 아이들을 압도하고, 위니컷이 건강과 동일시하는 진짜 자아를 억누른다.

마케터들이 홍보하는 제품들

아리엘이 중대한 발견을 하는 모습을 보며 위니컷의 침해하는 환경이라는 개념을 생각하자, 아리엘의 경험과 얼마 전에 지역 어린이집에서 목격한 1~3세 아이들의 경험이 얼마나 다른지 깨닫게 되었다. 아이들은 바닥에 있었고, 오늘날 마케터들이 '상호작용'이라고 홍보하는 베스트셀러 장난감에 둘러싸여 있었다. 여기서 상호작용 한다는 것은 버튼이나 스위치를 누르면 장난감이 움직이고 소리를 낸다는 의미다. 방 안은 종소리 음악, 휘파람 소리, 삐 소리, 알파벳을 읊거나 동요를 부르는 로봇의 목소리로 도무지 생각하는 게 힘들 지경이었다. 잠시 후에야 그 모든 소음과 활동이 장난감에서 나온다는 것을 깨달았다. 반면에 아이들은 전자기기가 일으킨 소란에 놀라 할 말을 잃었는지 각자 조용히, 소극적으로 앉아 있기만 했다.

스마트폰과 태블릿을 사용하는 영유아에게서도 비슷한 반응을 보았다. 유튜브에서 혼자 아이패드를 사용하는 영유아의 영상을 본 적이 있는가? 이 꼬마들 대부분은 화면에 너무 집중한 나머지 주변에서 일어나는 일을 전혀 모르는 것 같은 모습이다. 어린아이들은 끊임없이 바뀌는 화면에 완전히 몰입한 채 작은 주먹을 내키는 대로 반복적으로, 빠르게, 무작위로 두드리고, 밀고, 펼치고, 움켜쥔다. 아이에게 가장 중요한 것은 화면에 있는 내용을 이해하는 것이 아니라 자기 능력을 발휘해 가능한 한 빨리 이미지를 바꾸려는 것처럼 보인다.

어린아이 둘을 키우는 한 아버지는 내게 이런 메일을 보내왔다. "제 경험을 봐도 아이들은 선생님이 말씀하시는 것과 같은 반응을 보여요. 하지만 선생님이 그토록 좋아하시는 스크린 밖 놀이는 뭐가 그렇게 다른가요? 두 경우 다 자기 앞에 있는 것으로 세상을 탐험하고 시험해보는 거 아니겠어요? 아이들은 같은 활동을 스크린으로 할 뿐이에요." 내가 많이 받는 질문이다. 하지만 '영유아와 기술 관련 연구' 결과에서도 아이에게 스크린 기반 놀이를 노출하는 것은 3세 이후로 늦춰야 한다는 결론을 제시했다.* 반대로 다수의 증거가 아리엘이 인형을 가지고 탐구한 것처럼 전자기기를 사용하지 않고 손으로 만지며 창의적으로 아이가 놀이를 주도할 때 이점이 있다는 사실을 증명한다.[8]

나는 스크린에 푹 빠진 영유아들을 보면 걱정이 된다. 스크린으로 보는 동영상이 즉각적이고, 강렬하게, 어린아이들의 관심을 끌 수 있다는 것은 분명하다. 사실 아이들은 스크린에서 눈을 거의 떼지 못할 만큼 열중한다. 하지만 이렇게 '열중한다'고 해서 이 활동이 반드시 유

* 2장에서 영유아와 기술 관련 연구 결과를 다룬다.

용하거나 의미가 있는 것은 아니다. 스마트폰이나 태블릿에 넋을 잃은 아기에게 자기가 집중하는 '세상'은 한 변이 30센티미터도 안 되는 사각형에 한정된다. 맛도, 냄새도, 질감도, 가장 중요한 다른 사람도 없는 세상이다. 아이가 무엇을 봐야 하는지가 다른 사람의 결정으로 조종되는 세상이기도 하다.

얼마 전 우리 동네 시장에 갔다가 만나게 된 아기와 비교해보면 좋을 것 같다. 아기는 자기 주변으로 보이는 것과 들리는 것에 번갈아 집중했고, 자기 발에 몰두하기도 했다. 자꾸 손을 아래로 뻗더니 한쪽 다리를 구부려 발을 움켜쥐었고, 이어서 다른 쪽 다리도 같은 행동을 했다. 내 딸이 생후 9개월이었을 때 유아차에 태우고 다니던 시절이 떠올랐다. 이유는 전혀 모르겠지만 딸아이는 갑자기 몸을 숙여 한 블록을 지나는 동안 계속해서 자기 유아차 아래 세상을 지켜봤다. 아리엘이 자발적으로 인형의 귀에 마음을 빼앗긴 것처럼 이렇게 사소하게 자기 의지로 호기심을 발휘하고 만족시키는 행동은 성장해가는 독립성과 인격을 잘 보여주는 예다.

내가 보기에 아이는 자기가 태어났을 때부터 단지 몇 센티미터 앞에만 관심을 보이는 게 아니라 주변에서 일어나는 일을 끊임없이 궁금해하는 것 같다. 한편 앞서 언급한 전자 장난감들은 이른바 영유아용으로 고안한 앱을 사용해 아이들에게 동영상뿐만 아니라 효과음과 말을 퍼붓는다. 이런 앱은 아기 대신 너무 많은 것을 하기 때문에 아기는 직접 말로 표현해보려는 마음이 생기지 않는 듯하다. 한번은 아이패드를 가지고 노는 한 유아의 유튜브 동영상을 본 적이 있다. 앱이 사용자를 향해 신나게 "따라 해봐요!"라고 외쳤지만 아이는 따라 하지 않았다.

어떤 장난감이든, 게임이든, 앱이든 말을 하거나 소리를 낸다면 아이가 직접 말을 만들어내고, 효과음이나 웃긴 소리를 내는 재미를 빼앗는다. 2021년에 인기를 끌었던 크리스마스 선물용 장난감 중에는 50가지 반응과 빛 효과가 있는 '마이 리틀 포니: 새로운 희망 싱 앤 스케이트 써니 스타스카우트 인터랙티브 9인치 리모컨'이 있다. 이 제품은 미국 대형 유통사 타깃Target에서 52.99달러에 판매되고 있다.[9] 아마존에서 69.99달러에 판매되는 '매직 믹시스 마법 항아리 인터렉티브 8인치 블루 플러시' 장난감은 50가지 이상의 소리와 반응 기능이 있다고 한다. 미취학 아동들에게 유명한 유튜브 채널인 〈코코멜론CoComelon〉에서 만든 '코코멜론 공식 디럭스 소리 나는 인터렉티브 JJ 인형'은 월마트에서 59.88달러에 판매된다.[10]

전자제품이 가진 마법은 광고에 큰 도움이 된다. 이런 장난감은 재미있어 보인다. 하지만 일부러 빨리 싫증이 나도록 고안된 제품이다. 보통 몇 년도 아니고 몇 주도 가질 않는다. 아이들의 관심을 끄는 게 목적이 아니라 판매를 목적으로 만들어졌기 때문이다. 장난감 제조 기업으로서는 관심이 떨어질수록 반긴다. 다른 버전 제품이 곧 시장에 나올 테니 말이다. 이런 장난감은 수익 창출에 매우 이롭다. 하지만 아이들에게도 그럴까? 그렇지 않다.

장난감이나 앱이 아이들의 노는 방식과 내용을 조종할수록, 장난감과 캐릭터가 인기 많은 매체의 자산과 방영권에 연관되어 있을수록,

아이들은 호기심, 주도성, 창의성, 유연한 문제 해결 능력, 상상력을 발휘할 기회가 줄어든다. 아이들은 새로운 것을 만들어내기보다 무언가에 반응할 가능성이 크며, 스스로 도전할 과제를 세우고 어떻게 달성할 것인지를 고민할 가능성은 적어진다.

아이들은 선천적으로 친사회적 가치를 받아들이고, 의미 있는 관계를 맺고, 능동적인 학습에 몰입하는 능력을 갖고 태어난다. 나는 어른들에게 아이들이 이러한 능력을 펼치고 성장할 수 있는 '안아주는' 환경과 관계를 보장해줄 의무가 있다고 믿는다. 또한 이 능력이 자라는 것을 막거나 지연시키는 환경으로부터 아이들을 보호할 의무도 있다고 믿는다. 아이 개인을 위해서도 그렇고, 사회와 지구의 이익을 위해서도, 이 보편적인 의무를 이행해야 한다고 생각한다. 다음은 최근 연구 결과와 아동발달 이론, 내가 직접 경험한 아이들과의 사례를 바탕으로 작성한 목록 중 일부다. (다소 축약되었다)

친절, 공감, 관대함, 동정과 같은 자질은 우리가 타인과 만족스럽고 의미 있는 관계를 맺는 데 기여한다. 이 자질은 정의, 공평성, 공정성과 같은 민주주의 가치를 형성하는 중요한 요소다. 아이들은 이러한 자질을 중요하게 생각하고 실제로 구현하려고 노력하는 주 양육자와의 관계를 경험함으로써 배우게 된다. 즉, 아이들은 다른 사람이 자기를 어떻게 대하는지, 주변 사람들은 어떤 대우를 받는지를 보며 남을 어떻게 대해야 할지를 배운다.

어린이 오락 콘텐츠가 중요한 이유는 콘텐츠에 등장하는 캐릭터가 아이들 행동에 본보기가 되기 때문이다. 나는 공연 경력이 별로 없을 때 난처한 상황을 겪으며 이 점을 명백하게 깨달았다. 1학년 학생들에게 공연을 하던 중 나쁜 말로 남을 지칭하는 것이 그 대상의 마음에 얼마나 큰 상처를 줄 수 있는지 보여주려고 했다. 그래서 내 장갑 인형인 오드리 덕이 상대방인 캣어라이언을 '멍청이'라고 부르게 했다. 그러면 캣어라이언은 마음이 상하고, 이어 오드리는 수치와 죄책감을 느끼는 것으로 공연 내용을 채우려 했다. 공연은 순조롭게 시작됐다. 오드리가 캣어라이언을 멍청이라고 부르자 아이들은 집중했다. 하지만 공연은 곧 방해를 받았다. 공연을 보던 한 아이가 오드리를 따라 캣어라이언을 향해 "멍청이!"라고 외쳤다. 설상가상으로 그 아이를 따라 다른 아이들도 이어서 소리를 쳤고, 그렇게 갑자기 관객 전체가 캣어라이언을 향해 "멍청이!"라고 외쳤다. 이것은 당연히 내가 바라던 반응이 아니었다. 그럴 의도는 아니었으나 아이들에게 다른 사람을 멍청이라고 불러도 된다고 허락해준 셈이 되어버렸다. 나는 다시는 그러지 않았다.

아이들의 성장에 필요한 것들

호기심, 자발성, 지속성, 창의성은 모두 학습, 생산적인 문제 해결, 도전 과제를 완수하는 능력의 기초가 된다. 아이들의 뇌가 성숙하고 발달함에 따라 두 가지 중요한 기능을 사용하는 능력도 함께 발달한다. 기능 중 하나는 자기조절이다. 욕구 충족을 미루고 충동과 감정을 지배하는 능력 또는 말하고 행동하기 전에 생각하는 능력이 이에 포함된다. 다른 기능은 비판적 사고다. 사실과 허구를 구별하는 의지와 능력을 가리킨다.

자기조절과 비판적 사고는 각각 우리의 인생 경험을 넓고 깊게 만든다. 공동체의 일부가 되는 데 필요하며, 시민 사회와 예술·과학·인문학 분야에서 성취를 이루기 위해 까다로운 정치적, 사회적 문제에 관한 해결책을 고안하는 데 필수적이다. 두 기능 모두 평화롭고 제대로 운영되는 민주주의 사회 시민에게 핵심적인 역할을 한다.

아이들의 성장에 필요한 기능 목록에 새롭게 추가된 것으로는 경이를 느낄 수 있는 능력이 있는데, 어린 시절에는 감탄으로 먼저 나타난다. 경이는 기쁨과 두려움을 동시에 아우르기 때문에 복잡한 감정이라고 할 수 있다. 위대한 아름다움과 큰 충격은 각자의 방식으로 경이로움을 불러일으킨다. 어른들이 느끼는 경이로움을 조사하는 연구원들은 사람들이 이 감정을 '장엄함'으로 묘사하는 것을 발견했다. 이는 우리가 완전히 동화할 수 없는 것과 마주하면 생기는 감정으로, 세상을 보는 감각이 확장하는 것을 느끼는 감정이다. 사람들은 경이에 압도당하는 느낌을 두고 자신을 보잘것없다고 느끼면서 동시에 자신보다 큰 무언가의 일부가 되는 느낌이라고 묘사한다. 겸손함과 동시에 연결됨을 느끼는 것이다.[11]

경이는 보통 어른보다 아이에게 더 자연스럽고 더 자주 발생한다고 여기는데, 일리가 있다. 아이는 세상을 이해하는 새로운 경험을 끊임없이 접한다. 장엄한 세상에서 아이는 자신이 작다고 느낄 뿐만 아니라 실제로 작다. 그리고 운이 좋다면 자기가 작다는 사실에 두려워하지 않을 것이다. 자기를 사랑하는 사람들과의 연결로 안전함을 느낄 수 있기 때문이다.

아이들과 함께 있는 시간이 즐거운 이유는 아이들이 경이로움으로 가득하기 때문이다. 내가 《상상을 말하다The case for Make Believe》에서 쓴 것처럼 어른이 당연하게 여기는 것들을 아이들은 새로운 시선으로 바라본다. 우리에게는 평범해 보이는 일이 아이들에게는 경이로울 수 있다. 예를 들어, 옷을 벗는 일은 사랑을 나누려는 경우가 아니라면 특별할 것 없는 경험이다. 샤워를 한다든지, 잠자리에 든다든지, 출근이나 놀 준비를 하는 것처럼 다른 일로 전환할 때 해야 하는 활동이다. 생후 30개월 된 캐시디는 자기가 입은 옷을 전부 벗는 법을 알아내자 발가벗은 채로 거실로 뛰쳐나갔다. 어리벙벙한 부모 앞에서 캐시디는 의기양양하게 두 팔을 높이 들며 환희에 차 외쳤다. "옷한테서 도망쳤어!"

옷을 벗을 줄 아는 능력은 캐시디에게 짜릿함과 경이의 원천이다. 자기 역량에 감동한 캐시디는 새로 얻은 자유를 만끽했다. 찍찍이 테이프를 뜯어내거나, 똑딱이 단추를 열거나, 더 어렵게는 지퍼를 열고 단추를 풀어 옷을 벗는 법을 알기 전까지 캐시디는 말 그대로 옷 안에 갇혀 있었다. 캐시디는 곧 더 복잡한 옷을 입는 과제를 수행하는 데 능숙해져 기쁨을 만끽할 것이고, 나아가 자신이 무슨 옷을 입을 것인지도 결정하려 할 것이다. "내가 혼자 다 입었어." 만 네 살 아이가 매우 자랑스럽게 하는 말이다. "단추도 내가 채웠어!"

유년기에서 벗어났다고 해서 놀라워하고 신기해하는 일을 멈추는 것은 아니다. 사실 놀라워하고 감탄하는 것은 창의력의 기본 요소다. 사과가 머리 위에 떨어져 중력의 존재를 알게 되었다는 아이작 뉴턴의 이야기가 실제로 일어난 일인지 미심쩍긴 하지만, 과학적 발견에서 경이로움의 필요성을 잘 나타내는 좋은 예시다. 그전까지 우리는 모두 물건이 아래로 떨어진다는 사실을 당연히 여기며 지냈다. 세상을 이해하는 새로운 방법을 발견하는 첫 번째 단계는 다른 사람들이 평범하게 보거나 전혀 보지 못하는 것에서 특별함을 알아보는 것이다. 예를 들어, 나침반은 늘 북쪽을 가리킨다는 경이감을 가지고 있던 알베르트 아인슈타인은 어른이 되고 나서 자기장이라는 보이지 않는 힘을 탐구했다.[12] 예술 역시 경이에 달려 있다. 훌륭한 시각 예술가와 뛰어난 제도공을 구별할 수 있는 특성은 예술가가 주변 환경을 보는 독특한 방식에 있다. 나뭇잎을 비추는 빛이 어떠한지, 파도가 모래 위에 어떤 무늬를 남기는지, 나이를 먹은 얼굴 피부는 어떻게 처졌는지 등을 보는 방식 말이다. 예술가들은 우리가 놓치는 세상의 사소한 면을 알아본다.

경이와 감탄은 영성에도 필요하다. 20세기 위대한 랍비이자 활동가이며 철학가인 아브라함 요수아 헤셸Abraham Joshua Heschel은 '급진적인 놀라움Radical Amazement'이라는 표현을 만들었다. 우리 주변의 세계가 존재하고 우리가 그 일부라는 경이로 시작해, 호흡한다는 기적, 우리의 의지, 자연의 웅장함, 그 자연에서 우리가 차지하는 공간, 우리가 통제할 수 있는 것과 통제하지 못하는 것에 대한 인식까지 경이를 느끼는 것을 말한다.[13] 헤셸은 또한 경이를 느낄 수 있는 우리의 능력에도 경이를 느끼라고 말한다. 창밖으로 보이는 층층나무가 해마다 꽃을 피운다거나, 현관 기둥을 타고 오르는 클레마티스 덩굴이 작은 씨앗 하나에서 싹을 틔워 자랐다는 것은 확실히 놀라운 일이다. 내가 살아 있고, 그 경이로움을 경험할 수 있다는 사실 또한 놀라운 일이다. 일상생활이 주는 긴장과 산만함 속에서 우리가 경이에 감탄할 때, 우리는 높아진 의식으로 삶을 경험한다.[14]

이렇게 경이를 느끼는 경험은 우리 삶뿐만 아니라 아이들의 삶을 더 깊고 넓게 만들어준다. 이 이유만으로도 아이들에게 경이를 느끼게 해주는 것은 중요하다고 생각한다. 사람들이 경이를 경험할 기회가 있다면 사회 전반적으로도 이익이 된다. 경이를 경험한 사람은 더 친절해지고, 너그러워지며, 덜 물질주의적이게 된다는 연구 결과가 있다. 돈에는 덜 신경 쓰면서 환경은 더 생각하게 된다고도 한다.[15]

대의과학센터 설립자이자 경이감 연구의 선구자인 심리학자 대커 켈트너Dacher Keltner는 경이와 친사회적 행동 사이의 연관성을 이렇게 설명한다.

"경이를 경험한다는 것은 세상을 더 넓게 보고, 그 안에서 자신의 자리를 발견하는 것이다. 이기심을 내세우고 싶은 마음을 가라앉히는 것이다. 사회 집단으로 들어가는 것이다. 우리 모두를 하나로 묶고, 우리가 삶에 들이는 노력의 가치를 높여주는, 어떤 확장하는 과정에 참여함으로써 경건함을 느끼는 것이다."[16]

많은 이들과 마찬가지로, 내가 경험한 경이 중 일부는 자연과 관련되어 있다. 개기일식을 보았을 때, 아주 가까이서 푸른발얼가니새 한 쌍이 짝짓기 춤을 추는 것을 목격했을 때, 바닷가에서 우연히 돌고래 한 쌍이 완벽한 합을 이루며 물 밖으로 솟구쳐 올랐다가 다시 수면 아래로 떨어지는 장면을 보았을 때, 카누를 타고 있는데 강변에 어미 곰이 아기 곰 두 마리를 완벽하게 보살피며 재밌게 노는 모습을 보았을 때, 나는 경이로움을 느꼈다.

경이로움의 동기는 대단할 필요가 없다. 일상에서도 충분히 발견할 수 있다. 나는 어린아이들이 보여주는 절묘한 인간성에, 그들의 의지에, 배우고 소통하고 세상을 이해하려는 보편적인 추진력에 종종 경이를 느낀다. 아리엘이 인형을 통해 자기 몸을 이해하려고 탐색하는 모습을 보며 나는 소름이 돋았다. 내 딸아이가 처음으로 나를 가리키며 "엄마"라고 불렀을 때 내 마음은 경이로 가득 찼다. 아이가 말을 제대로 하기 전이었지만, 매우 분명하게 서재에 과자 하나를 두고 나왔는데 문이 닫혀서 가지러 가지 못한다고 전해주었을 때도 그랬다. 인간의 보편적인 발달 과정과 마주하는 것으로 나는 경이에 압도당했고, 연구 내용이 시사한 것처럼 인류 앞에 겸허하면서도 연결되었다는 느낌을 받았다.

1952년에 출간된 《침묵의 봄》은 환경운동의 계기로 자주 언급된다. 이 책의 저자 레이첼 카슨Rachel Carson은 어린 시절의 경이로움을, 특히 자연에서 얻는 경이로움을 매우 중요하게 여겼다. 카슨이 마지막으로 집필한 《센스 오브 원더The Sence of Wonder》는 아이들에게 자연에서 느낄 수 있는 경외감을 알려주려고 쓴 책으로, 카슨이 세 살 조카와 탐험한 숲을 아름답게 묘사했다. 카슨은 아이들이 타고난 경외감을 유지하려면 '우리가 사는 세상이 전하는 기쁨, 즐거움, 신비로움'을 공유하고 재발견할 수 있는 어른이 최소한 한 명은 필요하다고 믿었다.[17] 여기서 결정적인 단어는 공유다. 카슨은 아이들과 함께 자연 속에 있을 때, 가르치려 하거나 아이들의 경험에 영향을 주거나 개입하려 하지 말고 대신 조용히 스스로 경험할 수 있도록 내버려두라고 말한다.

아이들을 대상으로 한 상업 문화는 대부분 소음으로 가득하다. 나는 어린이집에서 아이들을 압도하는 전자 장난감이 내는 소리를 도저히 줄일 수 없었다. 내가 사용해본 어린이용 앱에 대부분 음소거 기능이 있기는 하지만, 기본값은 보통 소리를 내는 것으로 설정돼 있다. 오늘날 아이들이 고요함을 누리며 경이로움을 경험하고, 놀고, 꿈꾸고, 탐험할 기회는 드물다.

창의적인 놀이와 탐험의 세계

아이들의 삶에서 '정적'의 중요성을 처음으로 생각하게 된 것은 오래전 프레드 로저스와 나눈 대화에서였다. 로저스는 조용한 시간을 매우 중요시해서 텔레비전 방송 중에 타이머를 이용해 1분간 침묵을 경험하게 했다.[18] 첼로 연주가 요요마Yo-Yo Ma의 연주를 들은 후에는 이렇게 말하기도 했다. "누군가의 아름다운 연주를 들은 후에는 조용히 시간을 보내며 그 연주를 기억해보는 게 좋아요. 잠시 앉아서 우리가 들은 음악을 음미해봅시다."[19]

아이들은 조용한 시간과 공간이 필요하다. 끊이지 않는 소음은 신체적으로나 심리적으로 건강에 위협이 될 뿐만 아니라,[20] 국제적으로도 일종의 고문으로 인정받고 있다.[21] 아이들은 침묵에서 자신의 목소리를 찾게 된다. 이는 문자 그대로와 비유적인 의미 모두에서 그렇다. 아리엘이 인형의 몸을 살필 때 방에서 들리는 것은 아리엘이 내는 소리뿐이었다. 아리엘이 만들어낸 소리는 언어가 되는 중요한 전조다. 인형을 살피는 것과 마찬가지로 단지 순수한 즐거움을 위해 자기 목소리를 사용함으로써 아리엘은 자율성과 언어적 자기표현의 기본 원리를 경험했다. 아리엘은 조용히 시간을 보내게 해주는 어른이 있는 방에서 놀고, 자기 생각을 듣고, 행동으로 옮길 기회를 얻었다.

아리엘은 상표 없는 낡은 아기 인형으로 무엇을 할 것인지 자기만의 아이디어를 냄으로써 엄청나게 유익한 경험을 했다. 어쩌면 상업화된 놀이와 장난감의 공통적인 문제는 아이가 자기 상상력을 발휘할 기회를 빼앗는다는 것인지도 모른다. "최고의 장난감은 90퍼센트가 아이이고, 10퍼센트만 장난감으로 이루어진다."*라는 말이 있다. 장난감을 말할 때 '최고의' 장난감은 '베스트셀러' 장난감과 구별돼야 한다. 아이들에게 가장 많이 광고되는 베스트셀러 장난감은 디지

* 나는 이 말을 수년간 유년기를 위한 연맹Alliance for Childhood을 운영한, 지금은 고인이 된 존 앨먼에게서 처음 들었다.

털 기능을 높였거나, 인기 있는 미디어 캐릭터와 연관돼 있거나, 둘 다인 경우가 많다.*

장난감 산업이 내는 수익 측면에서 보면 아리엘의 창의적인 놀이와 탐험은 산업을 망하게 하는 길이다. 기업이 아무런 제약 없이 아이들에게 접근하게 둔다면 아이들의 건강한 발달이 위협받게 되는 것도 이 때문이다. 결국 기업과 어린이가 성장하는 데 필요한 것은 각각 다르며, 대부분 상호 배타적이다. 기업은 주주를 위해 수익을 내야 한다는 끝없고 만족시킬 수 없는 목표가 있는데, 이 목표는 거의 매번 다른 모든 사항보다 우선한다. 식품 산업을 예로 보자면 설탕, 소금, 지방 비중이 높은 정크푸드는 주요한 돈벌이 수단이다. 이것은 줄곧 주요 공중보건 문제인 소아 비만의 원인으로 작용했다. 하지만 수년간 증거에 기반해 활동하는 소비자 운동에도 불구하고, 정크푸드를 제조 및 공급 하는 업체는 이러한 제품을 어린이에게 계속해서 판매하고 있다.[22]

엔터테인먼트업계에서 섹스와 폭력은 매우 인기 있는 주제다. 그렇기 때문에 폭력적인 미디어에 노출된 어린이는 공격성을 보이며, 피해자와의 공감이 부족하고, 갈등의 해결책으로 폭력을 긍정적으로 용인하는 태도를 보인다. 수십 년간의 연구가 이를 입증해도, 폭력적인 비디오 게임, 영화, 텔레비전 프로그램을 만드는 기업은 여전히 어린이에게 자사 제품을 판매한다.[23] 성적 연상을 일으키는 장난감, 미

* 눈에 띄는 예외도 있다. 장난감 제조 기업 MGA 엔터테인먼트에서 2020년에 출시한 L.O.L. 인형은 그 자체로 문제가 되었는데, 4장에서 더 자세하게 다룰 예정이다.

디어, 의류가 어린 소녀들에게 해로울 수 있다는 증거에도 불구하고 이러한 제품들은 여전히 잘 팔린다.[24]

반대로 아이들이 성장하는 데 필요한 환경이나 아이들이 습득해야 하는 기술과 자질은 적어도 재정적인 의미에서는 기업에 그다지 이익을 가져다주지 못한다. 아이들과 기업의 이익은 서로 상충하는데, 놀이는 특히 그렇다. 나와 많은 아동 전문가들은 아이들이 창의적이며 적극적으로 직접 체험하는 놀이가 얼마나 중요한지 광범위하게 서술한 바 있다. 이러한 놀이는 학습, 창의성, 건설적인 문제 해결, 삶을 의미 있게 만들기 위한 노력의 기반이 된다.

기업 마케터에게 아이들의 놀이 시간을 지배하는 것은 아이들의 마음과 정신을 사로잡는 가장 직접적이고 강력한 경로다. 재미있게 놀려면 끊임없이 바뀌는 신상품 장난감을 구매해야 한다고 아이들과 부모를 설득한다. 이것은 장난감을 생산하는 기업, 장난감에 적용된 캐릭터를 만들어낸 미디어 기업, 아이들을 스크린 앞에 붙잡아두려는 기술 기업에게 황금알을 낳는 거위나 마찬가지다.

미디어와 장난감

놀이를 주제로 강연을 할 때, 난 장갑 인형 세 개를 하나씩 꺼내며 청중에게 각각의 인형이 무엇처럼 보이는지, 이름은 무엇일지, 무슨 말을 할 것 같은지 물어본다.[25] 첫 번째 장갑 인형은 종류나 성별이나 특징이 호감이 가기는 하지만 일부러 불확실하게 만든 인형이다. 두 번째 인형은 내가 봤을 때 말처럼 생겼다. 세 번째는 어린이 텔레비전 프로그램 〈세서미 스트리트Sesame Street〉에서 사랑받는 캐릭터인 쿠키 몬스터Cookie Monster다. 첫 번째 장갑 인형을 본 청중은 의견을 좀처럼 모을 수 없다. 지렁이라고 생각하는 사람도 있고, 괴물이라고 보는 사람도 있고, 친구라고 부르는 사람도 있다. 수컷이라고 보는 사람도 있고, 암컷이라고 보는 사람도 있다. 다른 특징도 마찬가지로 의견이 엇갈린다. 답은 무궁무진하다. 이 장갑 인형이 무엇인지 또는 어떤 특징을 갖는지는 장갑 인형에게서 나오는 것이 아니라 그 인형을 보는 사람이 만들어내는 것이기 때문이다. 두 번째 장갑 인형을 보여주면 사람들은 대부분 말이나 노새나 당나귀라고 말한다. 이미 청중의 창의적인 선택지가 한 차례 제한된 셈이다. 하지만 인형의 이름, 성별, ('히이잉' 하는 소리 외에) 내는 소리 등에서 다양한 선택을 할 수 있다.

마지막으로 쿠키 몬스터를 보여주면 아는 캐릭터의 등장에 반가워하는 소리가 바로 강연장을 채운다. 모두 이 인형이 쿠키 몬스터라는 것을 알고 있으며, 쿠키 몬스터가 무슨 말을 하는지 물으면 한 목소리로 "미 원트 쿠키!Me want cookie!"를 신나게 외친다. 쿠키 몬스터는 인기 많고, 다들 알아보는 매우 익숙한 캐릭터인 것이 분명하다. 그러나 역설적이게도 인기가 많고 익숙하다는 점이 창의적인 놀이를 막는 걸림돌이 된다. 아이들은 미디어와 관련된 장난감과 덜 창의적으로 논다.[26] 만약 움직이고, 말하고, 스스로 음악을 트는 쿠키 몬스

터의 전자 캐릭터 버전이 있었다면, 아이들이 창의적으로 노는 데 더 큰 장애물이 되었을 것이다.[27]

아이가 알고, 좋아하고, 스크린을 통해 반복적으로 보는 캐릭터를 이미 정해진 틀에서 벗어날 수 있다고 아이를 설득해본 적이 있는가? 아마 힘들었을 것이다. 한번은 보스턴어린이병원 놀이방에서 다섯 살인 애니와 논 적이 있다. 애니는 플라스틱 공룡 장난감 세트를 발견하고는 한 마리는 자기가 갖고, 다른 한 마리를 내게 주더니 "얘넨 싸워야 해요."라고 말했다. 나는 내 공룡과 애니의 공룡을 싸움 붙이는 게 달갑지 않아서 공룡의 입을 빌려 말하기 시작했다. "안 돼요!" 애니는 고집했다. "공룡은 말하면 안 돼요." 나는 어리둥절해서 물었다. "왜 말하면 안 되니?" 애니는 답답하다는 듯 설명했다. "영화에서처럼요. 영화에서는 싸우기만 하고 말은 안 해요!"

미디어와 연관된 장난감은 아이들의 창의력을 방해하는 것 이상의 문제도 야기한다. 바로 아이들이 텔레비전 프로그램에 꾸준히 빠져든 채로 관련된 장난감에만 의존한다는 점이다. 아이들에게는 큰 문제이지만, 기업에게는 더 없이 이로운 부분이다. 아이들은 장난감으로 어떻게 놀아야 하는지 알기 위해서 해당 프로그램을 봐야 한다고 생각하고, 갖고 싶은 장난감은 프로그램과 관련된 장난감뿐이라고 생각하게 된다.

내가 만난 네 살 아이 소피아는 텔레비전 프로그램 〈마이 리틀 포니〉의 상표가 붙은 보라색 드레스를 입고, 〈마이 리틀 포니〉 도시락 통을 들고 있었다. 놀이를 시작하자 소피아는 인형 세 개를 가지고 왔다. 하나는 디즈니 주니어 채널의 만화 프로그램 〈리나는 뱀파이어〉의 주인공 리나였다. 다른 인형은 2003년에 개봉한 디즈니 인기 영화 〈니모를 찾아서〉에서 조연이었다가 2016년에 후속작 〈도리를 찾아서〉에서 주인공으로 나오며 스타덤에 오른 캐릭터 도리였다. 세 번째 인형은 일본 캐릭터 상품 제조 기업 산리오에서 1974년에 만든 캐릭터인 헬로키티 인형이었다. 여러 장식으로 꾸밀 수 있는 헬로키티는 국제적으로 돌풍을 일으키며 텔레비전 프로그램과 놀이동산까지 운영하고 있다.[28]

나는 소피아에게 인형들이 어디에 사는지 물었다. 도리는 바다에 살고, 리나는 트란실바니아에서 태어났지만 펜실베이니아로 이사했다고 소피아는 설명했다. 소피아가 알려준 이 두 캐릭터 내용은 캐릭터를 만든 기업이 설정한 것이다. 그러면 헬로키티는 어디에 사느냐고 묻자 소피아는 답을 하지 못했다. "몰라요. 헬로키티 프로그램은 본 적이 없어요." 소피아는 텔레비전에서 하는 헬로키티 프로그램을 본 적이 없기 때문에 이 캐릭터가 어디에 사는지 상상할 수 없었고, 헬로키티가 사는 집이나 동네, 나라를 만들어낼 생각도 전혀 하지 못했다.

창의력을 감소시키는 상업주의

애니와 소피아가 인형 놀이를 할 때 그들이 상업 문화에 의존한 것이 오늘날에는 특이하다고 볼 수 없을 것 같다. 유치원 선생님들과 이야기를 해보면 아이들이 창의적으로 노는 활동이 점점 줄어서 걱정이라는 말을 종종 듣게 된다. 연구 결과도 이를 증명해준다. 미국에서 창의력은 1990년대까지 꾸준히 상승하다가, 특히 어린아이들 사이에서 감소하기 시작했다.[29] 물론 여러 요인이 아이들의 창의력 저하에 영향을 미쳤을 수도 있다. 아이들의 삶이 예전보다 더 구조화되었고, 많은 아이가 자유 놀이 대신 조직화된 스포츠를 하며 시간을 보내고, 많은 공립 학교에서 미술, 음악, 휴식 시간을 줄였다. 그러나 아이들이 상업주의에 더 빠지게 된 것 또한 창의력을 감소시킨 요인으로 보인다.

창의력 감소는 1990년에 시작됐다. 이는 미국 연방거래위원회가 어린이 대상 마케팅을 규제할 수 있는 권한을 대부분 잃은 지 10년이 지나고, 로널드 레이건Ronald Reagan 대통령 재임 중에 어린이용 텔레비전 프로그램 규제를 완화해[30] 오로지 장난감 판매를 목적으로 하는 프로그램의 제작을 합법화한 지 6년이 지난 후였다.* 그 결과 프로그램의 생존은 내용이나 메시지보다 프로그램을 통해 상품을 팔 수 있는지 여부에 좌우되었다. 1985년에 가장 많이 팔린 10가지 장난감이 전부 어린이용 미디어와 연결된 제품인 것으로 나타났다.[31]

라이선스를 받은 캐릭터로 큰 이익을 얻는 미디어와 장난감 기업들은 아이들의 창의적인 놀이를 막고, 그들의 창의성을 억압하는 데에만 관심을 둔다. 창의성이 풍부한 아이들은 이미 소유한 장난감으

* 분량이 텔레비전 프로그램에 맞먹는 이런 광고 제작은 1970년대에는 금지였다.

로 다양한 놀이를 만들어낼 수 있기 때문에 장난감이 많을 필요가 없다. 창의력을 키워주는 장난감은 수많은 방식으로 반복해서 가지고 놀 수 있기 때문에 큰 돈벌이가 되지 않는다. 장난감 시장에서 특정한 장난감이나 일회성 게임, 영화, 텔레비전 프로그램을 팔아서는 큰 수익을 낼 수 없다. 다른 제품을 생산하는 기업에 라이선스를 팔 수 있는 브랜드 아이콘을 만들어야 한다. 이외에 장난감 시리즈, 앱, 게임을 확보해야 한다고 아이들을 설득하고, 늘 가장 최신 장난감을 가져야 한다고 부추겨야 큰돈을 벌 수 있다.

이 개념을 가장 잘 터득한 브랜드가 포켓몬이다. 포켓몬 시리즈 영어 주제가 후렴에는 "모두 잡아야 해Gotta catch 'em all"라는 가사가 있다. 승리는, 즉 선이 악을 이기는 것은 모든 포켓몬 캐릭터를 잡아야만 달성할 수 있다. 아이들에게는 포켓몬 캐릭터를 전부 모아야 한다는 뜻이 된다. 포켓몬은 유명한 광고, "하나만 먹을 수는 없을걸Betcha can't just eat one"을 내세운 레이즈 감자칩의 장난감 버전인 셈이다. 포켓몬 캐릭터 하나만 있어도 만족해하는 아이가 있을 수도 있지만, 나는 그런 아이를 아직 만나보지 못했다. 아이들이 포켓몬을 좋아할 만하다는 것은 인정한다. 캐릭터들은 매우 귀엽게 생겼고 캐릭터들 간 싸움은 흥미진진하다. 캐릭터를 따라 그리는 것을 좋아하고, 다른 친구들과 사귈 때 포켓몬을 이용하는 아이들이 있다는 것도 안다. 하지만 기업의 비즈니스 모델은 훌륭하면서도 사악하다. 그리스 신화의 탄탈로스가 떠오른다. 탄탈로스는 신들의 노여움을 사 과일나무 아래에 있는 물웅덩이에 갇혔다. 과일을 따 먹으려고 하면 가지가 멀어지고, 물을 마시려고 하면 물웅덩이가 매말랐다. 그렇게 영원히 먹지도 마시지도 못해 항상 배고프고 목마른 채로 있어야 하는 벌을 받았다. 포켓몬이 끊임없이 수익을 낼 수 있는 것은 오직 세트를 완성해야만 충족되는 욕망을 아이들에게 심어주어서다. 하지만 제품 라인에 새로운 캐릭터를 계속 추가하기 때문에 세트는 절대로 완성될 수 없다. 새로 사야 하는 캐릭터가 항상 있다.

그렇다고 대형 장난감 제조 기업 CEO들이 아이들과 부모를 비참하게 만들고자 음모를 꾸민다고 생각하는 것은 아니다. 다만 그들은 수익 창출에만 집중하기 때문에, 15초짜리 광고만 봐도 잘 팔릴 수 있는 전자 기능과 장치를 갖춘 장난감을 제조하거나, 인기 있는 프로그램에 힘입어 덩달아 인기를 얻거나, 세트의 일부이기 때문에 그 자체로는 불만족스럽고 불충분한 장난감을 계속 생산한다는 것이다.

위니컷이 '충분히 좋은' 어린 시절이라고 부를 만한 시기를 보낸 아이들이 가장 많이 어울리고 영향을 받은 어른은 전통적으로 부모, 다른 양육자, 선생님이다. 그 어른들은 모두 아이가 잘 자라기를 바라는 친숙한 가족이거나 공동체 구성원이었다. 지금은 싫든 좋든 아이에게 낯선 사람을 경계해야 한다고 가르치는 게 흔한 일이 되었다. 그러나 디지털화, 상업화된 문화에 있는 우리는 아이들의 하루를 낯선 사람들에게 기꺼이 맡긴다. 우리는 이들을 알지 못한다. 아이들은 이들을 만난 적이 한 번도 없다. 하지만 이 낯선 사람들은 우리 아이들의 많은 것을 안다. 그들은 아이들의 관심을 사로잡는 법, 아이들의 취약점을 이용하는 법, 아이들의 열망을 일으키는 법을 알고 있다. 이 낯선 사람들은 아이들의 시간을 차지하는 앱, 장난감, 게임을 소유하고, 제조하고, 광고한다. 이들의 직업은 아이들에게 미치는 영향을 상관하지 않고 큰 수익을 창출하는 제품을 개발하고 마케팅하는 일이다.

이 점은 분명하게 짚고 넘어가야겠다. 아이들이 가지고 놀기에 좋고, 아이들의 삶을 향상하는 장난감은 많다. 아이들의 창의적인 놀이에 많은 신경을 쓰는 장난감 제조 기업도 있다. 영아를 대상으로 한 상품을 제외한다면 아이들의 건강한 발달에 도움이 되는 미디어 프로그램과 앱도 있다. (아이들을 겨냥한 광고를 내보내 아이들의 마음을 악용하는 프로그램과 앱을 피하기는 매우 어렵지만 말이다) 그러나 그보다 더 문제는 기술, 미디어, 대형 장난감 회사들의 비즈니스 모델이 아이들의 복지를 희생시키더라도 이익을 우선시하는 디자인과 마케팅을 선택한다는 점이다.

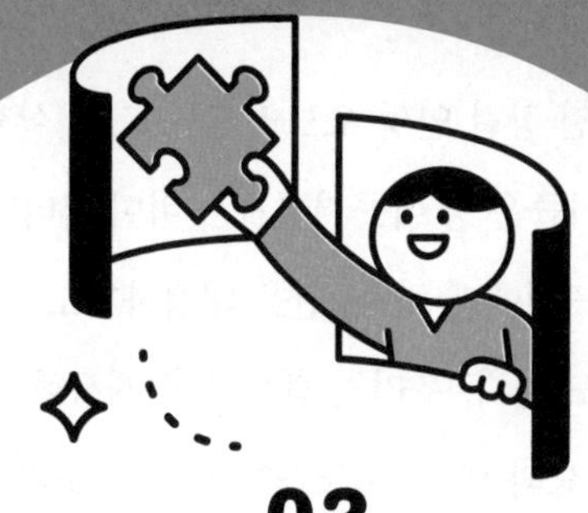

02

게임테크 시합에서는 누가 이기는가

테크놀로지는 도덕적으로 선하지도 악하지도 않다.
그러나 기업들이 대량 소비를 유도하려고
그것을 마구 휘둘러대면 이야기가 달라진다.

- 애덤 알터Adam Alter, 《멈추지 못하는 사람들》 저자

러다이트 운동

나는 잠자리에 들기 전 장갑 인형 오드리 덕으로 세 살짜리 헤이즐과 이야기를 나눈다. 헤이즐은 방 이곳저곳을 누비며 험티덤티 인형을 소개해주기도 하고, 오드리에게 차 한 잔을 대접하기도 하고, 나무로 만든 오리를 자랑하기도 한다. 우리는 헤이즐이 개사한 '어쩌고저쩌고 검은 양'이라는 옛 동요와 또 다른 노래를 부르며 우리가 만들어내는 우스운 놀이에 함께 즐거워한다. 이것은 내가 아이들과 수백 번 함께 한 놀이와 다를 게 없다. 헤이즐이 수천 킬로미터 떨어져 있다는 것을 제외하고는 말이다. 놀라운 디지털 기술 덕에 기나긴 코로나 봉쇄 기간 동안 오드리와 나는 집에 격리된 아이들과 놀 수 있었다. 이런 놀이 활동을 가능하게 해준 디지털 플랫폼에 감사하지만, 동시에 내가 감사하는 마음의 아이러니와 한계 또한 너무나도 잘 안다. 어쨌든 나는 기술 기업들이 아이들을 착취하는 방식을 오랫동안 비판해왔다. 그들은 쉬지 않고 인앱 결제를 유도하거나 업그레이드하는 데 높은 비용을 책정한다. 아이들의 사생활을 침해하거나 아이들이 (어른들과 마찬가지로) 앱 사용을 자제하지 못하게 하는 기능을 추가하기도 한다.

그러므로 우리와 아이들이 기본적인 요구를 충족하는 데 기술에 의존하게 되더라도 기술 기업의 주된 목적은 공공 서비스를 제공하는 것이 아니라 그들의 이익을 창출하는 것임을 반드시 기억해야 한다. 막대한 이익을 얻기 위해 그들이 사용하는 방법과 기술은 지구상에서 가장 부유한 사람[1] 4명 중 3명의 부를 계속해서 늘려주는 비즈니스 모델로, 우리 모두에게 본질적으로 해롭다. 아이들은 특히 덜 성장된 뇌와 경험 부족으로 어른들보다 기업에 더 휘둘리기 때문에 그들의 방법과 기술은 아이들에게 더 해롭다.

화상 채팅 플랫폼과 소셜 네트워크는 공공 광장의 디지털 버전처럼 보일 수 있지만 사실은 그렇지 않다. 여기서 중요한 단어는 '공공'이다. 그 어떤 개인이나 기업도 공공장소를 소유하지 않는다. 그 누구도 공적인 공간을 빌려주고 수익을 얻지 않는다. 그 누구도 우리가 하는 모든 말과 관심사, 친구, 열망을 활용해 물건을 구매하도록 설득할 수 있을지 계산하지 않는다. 그리고 당연한 말이지만 공공장소에서는 그 누구도 우리가 다른 곳으로 가야 할 때를 잊고 계속 그곳에서 빈둥거리도록 우리의 취약성이나 기본적인 욕구를 착취하지 않는다.

어린이를 대상으로 한 대부분의 현대 마케팅이 점점 더 정교한 기술로 이루어지기 때문에 아동 대상의 광고를 줄이려는 노력은 대개 기술 및 미디어 기업이 어린이에게 접근하는 것을 제한하는 데 중점을 둔다. 그렇기 때문에 아이들이 전자기기 없이 보내는 시간을 늘리려고 노력하는 나와 활동가들은, 종종 '테크노포비아Technophobe(첨단기술 공포증이 있는 사람)'와 혼동하여 잘못 사용되는 용어인 '러다이트Luddites(신기술 반대자)'라고 불린다. 사전에서 정의하는 테크노포비아는 새로운 기술을 두려워하거나 싫어하며 자신 있게 사용하지 못하는 사람을 말한다.[2] 그런데 내가 일하는 시간 대부분을 이런저런 스크린 앞에서 보낸다는 것을 감안하면 테크노포비아가 있다고 할 수는 없을 것 같다. 하지만 역사적으로 부당하게 오해받은 진짜 러다이트의 경우와 흡사하다는 데는 공감한다.

19세기 초, 섬유산업 노동자들은 극심한 가난과 심지어 기아에까지 내몰렸다. 직물 공장주들이 노동자보다 더 빠르고 효율적이며 관리 비용이 적게 드는 기계로 노동자들을 대체했기 때문이다. 노동자들이 이용할 수 있는 법적 수단은 없었으므로 많은 이들은 자신을 대체한 기계를 부수고 파괴함으로써 이전 고용주에게 대항했다. 이 러다이트 노동자들이 기계에 반대했다고 단정할 수는 없다. 그보다는 기계 사용이 그들과 그들 가족의 삶에 미치는 끔찍한 영향에 대해 반대한 것이다. 직물 공장주들이 노동자들에게 공정하게 보상해줬거나 노동자를 기계로 대체할 때 윤리적으로 행동했다면 러다이트 운동은 일어나지 않았을 것이다. 다시 말하면 러다이트 운동의 항의 대상은 기계 자체가 아니라 기계를 들여온 공장주들의 사업 관행이었다.

그런 의미에서 나는 러다이트라고 불리는 것에 동의한다. 내가 반대하는 것은 기술이나 기기 자체가 아니다. 기술 및 미디어 기업이 사업하는 그 방식에 반대한다. 나는 아이패드, 스마트폰, 크롬북이나 다른 디지털 기기를 박살 내며 반대하는 대신, 기술 및 미디어 기업이 아이들을 착취하고 잠재적으로 해를 끼칠 수 있는 방법으로 수익을 얻는 데 제한을 둬야 한다고 주장한다.

수년간 나는 자신의 일자리를 빼앗은 기계를 향해 격분했던 19세기 영국 섬유산업 노동자들을 많이 생각했다. 러다이트의 곤경은 디지털 기술을 포함해 소비를 늘리는 온갖 발명품의 핵심 문제를 상징한다. 이런 발명품들은 이들을 차지한 기업에 엄청난 부를 창출해주는 경이로운 창조물일 수 있다. 스마트폰, 태블릿, 소셜 네트워크 같은 소비자 관련 기술의 발전은 진보로 칭송받고 널리 받아들여지지만, 기술이 사용되는 방식의 사회적, 정서적, 심리적, 윤리적 결과와 관련해서는 논의가 거의 이루어지지 않는다.

기술은 개인과 사회의 건강과 안녕을 희생하면서 수익을 최대로 얻으려고 할 때 문제가 된다. 그러나 기술 제품이 출시되기 전에 잠재적인 해로움과 이점이 무엇인지 객관적으로 검토하는 것은 기업의 의무가 아니다. 그 결과 상업화된 세상에서 아이들의 안녕을 지키려면 부지런히 시장을 따라잡아야 한다.

기술과 관련이 있든 없든, 새로운 제품을 출시하기 전에 충분히 제품을 검토하고 생산을 중단하게 했던 사례는 몇 가지밖에 떠오르지 않는다. 예를 들어, 2017년에 페어플레이는 장난감 제조 기업 마텔에서 개발한 '아리스토틀Aristotle'의 출시를 막았다. 아리스토틀은 아이가 태어났을 때부터 열두 살이 될 때까지 아이 방에 설치해 사용할 수 있는 스마트 디바이스로, 음성 인식을 통해 '종합 육아 기능'을 탑재했다고 선전한 제품이다.[3] 또한 훌륭한 양육자가 지닌 특성을 많이 갖추고 있어서 "우는 아기를 달래주고, 알파벳을 가르쳐주고, 예의 바른 행동을 알려주고, 쌍방향 게임을 하고, 숙제를 도와준다."라고 〈뉴욕타임스〉는 설명했다.[4] 다시 말해 마텔은 아기를 달래주고, 가르쳐주고, 교양을 알려주고, 때로는 함께 노는 대리 부모 역할을 하는 디바이스를 출시하려 했던 것이다.

내 후임으로 페어플레이의 상임 이사가 된 조시 골린은 같은 기사에서 "어린아이의 침실에 카메라와 마이크 기능이 있는 디바이스를 설치하면 광고주와 판매업자가 사용하고 공유할 수 있는 많은 데이터가 수집될 수도 있다."라고 언급하며 사생활 침해 우려를 명백히 드러냈다.[5] 이 점만으로도 반대할 이유가 충분하지만 골린이 두 번째로 지적한 부분은 더욱 염려스럽다. "게다가 필수적인 육아 역할을 디바이스로 대체할 때 생기는 여러 가지 아동발달 문제도 있다."[6]

골린이 제기한 아동발달 문제는 매우 심각하다. 애착이 생기는 결정적인 과정과 연관되기 때문이다. 애착은 부모와 자녀 사이에 평생 지속되는 유대감으로 사회적, 정서적, 심리적 안녕의 토대가 되는 중요한 과정과 관련이 있다. 마텔이 아리스토틀에 부여한 부모의 역할, 특히 우는 아기를 달래는 기능이 있다는 주장 때문에 나는 학부 심리학 수업에서 읽은 해리 할로Harry Harlow의 아기 원숭이를 대상으로 한 악몽 같은 실험 내용을 다시 찾아보게 되었다.

애착 욕구가 타고나는 것인지 확인하기 위해, 할로는 갓 태어난 원숭이들을 어미에게서 떼어놓고 무생물과 결속하는지 살펴보았다. 철사로 틀을 만들고, 부드러운 헝겊을 씌우고, 가짜 얼굴을 붙인 어미 모형을 아기 원숭이들과 함께 두었다. 어떤 면에서는 아기 원숭이들이 모형과 결속했다고 볼 수 있다. 위안이나 안정감이 필요할 때 꾸준히 모형을 찾았기 때문이다.[7] 하지만 이 실험에서 어미 모형이 '키운' 아기 원숭이들은 심각한 기능 장애가 있는 어른 원숭이로 자랐다.

할로의 애착 실험은 잔인한 방식 때문에 오늘날까지 나를 괴롭힌다. 아기 원숭이가 무생물 '어미'에 애착을 갖게 되면 '어미'는 아기 원숭이를 학대하기 시작한다. 어미 모형은 아기 원숭이를 뾰족한 철사로 찌르거나 차가운 바람을 쏘거나 세차게 흔들었다. 하지만 아기 원숭이들은 이 무생물 '어미'가 어떤 고통을 가하든 계속해서 어미에 매달리고 위안과 안정감을 구하려 했다.[8]

할로가 원숭이를 끔찍하게 학대한 실험이 이제는 더 이상 허용되지 않아 다행이다. 할로의 이런 실험으로 '충분히 좋은' 가족 안에서 아이가 성장하고 발달할 때 영아와 부모 사이의 관계가 더 강화되는, 즉 애착의 중요성을 확인할 수 있었다니 아이러니하다. 마텔은 중요한 부모 기능을 기계로 대체함으로써 잠재적으로 건강한 애착 발달을 방해하고, 아기들이 아리스토틀에 정서적으로 의존하게 만들어 궁극적으로는 기업에까지 그 의존을 확대하려 했다. 마텔의 제품 최고 책임자인 롭 후지오카Robb Fujioka는 아이들이 아리스토틀과 애착을 형성하기를 바란다고 솔직히 밝혔다. 만약 아리스토틀이 성공적으로 출시됐다면 아이들은 기계와 '정서적인 유대를 형성할 것'이며,[9] 재정적인 목적을 이루는 것이 주 관심사인 주체가 아이들을 '길렀을' 것이다. 할로의 목적이 아기 원숭이의 행복과는 아무런 관련이 없었듯, 마텔의 주요 경영 목표는 아기 인간의 행복과는 아무런 관련이 없다. 할로의 모형처럼 아리스토틀 역시 아이에게 해를 끼칠 수 있었다. 아이를 찌르거나 세게 흔들지 않더라도 아이가 실제 양육자와 중대한 결속을 맺는 것을 막고, 양육되면서 갖게 되는 중요한 관계 형성을 아리스토틀에게 의존하도록 말이다. 마텔과 정크푸드 생산 기업, 미디어 기업 등 여러 협력 기업들이 생산하고 판매하는 상품을 원하도록 어린이들의 욕망을 부추겼을 것이다.

어린이들을 보호하려 한 활동가들이 아리스토틀의 출시를 성공적으로 막을 수 있었던 또 하나의 이유는 출시 예정 뉴스가 공개된 때부터 실제 출시 시점까지 이례적으로 상당한 시간이 걸렸기 때문이다. 마텔은 2017년 1월에 상품 출시 계획을 공개했다.[10] 같은 해 5월, 페어플레이와 '스토리 오브 스터프 프로젝트The Story of Stuff Project(장난감의 과생산과 소비로 일어나는 문제를 해결하고자 설립된 단체)'는 다른 여러 이유를 차치하고라도 영유아들이 '데이터 수집 장치'와 관계를 맺도록 훈련받아서는 안 된다고 선언했다. 마텔에 아리스토틀 생산을 취소하라는 청원을 시작했고 2만 명의 서명을 받아냈다.[11] 2017년 9월, 매사추세츠주 민주당 상원 의원 에드워드 마키Ed Markey와 텍사스주 공화당 하원 의원 조 바턴Joe Barton은 마텔에 공개서한을 보내, 아리스토틀은 "아이와 가족 정보를 상세하게 수집해 심각한 사생활 침해를 야기할 가능성이 있다."라고 우려를 표했다.[12] 한 달 후 마텔은 당사의 새로운 기술 최고 책임자가 "아리스토틀을 면밀히 검토한 결과, 이 제품은 마텔의 새로운 기술 전략과 일치하지 않는다는 결론을 내

려 출시 계획을 중단했다."라고 〈뉴욕타임스〉에 밝혔다.[13]

아리스토틀이 출시되지 않게 된 것은 매우 잘된 일이나 다른 기업에서 유사한 제품을 출시하는 것을 막기 위한 규정이나 법률, 규약이 현재까지 마련되어 있지 않다는 것은 중대한 문제다.

사전 예방 원칙

이렇게 놔둘 수는 없다. 수익보다 공중보건을 중시하는 사회는 '사전 예방 원칙'을 적용해 기업이 잠재적으로 유해한 제품과 사업을 마케팅하지 않도록 막을 수 있다. 사전 예방 원칙은 "돌다리도 두들겨보고 건너라."라는 격언에 뿌리를 둔 사회적 의사 결정 지침이다. 이 원칙은 과학과 기술 분야의 혁신이, 혁신으로 얻은 발명의 생태학, 공중보건, 인도주의 결과에 어떤 영향을 줄지 이해하는 속도보다 더 빠르다는 것을 인정한다. 사전 예방 원칙을 적용하면 공중보건 입장에서의 우려가 제품이나 기능이 어떻게 사용될 것인지 또는 사용 여부 자체에 영향을 미칠 수 있다. 사전 예방 원칙은 유럽연합과 다른 여러 국제협정에 공식적으로 채택되었지만, 미국에는 채택되지 않았다.[14]

국제연합 교육과학문화기구United Nations Educational, Scientific and Cultural Organization, 이후 UNESCO는 "인간의 활동이 과학적으로는 확실하지 않지만 도덕적으로는 용납할 수 없는 해를 초래할 수 있을 때" 사전 예방 원칙을 발동할 것을 권고하고, "해를 피하거나 줄이려는 조치를 취해야 한다."라고 조언한다.[15] UNESCO가 정의하는 '도덕적으로 용납할 수 없는' 피해는 인간의 생명이나 건강을 위협하거나, 돌이킬 수 없거나, 잠재적으로 인권을 침해할 수 있거나, 불공평을 초래하는 피해이며, 미래 세대에 미칠 수 있는 피해도 포함한다.

사전 예방 원칙은 주로 환경 악화나 인간의 신체적 피해를 방지하기 위해 발동됐다. 설득력은 있지만 아직 결정적이지는 않은 과학 기반의 미디어나 제품에 주로 적용된다. 어린이를 대상으로 하는 미디어, 기술, 마케팅 기업 들이 자신들의 제품과 활동이 어린이에게 해롭지 않다는 것을 입증하는 연구 결과를 먼저 제공해야 한다면 어떨까. 하지만 미국에서는 아이들에게 해를 끼칠 수 있다는 설득력 있는 증거가 있어도 미디어와 기술 제품은 계속해서 아이들을 겨냥한다. 예를 들어, 폭력적인 비디오 게임이 공격성을 일으키는 위험 요인임을 보여주는 수십 년간의 연구가 있어도[16] 이러한 게임은 여전히 어린이와 십 대를 대상으로 판매된다.[17] 따라서 피해를 시사하는 수년간의 연구에도 불구하고, 해를 끼치지 않는다는 것을 기업이 증명하는 대신에 해를 확실하게 끼친다는 것을 어린이 보호 활동가들이 증명해야 하는 상황이다.

만약 아이들이 디지털 기술에 아주 적게 노출되었거나 기업이 아이들을 착취하는 것을 막기 위해 정부가 효과적으로 규제했다면, 장난감과 엔터테인먼트 산업이 수익에만 초점을 맞춘다고 해도 그렇게 심각한 문제가 되진 않았을 것이다. 팬데믹 이전부터 어린 영유아를 포함한 아이들은 전자기기와 엄청나게 긴 시간을 보내왔다. 팬데믹

전 아기들은 매일 49분을 스크린 앞에서 보냈다. 아이가 기관에 다니는 나이가 되면 매일 2.5시간을 스크린 앞에서 보내고, 5~8세 아이들은 매일 3시간 이상을 스크린 앞에서 보냈다.[18] 또 8~12세 아이들은 매일 4시간 44분을 엔터테인먼트 미디어를 시청하는 데 썼고, 십대들은 매일 7시간 22분을 썼다.[19] 이 수치가 평균이라는 것은 어떤 아이들은 매일 스크린 앞에서 보내는 시간이 훨씬 적었고, 어떤 아이들은 훨씬 많았다는 것을 의미한다. 예를 들어, 갓 태어난 아기부터 8세 아이 중 약 25퍼센트는 전자기기를 이용하지 않은 반면에 같은 비율의 아이들은 매일 4시간 넘게 스크린 앞에서 보냈다.[20] 저소득층 가정의 아이들은 고소득층 가정의 아이들보다 스크린을 거의 2시간 더 사용했다. 흑인 아이들과 라틴계 아이들은 또래 백인 아이들보다 상당히 더 긴 시간을 스크린 앞에서 보냈다.[21]

팬데믹이 강타하자 학교 폐쇄, 물리적 거리 두기, 그리고 재택 근무 동안 아이에게 할 거리를 주려는 부모의 필사적인 노력으로 아이가 스크린 앞에 있는 시간은 더 증가했다.[22] 조시 골린은 최근 의회에서 이렇게 발언했다.

"코로나 팬데믹이 이러한 추세를 가속화했습니다. 아이들이 스크린 앞에서 보내는 시간은 팬데믹 동안 50퍼센트 증가했습니다. 같은 기간 아이들이 주고받은 온라인 메시지는 놀랍게도 144퍼센트나 늘어났습니다. 팬데믹 기간에 부모 중 35퍼센트가 원래 계획했던 것보다 아이가 소셜 미디어 사용을 더 일찍 시작하도록 허락하게 되었다고 합니다."[23]

아이들이 텔레비전 시청에 소비하던 시간은 이제 디지털 기기 사용으로 대체되었다. 그렇다면 디지털 기기로 아이들은 무엇을 할까? 주로 온라인 동영상을 본다.[24] 기술 산업에서는 스마트폰과 태블릿이 아이들에게 이롭다면서 수동적으로 스크린을 쳐다보기보다 적극적으로 이런 디바이스를 활용할 거라고 주장했는데 말이다.[25] 사실 0~8세의 아이들이 스크린과 보내는 전체 시간의 75퍼센트는 동영상과 텔레비전 시청이 차지한다. 게임은 16퍼센트를 차지하고, 독서, 숙제, 화상 채팅은 5퍼센트만을 차지한다.[26]

디지털 격차

기술 산업이 아이들에게 미치는 영향을 덧붙이기 전에 나는 아이들 사이에 엄청난 디지털 격차가 있다는 것을 짚고 싶다. 이것은 심각한 문제다. 선진국에서는 스마트폰으로 누구나 인터넷에 접근할 수 있지만, 팬데믹이 명백하게 보여준 것처럼 스마트폰은 학교 과제를 완수하거나 원격 학습에 참여하는 문제를 즉각적으로 완벽하게 해결해 주지 못했다. 2020년 3월~2021년 9월, 약 18개월간 많은 학교가 문을 닫고 온라인 교육이 이루어지면서 초고속 인터넷에 접속할 수 없거나, 집에 노트북이나 태블릿같이 스마트폰보다 더 큰 기기가 없는 아이들은 심각한 불이익을 받는다는 것이 분명해졌다.

연구에 따르면 디지털 격차가 존재하는 것처럼, 기술이 사람들 간의 교류와 세상과의 실제 경험을 대체할 수 있다는 교육 마케팅에 영향을 받는 정도에도 격차가 존재한다고 한다.

언어 습득을 예로 들어보자. 아이가 유치원에 들어갈 때쯤이면 아이마다 아는 단어 수는 크게 차이가 난다. 아이들 사이에 생기는 언어 습득 격차는 빠르면 18개월부터 나타나며, 수학과 문해력 같은 기본 분야를 포함해 전반적으로 아이들이 학교에서 얼마나 잘 생활하는지에 영향을 미칠 수 있다.[27]

무엇 때문에 이런 차이가 생기는 걸까? 언어 습득은 본래 사회적 관계로 이루어진다.[28] 유아기부터 아이의 어휘력과 언어 유창성은 아이가 평소 언어에 얼마나 노출되는지와 관련이 있다. 하지만 아기가 언어를 배우려면 기계가 아니라 사람을 통해야 한다.[29] 그렇기 때문에 미국언어청각협회American Speech Language Hearing Association에서는 부모와 양육자가 유아기부터 아이와 이야기하고, 읽고, 노래를 부르도록 장려한다.[30] 우리가 영유아 옆에서 전자기기를 사용하면 영유아의 언어 습득을 방해하게 되는 것도 이 때문이다. 부모나 양육자가 스마트폰을 사용하면 아기에게 말을 덜 걸게 된다.[31] 특히 3세 이하 영유아의 경우, 아이가 사용하는 앱이나 동영상이 어휘를 늘리는 데 도움이 된다고 주장하더라도 모든 종류의 스크린 사용 시간이 길어질수록 언어 발달은 지연된다.[32]

사실 아기에게 언어뿐만 아니라 다른 무엇이든 가르치는 데 기술을 사용하는 것이 효과적이라는 증거는 거의 없다. 내가 본 연구 중에 전자기기 사용이 아기 교육에 조금이라도 도움이 되는 경우는 부모나 양육자 앞에서 사용할 때였다. 물론 문제는 어른들이 다른 일을 하려고 아기에게 전자기기를 쥐여준다는 데 있다.[33] 아기가 혼자서 스크린을 보거나 기기를 사용하는 이런 활동이 아기에게 교육적인 도움을 주거나 유용하게 작용한다고 믿을 만한 증거는 없다.[34] 오히려 연구 결과는 해가 될 수 있다고 알려준다.[35]

어린아이들이 어떻게 배우는지에 대해 우리가 알고 있는 모든 것은 스크린과 관련이 없다. 자기를 가장 사랑하는 사람과 관계를 맺고, 오감으로 주변 세상을 탐험하는 것처럼 아이들은 자연스럽게 하는 행동을 통해 배우게 된다. 텔레비전이 아이들에게 미치는 영향을 조사한 연구에 따르면, 어린아이들이 텔레비전 앞에 더 오래 있을수록 아이들에게 유익한 두 가지 활동에 참여하는 시간이 줄어든다. 이 두 가지 활동은 스크린 없이 부모와 상호작용을 하는 것과 창의적인 놀이에 적극적으로 참여하는 것이다.[36] 유치원생이 스크린 앞에서 한 시간을 보낼 때마다 창의적인 놀이를 45분 덜하게 된다. 0~3세 아이는 텔레비전을 한 시간 볼 때마다 창의적인 놀이를 52분 덜하게 돼, 자기보다 나이 많은 형제에 비해 창의적인 놀이를 할 시간을 더 빼앗긴다.[37]

아기의 스크린 사용 관련 연구는 아직도 텔레비전과 비디오를 주로 다루지만, 터치 스크린을 사용하는 것 또한 문제가 될 수 있다. 영국에서 장기간 진행한 한 연구에서는 터치 스크린을 오래 가지고 논

0~3세 아이가 3~5세 아동과 마찬가지로 쉽게 산만해졌고, 무언가에 집중하는 데 더 어려움을 느끼는 것으로 나타났다.[38] 또한 다른 연구에 따르면, 2세 때 미디어를 많이 접한 아이는 유치원생이 되면 자기조절에 어려움이 있는 것으로 드러났다. 전문가들이 정의하는 '자기조절Self-Regulation'은 '상반되는 충동과 산만함에도 자신의 행동, 감정 반응, 사회적 상호작용을 통제하는 능력'이다.[39]

영유아가 스크린 앞에서 시간을 보내는 것이 특히 걱정되는 이유는 이런 아이가 성장하면서 스크린과 더 오랜 시간을 보낼 가능성이 크기 때문이다.[40] 어린이들의 과도한 스크린 사용은 모든 연령대에서 해롭다는 연구 결과가 있기 때문에 특히 우려된다. 모든 연령대에 걸쳐 스크린 사용 시간은 소아 비만, 수면 장애, 우울증, 학습 능력 저하 등을 포함한 많은 문제와 연결된다.[41]

디지털 중독

일단 아이들이 기관에 다닐 나이가 되면 양질의 교육용 텔레비전 프로그램과 앱을 적당히 이용하는 것은 분명히 이로울 수 있다. 예를 들어, 공감 같은 친사회적 자질을 키워줄 수 있고, 인종적 편견을 완화하는 데에도 도움이 될 수 있다.[42] 텔레비전 프로그램과 교육 앱은 아이를 가르치고,[43] 아이의 학습 능력을 키울 수 있다.[44]

그렇다면 적당히 이용한다는 것은 구체적으로 어느 정도를 말하는 걸까? 미국소아과학회The American Academy of Pediatrics에서는 연구 결과를 바탕으로 0~18개월은 영상 통화를 제외하고는 사용하지 않는 것이 좋으며, 18개월~2세는 어른이 옆에 있을 때만 최소로 사용하고, 유치원생은 스크린으로 오락 영상물을 볼 경우 하루에 한 시간을 넘지 않도록 권장한다.[45]

그러나 수익을 우선시하는 일과 공중보건을 우선시하는 일은 서로 양립될 수 없다. 기술 및 미디어 기업은 우리의 관심을 사로잡고, 오랫동안 우리의 관심을 유지하고, 다시 우리를 유인하기 위해 그들이 할 수 있는 모든 것을 함으로써 번창한다. 사용자가 과도하게 오랫동안 스크린 앞에 있도록 조장해야 기업이 재정적으로 이익을 본다. 카지노가 도박 중독으로 수익을 얻는 것처럼 앱, 게임, 소셜 미디어를 생산하는 기업도 그들이 생산하는 콘텐츠 중독으로 수익을 얻는다.[46]

《i세대iGen》의 저자이자 심리학자인 진 트웬지Jean M. Twenge는 이렇게 말했다. "디지털 미디어의 남용은 불행, 우울, 자살 위험과 관련이 있는 반면, 제한된 사용은 위험이 낮은 것으로 보인다. 그러나 많은 앱, 게임, 사이트는 어린이와 청소년이 오래 사용해야 더 많은 돈을 벌게 돼 있다. 많은 기업이 자사 제품 사용에 제한을 두지 않도록 최선을 다하는데, 이는 중단되어야 한다."[47]

기술 및 미디어 기업은 분명히 자발적으로 중단하지 않을 것이다. 특히 비즈니스 모델이 중독까지는 아니더라도 고객에게 자사 제품을 이용하는 강력한 습관을 들여야 하는 기업은 말이다. 어른인 우리도 디지털 세계에 얽매이고 속박되어 헤어나오기 어려운데, 성장 중이며 적응력이 좋은 두뇌를 가진 어린이들은 더욱 취약하다. 디지털 미디어에서 벗어나는 첫 번째 단계는 메타, 구글, 마이크로소프트 같은 기업이 막대한 이익을 창출하는 데 우리와 우리의 아이들이 어떤 역할을 하는지 이해하는 것이다.

수학, 과학, 공학 분야가 아닌 다른 분야에 강점과 관심사가 있는 사람들에게는 어떤 미지의 아우라가 디지털 기술을 둘러싸고 있는 것처럼 느껴진다. 그래서 구체적으로 기술 기업이 어떻게 수익을 내는지 이해하기가 어렵다. 우리가 사랑하고 매일 사용하는 디지털 기기는 마법처럼 보일 정도로 아주 자연스럽고 매혹적으로 작동한다. 스크린에 띄우는 이미지, 이메일, 정보가 어떻게 해서 우리 앞에 오게 되는지 볼 수 없기 때문에 무선 기술은 특히 마법처럼 보인다.*

그러나 기술은 마법이 아니라는 것을 알고 있다. 기술은 수학, 과학, 공학에 능통한 사람들에 의해 통제된다. 기술과 관련된 많은 혁신이 MIT와 스탠퍼드 같은 엘리트 대학에서 나온다는 사실 때문에 이 분야를 이해하려고 시도하는 것조차 겁을 먹게 된다. 그렇기 때문에 우리가 정부로서, 공동체로서, 가족으로서, 개인으로서 기술 산업이 어떻게 아이들에게 접근하게 할 것인지 결정하는 첫 번째 단계는 우리를 전자기기에 붙어살게 하고 막대한 수익을 내는 기업의 구조를 기본적으로 이해하는 것이다. 이 이해를 위해 이전에는 익숙하지 않았던 용어를 이 장의 마지막에 정의해 두었다.

* 새 디지털 기술 환경을 '마법과도 같다'라고 내게 처음 묘사해준 페어플레이 동료 크리실리아 벤포드 Criscillia Benford에게 감사 인사를 전한다.

기술 대기업은 우리에게 편리, 기분 전환, 정보, 연결을 제공함으로써 막대한 수익을 창출하고 어마어마한 영향력을 행사한다. 그 대가로 우리는 (종종 깨닫지 못한 채) 현금뿐만 아니라 개인정보, 시간, 관심 등 우리의 사생활을 넘겨준다. 아마존과 메타 같은 기업은 설득의 과학, 즉 인간 행동에 미치는 영향을 연구한 자료를 활용해 자사의 제품과 서비스 사용이 습관이 되고, 결국에는 중독에까지 이르도록 지속적으로 부추긴다.

계속해서 우리의 관심을 끄는 강력한 기술은 간헐적 보상이다. 우리는 소셜 네트워크에 게시물을 올리기만 하는 것이 아니다. 우리가 올린 게시물이 '좋아요', '공유', '댓글'을 받는지 반복해서 확인한다. 어린아이들에게 주어지는 간헐적 보상은 가상의 별 모양 스티커, 점수, 상품이다. 매번이 아니라 때때로 보상을 받는 것이 강력한 동기 부여가 된다고 밝혀졌다. 도박하는 사람들이 간헐적으로 이길 수 있도록 슬롯머신에 프로그램을 설정하는 것처럼 기술 기업도 간헐적인 보상을 제공하여 우리가 계속해서 제품을 이용하게 만든다. 소셜 미디어의 '좋아요'나 온라인 게임에서 레벨을 올려주고 가상 상품을 주는 것이 대표적이다. 디지털 '보상'이 주어질 때마다 즐거움과 흥분, 욕망의 감정을 느끼게 하는 신경전달물질인 도파민이 분출된다.[48]

쾌락과 갈망에 일단 사로잡히면 우리와 아이들은 전례 없는 감시를 받게 된다. 우리가 온라인에서 하는 활동 대부분이 추적된다. 휴대전화에 있는 위치 추적 기능과 사물 인터넷 기능Internet of Things으로 오프라인에서 하는 활동까지 감시에 추가된다. 놀이 중인 아이들을 대상으로 한 감시는 계속 늘어난다. 실물 장난감과 그것과 연결된 앱을 더한 스마트 장난감 판매 규모는 2026년에 약 700억 달러(약 93조 원)에 이를 것으로 예상된다.[49]

알고리즘의 진화

기술 기업 제품을 사용할 때 우리 정보를 지속적으로 수집하는 과정을 '데이터 마이닝Data Mining'이라고 한다. 이 과정으로 기업은 우리가 어떻게 사는지를 실시간으로 감시하는데, 모든 정보가 그들에게 수집된다는 사실은 조지 오웰George Orwell의 공상과학 소설을 연상시켜 오싹한 기분마저 든다. 하지만 잠재 고객 정보를 수집하는 관행은 새로운 것이 아니다.

《TV 광고 아이들》에도 언급했지만, 2001년 마케팅 전문 잡지 〈브랜드 스트라테지〉에 실린 기사는 아이들을 상대로 마케팅하는 기업에게 지금이야말로 '관계 마이닝Relationship Mining'을 할 때라고 촉구했다. 글쓴이는 관계 마이닝을 '가족의 힘을 이해하는 방법을 설명하는 것으로 마이닝, 즉 채굴은 충돌이 생겼을 때 다른 가족 구성원의 동기를 파악하고 특정한 결과가 나오게 된 이유를 밝혀내는 과정'이라고 말했다.[50] 이 말에서 연상되는 것을 떠올려보면, 가족 관계를 채굴한다는 비유는 가족을 착취해서 얻어낼 수 있는 귀중한 원료가 들어 있는 창고, 즉 광산으로 인식하는 것이다.

오늘날 아이들을 대상으로 한 마케팅 전략이 그렇듯, 수년간 아이들을 착취하려는 의도는 변하지 않았고, 이를 수행하기 위한 도구들은 더욱 정확하고, 강력하고, 유혹적으로 변해왔다. 채굴 비유를 이어가자면 기술 기업들이 지속적으로 수집하는 정보는 우리와 비슷한 행동이나 특성을 가진 사람들이 정보, 제품, 지시에 어떻게 반응할 가능성이 큰지 계산해주는 예측 알고리즘의 원료가 된다.

알고리즘은 아이들에게 무엇이 가장 좋은 것인지를 고려하지 않는다. 유튜브에 끊임없이 올라오는 '추천' 동영상을 살펴보자. 예를 들어, 아이들이 유튜브에서 인기 많고 따뜻한 영국 만화 시리즈 〈페파피그Peppa Pig〉를 시청하기 시작한다. 이와 함께 스크린에 나타나는 추천 동영상을 보다 보면 어느새 폭력적이고 선정적이며 마약과 관련된 콘텐츠에 빠지게 된다.[51] 콘텐츠가 아이들에게 적합한지 여부와는 상관없이 유튜브가 어린 시청자들의 관심사를 충분히 알고 더 오래 시청하게끔 부추길 수 있다는 점은 큰 문제다. 지나치게 오래 스크린 앞에서 시간을 보내는 것이 흔해지고 많은 문제를 일으키니 말이다. 전 유튜브 엔지니어 기욤 샤로Guillaume Chaslot는 더 강한 어조로 설명한다.

> "동영상 추천 기능은 시청 시간을 최대로 늘리기 위해 설계되었지, 아이들에게 유익한 동영상을 보여준다는 근거는 전혀 없습니다. 유익한 동영상을 보여줄 때도 있겠지만 그것은 우연의 일치일 뿐입니다…. 나는 유튜브의 추천 기능을 담당할 때 〈피노키오〉에 나오는 악당이 된 기

분이 들었습니다. 아이들에게 화려하고 재미있는 세상을 보여주지만 사실은 아이들을 당나귀로 변신시켜 수익을 최대화하는 악당 말입니다."[52]

샬로는 유튜브에서 퇴사해 '알고 트랜스페어런시Algo Transparency'라는 알고리즘의 영향을 밝히는 단체를 설립했다. 우리가 과거에 온라인과 오프라인에서 한 활동을 수집한 데이터는 오늘날 기술 기업들이 광고주에게 판매하는 예측 알고리즘을 만드는 데 사용된다. 이 알고리즘은 특정 광고에 반응할 가능성이 가장 큰 사람에게 해당 광고를 보여주는 도구가 된다. (나이, 위치, 성별, 사회·경제적 지위는 말할 것도 없고) 온라인상에 나타나는 우리의 습관, 강점, 좋아하는 것, 싫어하는 것, 욕망은 기술 기업이 우리를 웹사이트, 게임, 플랫폼에 붙들어 놓으려고 채굴한 원재료다.

온라인 게임의 유혹

아이들은 인기가 높은 온라인 게임을 하며 이런 감시와 수익화를 자주 경험한다. 내가 열한 살 된 마크가 인기 많은 멀티플레이어 게임인 포트나이트Fortnite를 하는 것을 지켜봐도 되는지 그의 부모에게 물었을 때 마크는 매우 흥분했다. 그는 헤드셋을 쓰고 친구와 같이 로그인을 한 후 바로 게임 세계에 빠져 이상하게 생긴 괴물에 총을 쏘며, 함께 싸우는 친구와 실시간으로 전략을 짰다.

포트나이트는 '협력해서 플레이하는 샌드박스 게임Sandbox Game'이다. 즉, 게임을 하는 다른 사람들과 함께 창의적으로 놀 수도 있다. 여러 종류의 게임을 좋아하는 나는 포트나이트의 매력이 무엇인지 이해한다. 포트나이트와 유사한 게임들은 흥미진진하고, 즉각적인 만족감을 주고, 친구와 놀 기회를 제공한다. 하지만 이런 온라인 샌드박스 게임과 진짜 샌드박스, 즉 모래 상자에서 하는 놀이는 매우 다르다.

아이들이 포트나이트나 다른 샌드박스 게임을 통해 서로 만나게 되면 부러움과 무리에 끼고 싶다는 갈망이 조장되고, 이러한 아이들의 취약점을 악용하는 게임 회사는 지속적으로 수익을 낸다. 모래 상자에서 실제로 요새나 성을 지으며 놀 때도 다른 아이들이 가진 장난감을 보며 부러워하거나 놀이에 끼워주지 않아서 소외감을 느낄 수도 있다. 하지만 실제 모래 상자에서 놀 때는 이러한 감정이 일어나도록 고의로 아이들을 조종하는 어른이 없다.

포트나이트는 가진 자와 가지지 못한 자가 명확하게 드러나는 과시적 소비로 가득 찬 가상세계를 세워놓고, 그 안에서 이루어지는 아이들의 놀이로 수익을 창출한다. 포트나이트 세계에서는 아바타가 입을 수 있는 가상의 장식 의상 '스킨Skin'과 '이모트Emote'라고 불리는 춤추는 이모티콘과 감정 표현을 계급의 상징으로 판매한다. 게임을 하는 플레이어는 아바타의 맞춤 의상, 색, 도구, 무기 등을 구입한다. 포트나이트는 3개월마다 10달러를 내야 하는 '배틀 패스Battle Pass'로 현금을 모으는데, 이 패스로 더욱 정교한 스킨, 새로운 캐릭터, 반려 동물 등의 아이템을 얻을 수 있다.[53] 친구들과 포트나이트를 하는 아이들은 누가 돈이 있고 없는지 늘 파악하고 있다. 정말 잘 되는 장사다. 2018년에 포트나이트는 인앱 결제로 매월 3억 달러씩 쓸어담아, 그해에 총 36억 달러(약 4조 원)를 벌어들였다.[54] 2020년에는 수익이 줄긴 했지만 그래도 상당한 규모인 25억 달러를 벌었다.[55]

마크의 아버지는 마크가 가상 포트나이트 장비에 돈을 얼마나 쓰는지 걱정했다. "참 이상하죠. 마크는 요즘 실제 물건을 사는 것보다 존재하지 않는 물건을 사는 데 돈을 더 많이 쓴다니까요." 열한 살 마크가 돈을 버는 방식은 매주 받는 용돈을 모으는 것이다. 일단 아이에게 자기 돈이 생기면 어디에 돈을 쓰는지 부모가 통제하는 것은 매우 어려워진다. 물론 포트나이트가 아이들이 가상 제품에 돈을 쓰도록 끌어들이는 유일한 게임은 아니지만, 인기 있고 유해한 게임 중 하나라는 것은 사실이다. 마크의 아버지가 걱정하는 점은 하나 더 있다. "혼내지 않고 게임을 멈추게 할 수가 없어요." 아이에게 비디오 게임을 멈추라고 하거나 소셜 미디어를 그만 보라고 할 때 어려움을 겪고 있다는 부모들의 하소연을 자주 듣는다.

마크가 포트나이트를 그만두는 걸 그토록 어려워하는 것은 우연이 아니다. 우리 대부분이 스마트 디바이스에 마음을 빼앗겨 사로잡혀 지내는 것도 마찬가지다. 기술 기업은 우리가 있기를 바라는 곳에 우리를 묶어둔다. 기업은 우리를 그렇게 머물게 할 도구가 있고, 우리는 그런 기업의 성공을 보장해주는 데 스스로 참여한다. 이 글을 쓰는 지금 '자기 무덤을 판다'라는 상투적인 표현이 떠오른다. 앱과 소셜 미디어 사이트를 구동하는 알고리즘은 온라인에서 보내는 시간을 늘리게 하는 그들의 능력을 지속적으로 키운다. 알고리즘은 '우리를 아는 것'을 기반으로 진화한다. 우리가 더 오래 인터넷에 접속해 있을수록 우리의 더 많은 정보를 알고리즘에 제공하게 된다. 정보를 더 많이 제공할수록 알고리즘은 우리를 더 잘 '알게' 되며 더 효과적으로 사로잡을 수 있게 된다. 어른도 온라인에서 빠져나오는 게 힘든데, 스스로 절제하고 자제하는 게 더 어렵고 판단력도 미성숙한 아이는 어떨지 상상해보라.

기술과 심리학의 결합

점점 정교해지는 기술과 인간 행동에 관한 더 높아진 이해력에 힘입어 오늘날 기술 기업의 마케팅 기법은 역사상 가장 강력하고 효과적인 단계에 와 있다. 오늘날 마케팅의 놀라운 힘은 완벽한 상태로 갑자기 나타난 것이 아니다. 끊임없이 진화하며 수익을 내는 기술과 심리학의 결합으로 한 단계 더 올라간 것뿐이다. 디지털 마케팅은 오로지 물건을 팔겠다는 목적으로 우리의 관심을 끌기 위해 기술의 발전과 인간 심리에 관한 연구를 결합한 광고의 오랜 역사에서 한 발짝 더 나아간 것뿐이다. 기술 기업은 고객의 마음을 확보하고 설득하는 능력을 키우기 위해 심리학자들을 꾸준히 고용한다.[56]

심리학자들이 그동안 인간의 감정, 사고, 행동에 대한 방대하고 다양한 지식을 이런 광고에 적용해왔다는 것은 슬픈 사실이다. 또한 엔지니어들은 광고의 영향을 넓히고, 새롭고 흥미로운 방식으로 광고의 메시지를 전달하는 데 최신 과학을 적용하는 역할을 오랫동안 해왔다.[57] 심리와 기술 과학이 결합해 발전함에 따라 상업주의의 힘과 범위도 확장되고 있으며, 이는 수익을 위해 아이들을 조종하는 관행도 포함됐다. 수십 년간 심리학자들은 기업의 이익 증대만을 위해 발달이론부터 진단법까지 아동심리학의 원리와 활용을 동원해, 기업이 아이들에게 성공적으로 마케팅할 수 있도록 꾸준히 도왔다.

발달심리학은 아이들이 성장하면서 겪는 인지적, 정서적, 사회적 변화를 연구하는 학문으로, 아이들을 보호하고 아이들의 복지를 증진하기 위해 고안되는 모든 종류의 공공 정책에 오랜 시간 기반이 되어왔다. 그렇기 때문에 인류에게 도움이 되는 학문을 연구하는 심리학자 중 일부가 누구에게나 미칠 수 있는 영향력을 기업에 제공하는 것이 나는 몹시 불편하다. 오늘날 발달심리학은 '시장 세분화' 또는 '표적 마케팅'이라고 부르는 광고 산업 기법에 이용되는 또 다른 도구일 뿐이다.[58]

나는 1999년에 한 심리학자 단체에 들어가 심리학자들이 아이들을 표적 삼은 마케터들과 함께 일하는 것이 비윤리적임을 선언하도록 미국심리학회American Psychological Association, APA에 촉구했다. 미국심리학회는 이를 거절했지만 나를 포함한 몇몇 심리학자에게 관련 문제를 조사하고, 보고서를 작성하고, 해결 방안을 제시하는 특별 전

담반을 맡겼다.[59] 이용 가능한 연구를 바탕으로 우리는 8세 미만의 아이들을 대상으로 한 광고와 마케팅 그리고 학교에서 이루어지는 마케팅 제한을 미국심리학회가 지지할 것을 권고했다. 미국심리학회는 우리의 권고 내용을 정책으로 받아들였다.[60]

그로부터 약 20년 후, 나는 다른 심리학자 단체에 합류해 심리학자들이 기술 기업과 협력하는 것이 비윤리적임을 선언하도록 미국심리학회에 이를 촉구하는 편지를 보냈다.[61] 이 단체에 속한 심리학자인 리처드 프리드Richard Freed는 이렇게 설명했다. "기술 산업에 투입한 심리학의 파괴적인 힘은 심리학자와 아동복지사 들이 말하는 심리학의 긍정적인 힘보다 아이들에게 더 큰 영향을 미친다. 간단히 말해 심리학은 아이들을 돕는 것보다 해를 끼치는 게 더 크다."[62] 내가 이 글을 쓰는 시점까지도 미국심리학회는 아무런 조치를 취하지 않은 상태다.

한편, 어린이 대상인 기술과 미디어 세계에서 완전하게 광고가 없는 곳은 거의 없다. 처음 공영 텔레비전과 라디오 방송이 시작됐을 때 방송에는 광고나 마케팅이 포함될 수 없었다. 하지만 시간이 지나면서 공영방송공사Corporation for Public Broadcasting, CPB(미국 공영방송을 지원하는 비영리 기관)에 대한 자금 지원 삭감으로 인해, 공영방송서비스Public Broadcasting Service, PBS(미국 어린이 교육 콘텐츠 방송사)의 프로그램들은 자체적으로 조달되는 자금에 의존해야 했다. 그에 따라 훌륭한 교육 콘텐츠가 포함된 프로그램도 어린이 시청자의 관심을 유지하기 위해 상업적 후원, 브랜드 라이선스, 앱 및 게임에 의존할 수밖에 없게 되었다. 오늘날 디지털 세계에서 아이들이 광고의 표적이 되지 않고 갈 수 있는 곳은 거의 없다. 몇 년 전 시카고에서 열린 클린턴재단 Clinton Foundation 회의에서 어린이를 위한 공공 미디어를 제작하는 경영진조차도 어린이가 텔레비전과 디지털 기기에 노출되는 것을 제한할 필요성이 있다고 공개적으로 입장을 밝히기를 꺼려 했다.

나는 이 회의에 참석하게 된 것이 매우 기뻤다. PBS, CPB, 어린이 콘텐츠를 제작하는 비영리 단체 세서미워크숍Sesame Workshop 등에서 나온 의사 결정자들과 따로 시간을 보내는 일정이 포함되어 있었기 때문이다. 당시 미국소아과학회는 2세 이하 아이에게 '휴대전화나 태블릿 등 전자기기를 쥐여주지 말 것'을 조언했고, 더 나이가 많은 아이에게는 매일 두 시간 이하로 오락 미디어 노출을 제한해야 한다고 제안했다.* 아이들의 최고 이익을 가장 우선순위에 둬야 하는 어린이 공영 미디어 제작자들이 다 같이 부모들에게 미국소아과학회에서 권장하는 내용을 따르도록 권유한다면 얼마나 좋을까? 하지만 그들은 이를 거절했다. 적어도 공개적으로는 의사를 밝히려고 하지 않았다.

회의에 참가한 몇몇 동료들은 스크린 이용 시간에 제한을 둬야 한다는 내 의견에 동의한다며 내게 따로 말했다. 하지만 기업 스폰서와 라이선싱 파트너를 잃을까 봐 부모들에게 그런 메시지를 보내는 위험은 감수하지 못하는 것 같았다. 이는 어린이 상업 미디어 공급자들

* 2013년에 발표된 권유 사항은 그때도 유효했다. Council on Communications and Media, "Children, Adolescents, and the Media," Pediatrics 132, no. 5 (2013), 958-61.

이 내보이는 것과 같은 논리다. 오늘날 어린이를 위한 콘텐츠를 제작하는 공영 미디어는 지원 자금이 부족한 채로 다른 대부분의 상업 미디어보다 더 교육적인 프로그램을 제작한다. 하지만 아이들의 정서적 건강을 희생하는 비즈니스 모델을 통해 자금을 조달한다는 사실은 슬픈 현실이 아닐 수 없다.

마인크래프트 게임

영리 목적의 앱과 비디오 게임의 세계에서 샌드박스 게임인 마인크래프트Minecraft는 어린이들에게 놀랍도록 재미있고, 창의적이며, 교육적인 경험을 제공할 수 있는 기술 잠재력을 증명한다. 기존 비즈니스 모델은 동일한 경험을 악용하고 손상시키는데 말이다. 내가 마인크래프트를 처음 만난 것은 2014년 3월, 기술 관련 위원회에 참석하려고 준비할 때였다. 위원회에는 교실에서 마인크래프트를 사용하는 교사도 있었다. 나는 게임 방식이 무척 마음에 들었다. 6개월 후 마이크로소프트는 25억 달러에 마인크래프트를 인수했다.[63]

마인크래프트에서 내가 가장 마음에 들었던 점은 정해진 게 거의 없다는 특징이었다. 그때의 마인크래프트 게임은 레고처럼 보이는 가상공간에서 플레이어가 전적으로 자기 창의력과 문제 해결 능력에 기대어 생존하는 내용이었다. 혼자 게임을 할 수도 있고, 온라인으로 친구들과 협력하며 게임을 할 수도 있었다. 그때 마인크래프트에도 상업적인 요소는 있었다. 라이선스 제품 종류는 계속 증가했고,[64] 마인크래프트 티셔츠와 레고 세트까지 나왔다.[65] 지금 기준으로는 구식으로 보일 수 있겠지만, 나는 이 게임이 이런 식으로 상업화되는 것이 거슬렸다. 하지만 여전히 게임 자체에는 호기심이 일었다.

마크와 마찬가지로 열 살짜리 헨리도 내게 마이크로소프트가 인수한 마인크래프트가 어떤지 보여줄 생각에 신이 났다. 자기 아빠가 시연을 허락하자 헨리는 더욱 흥분했다. "제가 금지되어 있는 게임 모드를 하나 보여드릴게요." 우리는 멀티플레이어 모드로 접속한 가상 전쟁터로 들어갔다. 블록으로 이루어진 풍경, 아바타, 전부 보통 마인크래프트 게임 장면과 동일했다. 하지만 포트나이트와 굉장히 비슷한 분위기를 볼 수 있었다. 마인크래프트는 가상으로 스킨, 반려동물, 무기 등을 살 수 있게 해, 포트나이트에서 가진 자와 가지지 못한 자를 나누는 계급 제도와 동일했다.[66] 헨리의 아버지와 내가 마인크래프트 이야기를 나누는 동안 헨리는 상대편과 싸우고 주변을 폭파하며 15분간 행복하게 보냈다. 이 버전의 마인크래프트가 더욱 신나는 이유는 건설보다 파괴하는 기회가 더 많아졌기 때문이다. 그래서 평상시에 헨리의 부모는 이 버전으로 게임을 하지 못하게 한다.

마이크로소프트가 마인크래프트를 초상업화한 것은 안타까운 일이지만 예상치 못했던 것은 아니다. 하지만 그렇게 되기 전에 나는 마인크래프트 애호가와 이상한 대화를 나눈 적이 있다. 2014년에 있었던 위원회에서 나는 마인크래프트를 다소 가볍게 다뤘는데, 토론자로 나온 한 교사는 마인크래프트를 극찬했다. 그러면서 자기 딸이 마인크래프트 월드 안에서 어떻게 나무 위에 집을 지었는지 굉장히 열성적으로 설명했다. "우린 뉴욕시에 살거든요. 나무 위에 집을 만들어 본 적이 없는데 마인크래프트에다 만들었단 말이죠." 그는 감격했다. 그의 말에 난 당황했다. "그건 진짜 나무 집이 아니잖아요!" 현실 세계와 가상세계가 혼동된다는 게 걱정스러웠다.

〈뉴욕타임스〉 사설에서 심리학자이자 기술 비평가인 셰리 터클 Sherry Turkle은 기술이 '없는 것보다 나은 것에서, 그 무엇보다 더 나은 것'으로 발전하면서 어떻게 우리의 삶 속에 잠입하는지 설명했다. 그리고 이렇게 덧붙였다. "이러한 기술의 발전은 우리가 인간다운 것이 무엇인지 잊게 되는 과정에서 거치는 관문이다."[67] 터클의 우려는 앱과 비디오 게임을 훨씬 뛰어넘어, 미래학자들이 상상하는 로봇이 인간을 대신해 노인, 어린이, 병약자를 돌보는 보호자 역할을 하는 시대까지 이어진다. 우리가 공감을 모방하는 기계와 실제로 공감하는 인간을 구분하지 못하는 시대 말이다. 내가 미래를 엿볼 수 있었던 순간은 바로 그 교사가 마인크래프트 월드에서 가상으로 나무 위에 집을 짓는 것과 실제로 나무 위에 올라가 나무판에 못질을 하는 경험을 구별하지 못했던, 또는 구분하지 않으려 했던 순간이다. 우리가 기술과 나누는 작용은 흥미롭고, 신나고, 놀랍고, 의미 있고, 재미있을 수 있다. 하지만 터클의 말을 빌리자면, 우리가 기술 산업에서의 움직임을 실제 세상과 주고받는 작용과 동일시하는 것은 잘못된 생각이다.

코로나 팬데믹으로 세상이 뒤집어지자 디지털 기술은 이에 접근할 수 있는 사람들이 자신과 우리 아이들의 신체적, 정신적 건강을 보살피는 데 점점 더 중요한 위치를 차지하게 되었다. 이렇게 기술을 경험하게 되자 (기술 및 미디어 기업이 오랫동안 주장해온 것처럼) 이들 제품이 현대 생활에 필수적이라는 것이 입증된 것 같았다. 이게 맞다면 우리는 기업의 비즈니스 모델을 바꿔야 한다. 공공 서비스 같은 필수 산업과는 다르게 기술 산업은 우리의 관심을 끌기 위해 경쟁하고, 사생활을 침해하며, 피할 수 없는 데이터 맞춤 광고를 우리 앞에 내밀며, 우리의 개인정보를 이용해 수익을 낸다. 빅테크 기업을, 특히 기업이 아이들을 마케팅 목표로 삼는 방식을 규제해야 한다. 현재 우리 앞에 있는 기계와 미래에 나올 기계의 놀라운 지능에 감탄하면서도 인간이 기계와 다른 점을 중요하게 여기고, 우리가 인간이라는 것의 의미를 최대한 누려야 한다.

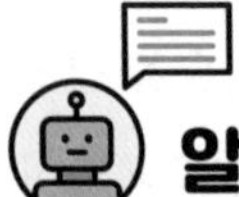

알기 쉽게 설명한 기술 전문 용어

알고리즘Algorithms

프로그래머가 컴퓨터를 위해 작성한 요리법과도 같다. 방정식과 규칙을 모아놓은 것으로, 이를 따르면 컴퓨터는 할당된 작업을 완료하게 된다.

머신 러닝 알고리즘 Machine Learning Algorithms

저장된 데이터 또는 실시간으로 인간과 컴퓨터가 상호작용 하며 추출된 데이터에서 '학습' 규칙을 만들어내 예측하거나 분류한다.

예측하는 알고리즘 Predictive Algorithms

이전에 수집한 데이터를 사용하여 아직 발생하지 않은 일을 예측하기 위해 '학습'하는 머신 러닝 알고리즘이다. 연구에 따르면, 이러한 알고리즘이 미래를 예측하기 위해 발명한 규칙은 종종 표본 데이터에서 편향을 보이기도 한다.

사물 인터넷 Internet of Things (IoT)

장난감, 전자레인지, 진공청소기, 온도 조절 장치, 전동 칫솔 등 인터넷에 연결이 가능한 수십억 개의 스마트 디바이스를 광범위하게 부르는 명칭이다. 이런 장치가 센서에서 얻는 데이터 일부는 장치 소유자에게 유용하게 활용되기도 하지만, 데이터 대부분은 세일스포스Salesforce 같은 클라우드 기반 플랫폼에 업로드되며, 이를 통해 장치 공급 기업이 수익을 얻을 수 있다.

사용자 경험 디자인 User Experience (UX) Design

사용자가 스마트폰, 태블릿, 앱, 웹사이트, 사물 인터넷 장치 등과 같은 쌍방향 교류 제품에 어떻게 행동하고 느끼는지를 살펴 디자인하는 방식을 가리킨다.

설득형 디자인 Persuasive Design

사용자 경험 디자인의 하위 디자인으로, 행동심리학의 원칙에 기반해 사용자가 목표 태도를 취하게 하거나 목표 행동을 수행하도록 설득한다. 이는 특정 사이트에 머물기, 클릭하기, 좋아요 누르기, 핀터레스트에 핀 올리기, 화면 넘기기, 게시물 올리기, 들어

갈 대화방 선택하기, 댓글 달기, 가입하기, 메시지 주고받기, 온라인으로 구매하기 등을 가리킨다.

가변적 보상 일정 Variable Reward Schedules

예측할 수 없는 일정으로 가치가 크게 달라질 수 있는 보상을 제공해 사용자의 목표 행동을 유도하는 흔한 전략을 가리킨다.

행동 맞춤형 광고 Behavioral Advertising

사람들의 온라인 행동에서 수집된 데이터와 유사한 특성이나 행동을 가진 개인의 데이터를 기반으로 만든 광고를 말한다. 데이터 기반 광고라고도 한다.

내그웨어Nagware

팝업 광고로, 종종 '무료' 앱에 삽입되어 사용자에게 앱을 업그레이드하거나 앱의 프리미엄 버전을 구입하도록 권한다. 앱이 열릴 때 종종 나타나며 일정 시간이 지난 후 다시 '팝업' 할 수 있다.

푸시 알림 Push Notifications

디바이스를 사용하는 것을 장려하고 더 오래 사용하도록 설계된 알림이다. 푸시 알림 유형에는 소셜 미디어에서 '친구'가 무엇을 하는지 말해주는 알림, 내가 올린 게시물이 획득한 '좋아요' 알림, 특정 앱의 업데이트 알림 등이 있다.

무한 스크롤 Infinite Scroll

사용자가 페이지를 아래로 스크롤할 때 콘텐츠를 계속 올려, 그 페이지에 머무는 시간을 연장하는 디자인 기법이다.

03

기업은 브랜드를 어떻게 지속시키는가

이 세상의 그 어떤 아이라도 해적을 생각할 때…
디즈니 해적을 떠올리기를 바란다.

- 밥 아이거Bob Iger, 월트디즈니컴퍼니Walt Disney Company
전 최고경영자이자 현 이사장

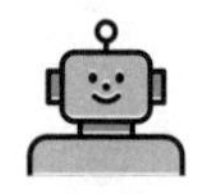

토이저러스의 파산

나는 사람들이 띄엄띄엄 들어와 있는 샌프란시스코 재즈 센터San Francisco Jazz Center의 최신식 강당에 앉아 있었다. '끊임없이 변화하고 때로는 도전적인 산업의 미래를 형성하는 사상가들의 격년 모임'인 장난감 산업 콘퍼런스, 플레이콘 2018 PlayCon 2018에 참석한 것이다.[1] 도전적이라는 말은 맞다. 미국 장난감 매출의 15~20퍼센트를 차지하는[2] 대형 장난감 체인점인 토이저러스Toys "R" Us가 두 달 전 파산 신청을 하고, 영업 종료를 준비 중이었다. 전성기에 토이저러스는 미국에서만 900곳의 매장을 운영하기도 했다. 토이저러스의 기린 마스코트 제프리Geoffrey는 시리얼 브랜드 켈로그Kellogg's의 호랑이 마스코트 토니Tony만큼 유명했다.[3] 거대 장난감 유통망이 보여주는 파산의 여파는 콘퍼런스 과정에서도 확연하게 드러났다. 그날의 일정은 "파산 회복과 산업 붕괴"를 주제로 한 공개 토론으로 시작됐다.

플레이콘 참석자 중에는 세계에서 가장 큰 장난감 재벌 기업인 해즈브로와 마텔의 임원도 있었는데, 두 사람은 막대한 손실을 보게 된 이유가 토이저러스에 있다고 보았다.[4] 그 결과로 마텔은 전 세계 자사 비제조업 근로자 중 22퍼센트에 해당하는 2200명을 해고해야 했다. 플레이콘에 참석하지는 않았지만, 레고는 14년 만에 처음으로 매출

하락을 보였다. 특히 북미 지역에서 손실이 컸던 레고는 일자리의 8퍼센트를 없앴다.[5]

토이저러스의 몰락으로 장난감 제조업체가 적어도 일시적인 피해를 보았다는 데에는 의심의 여지가 없다. 크고 작은 제조업체 대부분이 매출의 상당 부분을 토이저러스 유통망에 의존했기 때문이다. 퇴직금도 없이 해고된 3만 명 이상의 근로자와 그 가족에게는 크나큰 비극이었다.[6] (몇 달간의 시위 끝에 해고자 전부는 아니지만 일부는 보상을 받았다)[7] 마지막으로 남은 또 다른 장난감 대형 유통망의 흥망성쇠는 중요하지 않은 것으로 보일 수 있지만, 플레이콘에서 장난감 기술 기업 경영진의 발표를 들으며 나는 줄곧 토이저러스를 떠올렸다. 토이저러스가 고안한 매우 효과적인 마케팅 전략은 오늘날 어린이를 타깃으로 하는 기업의 기반이 되었다. 토이저러스의 전성기에 한 시장 연구원은 일간지 〈월스트리트저널〉에서 이렇게 말했다. "토이저러스의 강점은 상품이 아니라 상품을 판매하는 방식입니다."[8]

토이저러스는 2018년에 파산했지만 완전히 사라지지는 않았다. 2022년에 메이시스 백화점 매장 안에 다시 문을 열었고, 메이시스와의 계약 덕분에 온라인 시장에도 진출하게 되었다.[9] 하지만 토이저러스의 부활 소식에 난 들뜨지 않았다. 토이저러스는 아이들에게 매장을 재미로 가득한 아동 친화적인 곳으로 과하고 화려하게 광고하여, 가족의 필수 행선지로 자사 매장을 포지셔닝했다. 1982년 토이저러스의 마케팅 목표는 아이들의 정체성에 자사 브랜드를 심는 것이었다. 그해 토이저러스는 '소매 역사상 가장 상징적이고 오래 기억되는',[10] '한 세대 어린이들의 머릿속에 꽂힌',[11] CM송을 부르는 귀여운 아이들이 등장하는 첫 광고를 선보였다. 1980년대 말에 나는 아이가 아니라 부모였지만, 30년이 훨씬 지나 이 글을 쓰는 순간에도 그 노래를 머릿속에서 떨쳐낼 수 없다. 첫 가사는 이렇다. "난 자라기 싫어요. 난 토이저러스 키드예요…." 이 CM송을 만든 광고 회사가 여덟 줄밖에 안 되는 가사에 '토이저러스 키드'라는 문구를 다섯 번이나 넣었다는 것이 놀랍다. 그 모든 게 너무 재미있어 보였기 때문에 지금도 객관적 시각으로 가사를 비판하기가 힘들 정도다. 하지만 유일한 목적이 수익 창출인 장난감 매장과 뗄 수 없는 관계를 맺으라고 설득하는 내용에 우리는 윤리적인 문제를 제기해야 한다.

토이저러스 파산에 대한 뉴스 보도와 분석은 대부분 세계 최고의 장난감 판매업체가 첫 영업부터 50년 동안 놀라운 성공을 거둔 것을 극찬하고, 그런데 왜 실패했는지 추측하는 데 초점을 두었다. 비난의 화살은 아이들이 스크린 앞에서 보내는 시간, 월마트, 아마존, 마케팅 대상으로 설정한 타깃, 사모펀드 기업(비공개로 소수 투자자의 자금을 모아 주식이나 채권에 투자하는 펀드를 운용하는 기업 – 옮긴이), 그리고 희한하게도 밀레니엄 세대(X세대와 Z세대 사이의 세대로 Y세대라고 불리기도 하며, 넓게는 1980년대 초~1990년대 말에 태어난 세대를 가리킨다. – 옮긴이) 부모를 향했다.[12] 토이저러스는 맥도날드와 어깨를 나란히 하는, '미국을 대표하는 기업'이란 타이틀을 얻고 있었다.[13]

명확한 것은 토이저러스의 놀라운 성공과 궁극적인 실패로 아이들이 영향을 받았는지, 받았다면 어떤 영향을 받았는지에 대한 논의가 다뤄지지 않았다는 점이다. 아이들이 필요로 하는 것이 무엇인지 또는 아이들에게 가장 좋은 것은 무엇인지를 알아야 하는데도 말이다. 마찬가지로 정크푸드를 소비해야 수익이 증가하는 패스트푸드 식당이 주는 이점을 파악하기 어려운 것처럼 대형 장난감 유통점이 주는 이점이 무엇인지도 이해하기 어렵다. 토이저러스는 아이들이 정크 장난감을 파는 곳에서 쇼핑하는 짜릿함에 빠지도록 수백만 달러를 마케팅에 지출한다. 또한 특정 제품을 아이들에게 홍보하지 않았다. 대신 장난감 제조 기업은 자사 제품이 토이저러스에서 판매된다는 점을 광고에 덧붙여야 했다.[14] 토이저러스에서도 미술용품, 퍼즐, 블록, 정해진 형식이 없는 쌓기 놀이 장난감 등 아이들에게 도움이 된다고 증명된 놀거리를 팔기는 했다. 하지만 매장을 장악하는 장난감들은 대부분 홍보가 많이 된 것들이었다. 이 장난감들은 13세 이상 관람가 영화에 등장하는 액션 피규어처럼 폭력을 미화하거나, 바비Barbies, 브랏츠Bratz(MGA엔터테인먼트에서 생산하는 패션 인형으로 진한 화장과 화려한 의상이 특징이다. – 옮긴이), 몬스터 하이Monster High(마텔사에서 내놓은 패션 인형으로 다양한 몬스터를 표현했다. – 옮긴이) 인형처럼 성적인 연상을 일으키거나, 미디어에 등장하는 캐릭터와 연결된 수많은 장난감으로 이미 특징이 정해져 있었다. 이것들은 자동으로 말하고, 소리 내고, 움직이는 기능이 있어 아이들이 장난감을 가지고 할 수 있는 것은 버튼을 누르는 행동으로 제한되어 창의적인 놀이를 저해하는 경향이 있다. 토이저러스는 고객이 무엇을 구입하는지는 상관하지 않았다. 아이들에게 뭐가 됐든 무언가를 사는 것이 행복의 열쇠가 된다는 믿음을 심어주는 것을 목표로 갈망과 욕망을 마케팅했다.

토이저러스가 미국을 대표하는 기업이 됐을지는 몰라도 맥도날드처럼 과소비 성향의 상징이 되었다. 토이저러스의 능수능란한 마케팅은 아이가 부모를 졸라 충동 구매로 이어지도록, 3만 개 이상의 장난감으로 가득 채운 자사 매장으로 아이들을 끌어들이는 데 활용되었다. 이 역할을 너무나도 잘 해내는 토이저러스를 보고 플로리다주의 한 신문은 토이저러스에서 물건을 잔뜩 들고 나오는 부모 그림에 '파산나버러스Broke 'R' Us'라는 설명을 단 풍자 만화를 싣기도 했다.[15]

몇몇 매장에서는 어린이를 대상으로 매년 여름 약 6주간, 일주일에 세 번, 오후에 무료 수업을 열기도 했다. 판매 중인 장난감 사이에서 진행되는 이 수업에는 미술 활동, 비눗방울 불기 같은 프로그램도 있었지만 매장 둘러보기도 있었다. 긴 여름방학 동안 아이들에게 할 거리를 주어야 하는 부모에게, 특히 보육 시설이나 방학 캠프 비용이 부담되는 부모에게, 이 무료 수업은 상당히 괜찮은 대안으로 보였을 것이다. 그러나 사실상 완전히 무료는 아니었다. 하루 두 시간을 장난감 가게에서 보낸 어린아이들이 부모에게 뭐 하나 사달라고 조르지 않는다는 건 말도 안 되는 일이다. 이는 주류 판매점에 갇힌 알코올 중독자가 술을 마시지 않거나 카지노에 들어간 도박 중독자가 도박 게임기 앞에 앉지 않는 것과 마찬가지다. 6주간 꾸준히 토이저러스 여름방학 수업에 다섯 살과 두 살 자매를 보낸 한 어머니는 〈워싱턴포스트〉에 이렇게 말했다. "아무것도 사지 않고 그냥 나온 적은 단 두 번뿐이었어요."[16]

내가 본 상업주의에 대한 최고의 정의는 광고학 교수 제임스 트위첼James Twitchell이 제시한 것이다. 그는 광고와 상업 문화에 대해 광범위하게 저술했는데, 비평적인 관점은 다소 부족했다. 트위첼에 따르면 상업주의는 상품화와 마케팅으로 구성되는데, 전자는 '어떤 대상에 다른 가치는 다 없애고 다른 사람에게 팔 수 있는 가치만 남기는 것'이며, 후자는 '그 대상을 교환 네트워크 안에 넣는데, 교환 중 일부 경우에는 돈이 관련되는 것'이라고 정의했다.[17]

트위첼은 우리에게 판매되는 물건만을 말했다. 하지만 마케팅에서는 아이들 역시 소유의 대상으로 본다. 어쩌면 평생 소유할 대상으로 말이다. 아이를 대상화한 전형적인 예로, 1990년대에 어린이용품 전문 판매점인 키저러스Kids "R" Us의 대표 마이크 설Mike Searle이 한 말이 있다. "어린이 고객을 어릴 때 소유할 수 있다면 앞으로 수년간 이 아이를 소유하게 되겠지요…. 기업에서는 이렇게 말합니다. '아이들을 어릴 때, 더 어릴 때부터 소유하고 싶어요.'"[18]

토이저러스를 대체해 어린이 시장에 진입한 디지털 마케터들도 어린이를 '소유'하고 싶어 하며 이를 위해 활용하는 도구들은 한층 더 효과적임을, 나는 이 플레이콘에서 상기할 수 있었다.

브랜드 부족

나는 시장조사 기업인 트렌드헌터Trend Hunter의 최고 인사이트 책임자 아르미다 아스카노Armida Ascano가 "Z세대: 무엇이 청년 세대를 자극하는가"라는 제목으로 강연하는 것을 들었다. 비영리 NGO 기관인 퓨 자선신탁Pew Charitable Trusts에 따르면, Z세대는 (퓨 자선신탁에서는 포스트 밀레니얼 세대라고 부른다) 1997년 즈음에 태어났다.[19] 강연 제목에도 불구하고 아스카노는 Z세대를 '한 세대'로 여기지 않고, 부족으로 이루어진 집단으로 보았다. 아스카노는 청중이 이 말을 곱씹을 수 있도록 잠시 말을 멈췄다.

부족은 원래 '같은 언어, 관습, 신념을 공유하는 여러 가족, 씨족 또는 세대로 구성된' 사회 집단[20]이라는 의미를 지닌다. 부족은 구성원들이 서로와 그들의 지도자와 깊은 정서적, 가족적, 영적 유대를 맺으며, 집단을 하나로 묶어주는 신념과 가치를 공유하는 특징이 있다. 부족은 또한 긍정적인 영향과 부정적인 영향을 미칠 수 있다. 부족은 구성원에게 안정감과 소속감을 제공할 수 있다. 하지만 다른 한편으로는 정치적, 사회적으로 분열될 수 있고 편협해질 수 있다.

내가 플레이콘에 참석했을 무렵, 심하게 분열된 미국을 비난하는 평론가들 때문에 부족과 부족주의는 많은 관심을 끌었다. 예일대학교 법학 교수 에이미 추아Amy Chua는 같은 해 출간한《정치적 부족주의》에서 이렇게 논평했다. "좌파는 우익 부족주의, 즉 편견과 인종차별이 이 나라를 분열시킨다고 믿는다. 우파는 좌익 부족주의, 즉 정체성 정치, 정치적 올바름(PC운동이라고도 하며 인종, 성별, 종교, 성적 지향, 장애, 직업 등과 관련해 소수 약자에 대한 편견이 섞인 표현을 쓰지 말자는 것 – 옮긴이)이 이 나라를 분열시킨다고 믿는다. 둘 다 옳다."[21]

나는 수년간 광고 콘퍼런스에 참석하고 어린이 대상 마케팅에 초점을 맞춘 상업 서적을 읽었는데, 여기서 마케터들의 핵심 질문은 '어떤 흐름이나 사회 현상이 수익화될 수 있는지', 된다면 '어느 정도로 수익을 낼 수 있는지'라는 결론에 도달했다. 그들은 아이들에게 또는 그 누구에게라도 어떤 흐름이 좋은지, 나쁜지를 전혀 신경 쓰지 않았다. 부족이 현대 사회에 미치는 영향에 관해 몇 가지 중요한 논의는 할 수 있다. 하지만 아스카노가 부족 얘기를 꺼낸 것은 이 때문이 아니다. 아스카노는 "부족은 목표나 명분을 중심으로 조직될 수 있으나, 이 자리에 모인 우리 입장에서 최상의 시나리오는 Z세대 구성원들이 브랜드를 중심으로 모인 부족에 합류하는 것"이라고 말했다.[22]

〈런던타임스〉에 따르면, 오늘날 '십 대 부족'은 그들이 상세하게 설정한 외모로 구별할 수 있다. 하지만 이는 새로운 게 아니다. 물건, 특히 의상은 자기가 속한 집단을 나타내는 데 오래전부터 사용됐다. 1920년대 말, '플래퍼Flapper(왈가닥 또는 말괄량이라는 뜻 – 옮긴이)'라고 불리던 신여성은 선이 낙낙하게 떨어지는 슈미즈 드레스를 입었다. 1940년대와 1950년대 초, 팝 음악을 즐겨 듣던 소녀들은 둥그렇게 펼칠 수 있는 서클 스커트와 짧은 흰 양말을 신었고, 이들은 '보비 삭서스Bobby-Soxers'(목이 짧은 양말을 신은 사람 – 옮긴이)라고 불렸다. 내가 고등학생이었던 1960년대에는 여학생 동아리에 속하거나 속하고 싶은 소녀들은 둥근 피터 팬 칼라의 블라우스에 금색 원 브로치를 달고 다녔다. 반항의 명분이 있든 없든 반항아들은 달라붙는 청바지와 흰 티셔츠를 입었다.

〈런던타임스〉에서 정의한 부족에는 '이피플e-people'이라는 명칭도 있다. ('e'는 전자, 전기를 뜻하는 'electronic'을 가리킨다)[23] 이피플은 '비디오 게임과 일본 만화를 좋아하며, 온라인에서 살다시피' 한다. 이들은 주로 모자가 달린 후드, 헐렁한 옷, 긴 소매 목폴라 위에 짧은 소매 상의를 입고, 청바지에는 체인을 건다. 이걸e-girl은 머리카락을 양 갈래로 따거나 묶고, 이마에는 앞머리 두 가닥을 내려 밝은 색으로 염색한다. 두껍게 아이라인을 그리고, 짙은 색 립스틱을 바르며, 눈 아래쪽에 작은 그림(하트 모양일 때가 많다)을 그리는 식으로 화장한다. 이보이e-boy는 머리카락이 긴 편이며, 앞머리를 옆쪽으로 길게 내리고, 손톱에 칠한 검정 매니큐어는 군데군데 벗겨져 있다.

이런 무리는 옷과 액세서리를 활용함으로써 자신들을 다른 이들과 구별하고, 내부자와 외부자를 갈라놓는다. 하지만 소속감을 물건으로 표현하는 것은 특정한 가치, 습관 등을 가진 특정 집단에 속해 있음을 알리는 수단일 뿐이다. 한 브랜드에 전념하는 부족에게 제품은 사실상 지도자 역할을 하고, 부족의 구성원들은 수익을 창출하는 수단이 된다. 이들은 브랜드에 충성하는 고객일 뿐만 아니라 '공유', '좋아요', '댓글'로 이루어진 디지털 시대에 무보수로 많은 일을 하는 판매자 역할도 한다.

마케터들은 고객이 자사 제품을 사라고 자기 친구들을 부추기게끔

하려고 오랫동안 노력해왔다. SNS가 없던 시절에는 아이들 사이에서 '쿨'하다고 인정받는 아이에게 CD 같은 무료 샘플을 나눠주기도 했다. 입소문 마케팅이나 주변 사람에게 소개하는 마케팅은 광고주에게 늘 중요한 수단이 되어왔다. SNS로는 입소문 마케팅이 훨씬 강력하게 이루어진다. 예를 들어, 맥도날드는 페이스북과 인스타그램에서 수백만 명의 팔로워를 가지고 있다. 누군가 맥도날드 포스트에 '좋아요'를 누를 때마다 그 사람의 네트워크에 있는 모든 이에게 이 패스트푸드 대기업의 미니 광고가 뜨는 셈이다.

디지털 이전 시대에 의류와 액세서리를 판매하던 기업은 여러 집단이 형성한 유대감으로 자신의 브랜드를 더 알릴 기회를 원했을 것이다. 하지만 당시에는 그렇게 할 수단이 없었다. 지금은 인터넷과 특히 소셜 미디어 덕에 브랜드를 더 잘 알릴 수 있다. 그들은 고객과 잠재적 고객의 개인정보를 수집하고 분석해 홍보 메시지를 다듬는다. 또한 고객과의 온라인 교류를 활성화하고, 고객끼리 서로 연결되는 것을 장려한다.

영국 마케팅 기업인 비비드 브랜드Vivid Brand에 따르면, 브랜드 부족은 "비슷한 소비 가치와 사용을 통해 정서적으로 연결된 사람들의 모임으로, 제품과 서비스의 사회적 '연결 가치Linking Value'를 활용해 공동체를 형성하고 개성을 드러낸다."[24] 브랜드를 지향하는 부족 구성원들은 하나의 제품이나 제품군을 위해 공동으로 헌신하고, 이런 활동을 통해 자신들의 정체성을 이끌어내며, 정서적으로 서로 연결된다.

마케팅 전문가들은 기업에 이렇게 조언한다. "제품을 따르는 부족 구성원들이 공유하는 특성을 발견하고, 그 구성원들이 겪는 변화와 문제를 논의하고, 부족 구성원 간에 유대를 강화하고, 브랜드 열정을 부추길 스토리를 만들어내라. 그 대가로 부족 구성원들은 메시지를 퍼뜨리고, 제품을 적극적으로 알리고, 브랜드를 확장하는 데 도움을 줄 것이다."[25] 쉽게 말하자면 소셜 네트워크 시대에 브랜드를 열성적으로 따르는 부족 구성원들은 기업에 엄청난 양의 마케팅을 무료로 해주기 때문에 그만큼 소중하다는 뜻이다. 부족을 육성하려는 브랜드는 구성원들의 개인정보를 수집해서 이들의 취약점을 대변해주고, 그들이 정서적으로 몰입할 수 있는 맞춤 콘텐츠를 제공할 수 있어야 한다는 말이다.

기업이 어떤 무리에 속하려 하는 아이들의 인간적인 욕구를 이용하는 것이 무척 걱정스럽다. 이는 구성원의 행복보다 구성원을 활용해 개인적인 이득을 얻는 것이 더 우선인 집단을 우려하는 마음과 같다.

브랜드 충성도

브랜드 부족을 만들라는 과제는 아스카노가 전하는 메시지의 한 요소일 뿐이다. 아스카노는 잠재 고객의 정서적 취약성을 파악한 후 그들이 브랜드를 구매한다면 취약성이 완화될 것이라고 설득해야 한다고 기업에 말한다. 아스카노는 소속감을 원하는 Z세대의 욕구는 정체성을 찾으려는 표현에서 비롯되며, Z세대에게 정체성은 유동적이라고 설명한다. "Z세대는 사회가 답할 수 없는 많은 질문을 하는데, 브랜드는 '어려운 주제'에 대신 태클을 걸어서 Z세대의 건강한 성장과 발달을 '지지해줘야' 한다." 아스카노는 자기가 가장 좋아하는 2017년에 나온 광고를 보여주었다. 유니레버Unilever의 남성 화장품 브랜드 엑스Axe 광고다. 이 광고는 보는 사람에게 감동을 줘서 엑스를 인종과 젠더 편견을 '일깨우는' 브랜드로 포지셔닝해준다. 다양한 외모의 젊고 매력적인 남성이 연달아 나오며 "핑크색 옷을 입어도 될까요?", "다른 남자랑 해봐도 될까요?"와 같은 질문을 던진다.

이 광고는 노골적으로 여성을 성적 대상화한 적이 있는 엑스의 이전 광고들을 아이러니하게 비틀어버린다.[26] 이제 엑스는 '선'을 추구하는 포지션으로 광고 방향을 바꾸었다. 사회는 젊은 남성들의 기대에 미치지 못하고 있으며 부모, 연대 단체, 종교 및 교육 기관, 시민 및 사회 단체가 아닌 엑스 같은 브랜드가 그들의 어려운 질문에 답을 제공하고, 진심으로 그들의 이익을 위한다는 메시지를 광고에 깔고 있다.

아스카노가 브랜드 부족과 이 특정한 엑스 광고의 의미를 기념하는 것을 보며, 나는 아스카노의 발표가 더 광범위한 문제를 상징한다고 생각했다. 부족 관련 발표에서 그는 '명분'과 '브랜드'라는 용어를 결합했다. 하지만 이 두 단어는 같은 의미를 가리키지 않는다. 전자는 이상이나 통합된 원칙을 기반으로 한 개념이다. 후자는 하나의 상품을 다른 유사한 상품과 구별해주는 일련의 특성을 일깨우는 마케팅 용어다. 수익을 창출하는 것이 1차 목표인 기업과 공익을 증진하는 것이 1차 목표인 기업이 다를 게 없다는 잘못된 생각은 사회에서 탐욕을 키워도 된다는 빌미를 제공한다.

1970년대에 심리학자 유리 브론펜브레너Urie Bronfenbrenner는 아이들과 상관없는 것처럼 보이지만 실제 아이들이 속해 있는 경제적, 문화적, 종교적, 정치적 제도를 아이들에게 영향을 미치는 영역에 포함함으로써 우리의 이해를 확장시켰다.[27] 아이들이 받는 영향을 가장 명백하게 보여주는 예는 끔찍하다. 경기 침체로 실업률이 상승한 2008년, 미국에서는 이미 빈곤층에 속한 어린이 1300만 명에 2백만 명이 추가됐다.[28] 비용 절감을 위해 수원지를 플린트강으로 바꾼 미시간주의 결정으로 수많은 어린이가 납에 노출되었다.[29] 전 세계에서 일어난 폭력적인 정치적 또는 종교적 갈등으로 아이들은 집을 잃거나, 고아가 되거나, 목숨을 잃었다.

아이들에게 영향을 미치는 모든 사회적 사건과 변화가 신문 앞면을 장식할 만큼 극적인 것은 아니다. 디지털 혁명 같은 몇몇 변화는 단순한 즐길 거리나 편리한 기능 또는 '진보'라는 양날의 칼로 가장해 몰래 다가온다. 어린이들의 삶에 상업주의를 확산시키는 일부 변화는 부적절한 기업 규제와 태블릿, 스마트폰, 인공지능, 웨어러블 기기 등 디지털 기술 발전이 혼재하며 생기는 결과다.

오늘날 마케팅의 언어, 가치, 전략은 우리의 사회적, 정신적, 개인적인 삶에 스며든다. 가장 당연하게 드러나는 예는 브랜딩이라는 개념이다. 브랜딩은 평판과 비슷하게 쓰이기도 하지만 두 개념의 의미는 다르며, 개념 간의 차이는 중요하다. 브랜딩은 기업이 소비자에게 자신을 어떻게 소개하고, 경쟁사와 어떻게 차별화할지 선택하는 마케팅 용어다. 브랜딩은 스스로 부여한 이미지를 기반으로 두며, 브랜딩되는 주체가 실제로 무엇을 하는지 현실을 정확하게 아우를 수도, 아우르지 않을 수도 있다. 평판은 개인 또는 조직의 행동과 이러한 행동을 봐왔던 사람들이 그것을 어떻게 인식하는지에 근거한다. 한 마케팅 담당자가 말했듯 "좋은 브랜드 이미지는 똑똑한 광고로 만들어질 수 있지만, 좋은 평판은 광고로 얻을 수 없다."[30]

브랜딩의 과정과 기법은 이미지에만 초점을 맞춘다. 브랜딩의 목표는 잠재 고객과 정서적인 유대를 형성하고, 이 유대를 마케터의 궁극적 목표인 브랜드 충성도로 서서히 변화시키는 것이다.[31] 브랜드 충성도는 기업이 아이들을 대상으로 마케팅하는 주된 이유로, 평생 지속될 수 있고, 충성 고객은 자기가 선택한 브랜드를 쉽게 놓지 않는다.[32] 기업이 어린이를 대상으로 어떻게, 왜 마케팅해야 하는지 광범위하게 글을 쓴 심리학자 제임스 맥닐James McNeal은 2000년에 평생 브랜드 충성 고객이 개인 소매업자에게 10만 달러(약 1억 3천만 원)의 가치가 있다고 추정했다.[33] (2022년에는 증가한 인플레이션, 수명, 요람에서 무덤까지 이어지는 브랜드 로열티 탓으로 164,760달러가 되었다)

블라인드 테스트 결과를 보면, 사람들이 제품의 브랜드를 모를 때에는 품질이 더 나은 제품을 선호하는 것을 알 수 있다. 하지만 아는 브랜드를 가지고 테스트를 하면 품질은 기준이 되지 않는다. 브랜드는 매우 강력해서 우리의 감각을 밀어내기까지 한다. 유치원생들은 맥도날드 포장지로 싼 음식이 상표를 알지 못하는 포장지로 싼 같은 음식보다 맛있다고 답했다. 전부 같은 곳에서 만든 음식이었는데 말이다.[34] 슈렉, 스쿠비 두, 스파이더맨 같은 라이선스를 받은 캐릭터 상표가 붙은 음식도 마찬가지다.[35] 브랜드 충성도가 높은 고객은 여러 상품을 비교하며 구매를 결정하지 않는다. 이들은 쓰던 브랜드에서 품질이 나은 브랜드로 바꾸는 일이 없으며, 선호하는 브랜드에 가격 변동 같은 변화가 생겨도 잘 알아차리지 못한다.[36]

전폭적 충성도를 만드는 브랜딩

브랜드 충성도가 높아질수록 고객은 제품 가격 변화에도 덜 민감해진다. 또한 다른 기업이 후원하는 경쟁 판촉에 덜 주목하거나 영향을 덜 받는다.[37] 브랜드 충성도는 기업이 큰 불평을 듣지 않고도 제품 가격을 올릴 수 있게 해주고, 마케팅 비용도 절감할 수 있게 해준다. 브랜드 충성도는 본래의 브랜드 구매 이유가 더 이상 유효하지 않아도, 다른 기업에서 생산하는 같은 종류의 제품을 사는 것이 더 이득이라고 해도, 기존 고객이 계속해서 해당 브랜드를 구매하는 것을 의미한다. 브랜드 충성도는 기업에는 이익이 되지만 고객에게는 반드시 좋은 것은 아니다.

2016년 1월, 당시 공화당 대통령 후보였던 도널드 트럼프는 "나는 거리에서 사람에게 총을 쏴도 지지를 잃지 않을 것이다."[38]라는 말을 했다. 이에 마케팅계와 정치계는 혼란에 휩싸였다. 많은 사람이 정치적 성향에 상관없이 이 말에 경악했다. 그러나 정치인인 동시에 완벽한 마케터이자 한 브랜드인 트럼프는 단지 브랜드에 충성하는 고객에게 매우 평범한 지혜를 적용했을 뿐이다. 충성도 높은 고객은 가격이나 품질 변화에 상관없이 브랜드를 고수한다는 진리 말이다. 기업이 자신과 제품에 대해 우리에게 얘기해주는 내용은 브랜드의 기반이 되며, 이런 이야기는 어디서든 접할 수 있다. 디지털화된 현대 세상에서 우리는 마케팅 메시지를 찾으러 나설 필요가 없다. 메시지가 우리를 발견할 테니 말이다. 노력이 필요한 부분은 기업이 하는 행동에서 사실을 찾는 것이다.

예를 들어, 헌신적으로 충성하는 고객과 기업이 소비자와 맺는 감정적인 관계 때문에 마케팅 담당자들 사이에서 존경받는 애플은 〈포브스〉가 선정하는 브랜드 가치 순위에서 2010년부터 매년 1위를 차지해왔다.[39] 1984년 1월, 애플은 미국 프로미식축구 챔피언 결정전인 슈퍼볼Super Bowl 경기 방영 때 상징적인 텔레비전 광고를 개시했다.[40] 광고 배경은 조지 오웰의 《1984》를 연상시키는 암울하고 독재적인 모습인데, 이 암울한 회색 세계에서 유일하게 컬러로 보이는 여성이 스크린에 나타난 이미지를 향해 망치를 던졌다. 그럼으로써 이 세계는 방해받고 짐작건대 파괴됐다. 여성이 파괴한 화면은 밝은 빛을 내며 폭발하고, 우리는 다음과 같은 말을 보고 들었다. "1984년 1월 24일, 애플 컴퓨터는 매킨토시를 출시합니다. 여러분은 왜 1984

년이 소설 1984년처럼 되지 않는지 알게 될 것입니다." 이것은 이후 수십 년간 애플을 반권위주의, 친자유주의, 친민주주의, 반순응주의로 포지셔닝하는 마케팅 궤적의 시작을 알리는 광고였다.

2015년, 애플 CEO 팀 쿡Tim Cook은 미국공영라디오National Public Radio에서 사생활 보호 관련 질문을 받았을 때, 이 브랜딩을 강조했다. 그는 사생활을 '기본적인 인권'이라고 묘사했고,[41] 애플은 다른 기술 기업보다 고객을 더 보호한다고 주장했다. 그러나 2017년에 애플은 아이클라우드iCloud를 사용하는 모든 중국 시민이 저장해놓은 연락처, 사진, 텍스트 파일, 일정을 포함한 데이터에 중국 정부가 접근할 수 있도록 허용하기 시작했다.[42] 4년 후 〈뉴욕타임스〉는 인권운동 단체인 국제앰네스티의 동아시아 지역 사무소장 니콜라스 베클린Nicholas Bequelin의 말을 인용했다. "애플은 정부가 통제하는 인터넷을 소개하는 검열 기계의 톱니바퀴다." 베클린은 이어 "중국 정부의 행태를 보면 애플이 어떤 저항도 하지 않은 것을 알 수 있다. 애플이 그토록 대단하게 여긴다고 주장한 원칙을 지지한 역사는 없다."라고 말했다.[43]

애플은 자사의 브랜딩과 다른 행동을 보이는 기업의 한 예에 불과하다. 기업 대부분의 주요 목표가 민주주의나 행복을 증진하는 게 아니라 주주를 위해 돈을 버는 것임을 고려한다면, 기분은 상하지만 기업의 위선을 예상하지 못했다고 할 수는 없다. 사실 기업에 가장 좋은 것, 즉 이윤은 인류에게 가장 좋은 것과는 상충하기 때문에 우리는 기업의 행동을 저지시켜줄 시민 사회에 의존할 수밖에 없다. 그러나 인간과 지구의 안녕을 보장하고, 더 나아가 개선하는 것이 임무인 시민 제도와 상업 세계 사이의 경계는 매우 흐려졌다. 1980년대부터 미국 정부는 기업 규제를 대폭 줄이고, 기업 행태를 감독하는 역할을 기업이 자체적으로 하도록 맡겼다. 오늘날 기업은 개인 시민의 많은 권리와 특권을 누리는 반면에, 개인은 브랜딩을 포함한 기업의 행태와 가치를 으레 정상적인 것으로 또는 심지어 칭찬할 만한 것으로 받아들인다.

상업적 가치가 아이들의 환경을 지배할 때 아이들은 이타주의, 관용, 비순응, 비판적 사고와 같은 인간의 최고 가치에 노출될 기회를 놓치게 된다. 이미지를 만들고 마케팅하는 브랜딩은 이제 상업 분야에 국한하지 않고 일상의 일부가 되었다. 이런 사회에서 아이들은 마케팅의 직접적인 대상이 되지는 않더라도 정부, 종교, 교육, 자신들마저 포함한 모든 것이 판매 대상이 될 수 있다는 냉소적인 메시지를 흡수한다. 나는 이런 현상을 '낙수 효과 브랜딩Trickle-Down Branding'이라고 부른다.

예를 들어, 미국 대통령들은 50년 넘게 마케터, 광고 대행사와 일해왔다. 린든 존슨Lyndon Johnson부터 로널드 레이건Ronald Reagan, 조지 부시George Bush 부자, 빌 클린턴Bill Clinton에 이르기까지 대선 후보들은 유권자들의 감정에 호소하는 전략에 집중함으로써 후보들 사이의 문제와 정책 차이를 은유적으로 다루었던 선거 광고의 전통을 뒤집었다.[44]

미국 대통령, 브랜드, 마케터 사이의 경계가 더욱 모호해진 것은

2008년이 되면서다. 2008년은 광고 전문지 〈애드버타이징 에이지Advertising Age〉에서 대선 후보 버락 오바마Barack Obama를 올해의 마케터로 선정한 해다.[45] 글로벌 마케팅 대행사 디디비월드와이드DDB Worldwide의 명예 회장 키스 라인하르트Keith Reinhard는 이렇게 말했다. "오바마는 우리가 브랜드에서 원하는 세 가지를 모두 갖추고 있다. 새롭고, 다르고, 매력적이다. 더할 나위 없이 좋다."[46]

그로부터 2년 뒤인 2010년, 당시 플로리다애틀랜틱대학교 행정학 박사과정 학생이었던 스테이시 자바타로Staci Zavattaro는 대통령 브랜딩이 우려되는 세 가지 이유를 학술지 〈행정이론과 실천〉에 상세히 실었다.

> "첫째, 브랜딩은 대통령을 사고팔 수 있는 상품으로 만든다. 둘째, 정치적 마케팅은 '공약 중심에서 후보 중심'으로 바뀌게 한다. 셋째, '상품화된 브랜드로서 대통령'이라는 자리는 지도자가 되기 위한 모의실험이 된다…. 이제 대통령은 이상적인 지도자보다는 이상적인 이미지를 보이기 위한 모의실험에 몰입할 것이다."[47]

2016년, 미국 대선으로 대통령 브랜딩은 또 다른 수준에 도달했다. 트럼프의 브랜드 마케팅 통찰력은 대통령 당선이라는 의심의 여지없는 업적을 만들어냈다. 공직 신분을 미안해하는 기색도 없이 노골적으로 사용해 자신의 개인 브랜드를 홍보한 것은 전례가 없는 일이었다.[48] 2010년에 자바타로는 이미 자신의 상업 브랜드와 동의어가 된 사람이 대통령으로 당선될 거라고는 예상하지 못했겠지만, 자바타로의 세 가지 예측이 전부 실현되는 반전이 일어난 것이다.

첫 번째 예측처럼 정치인, 외국 정부 관리, 로비스트들은 분명히 대통령을 매수할 수 있는 것처럼 행동했다. '워싱턴, 책임과 윤리를 위해 행동하는 시민들Citizens for Responsibility and Ethics in Washington, CREW'에 따르면, 트럼프 대통령 취임 첫해 동안 트럼프 소유 건물에서 서른 명 이상의 연방의회 의원이 머물렀고, 마흔 개의 특수 이익 단체가 행사를 열었다. 여섯 명의 외국 정부 관리가 그의 건물에 모습을 드러낸 적이 있으며, 11개의 외국 정부에서 트럼프가 소유한 사업체에 돈을 지불했다.[49]

자바타로의 두 번째 예측과 관련해서, 트럼프의 유명세는 정당의 공약을 가리는 것을 넘어 완전히 없애버렸다. 2020년 대선에 공화당은 아예 공약을 세우려고 하지도 않았다.[50]

마지막으로 자바타로의 세 번째 예측과 관련해서, 트럼프는 대통령 재임 동안 정책 세부 사항에 관심이 적었고, 중요한 회의 준비를 꺼렸으며, 국가 관리에 관심이 부족했던 것으로 잘 알려져 있다.[51] 그러나 대통령직을 화려하고 성대하게 꾸미려고 했던 그의 욕망은 잘 기록돼 있다.[52]

2020년에는 트럼프와는 다르게, 대통령직을 얻고 홍보하기 위한 도구로 마케팅을 사용한 전임자들과 비슷한 대통령이 당선되었기 때문에 트럼프는 일회성 사례에 불과하다고 주장할 수도 있겠다. 하지만 트럼프가 정치와 자기 브랜딩 사이의 장벽을 허문 것이 선례가 되어 다른 사람 역시 이 장벽을 더 쉽게 부술 가능성이 있다는 점은 분명하다.

한편 어린이와 가족이 참석할 수 있는 교회, 사원, 모스크, 회당도 자체적으로 브랜딩을 한다. 마케팅 담당자 또는 '소셜 커뮤니케이션 담당자'는 "교회가 흔하게 저지르는 열 가지 브랜딩 실수"와 같은 글을 알리며, 종교 기관에도 서비스를 판매한다. 보통 이렇게 시작하는 글이다. "교회를 위한 효과적인 브랜딩이 그 어느 때보다 중요한 시대다. 우리는 교회의 첫인상이 지속되고, 교회의 브랜드 존재에 따라 누군가 교회를 방문하게 되거나 그렇지 않게 되는 미디어 중심 시대에 살고 있다."[53] 예배를 드리는 곳이 햄버거를 판매하는 곳과 같은 방식으로 브랜딩된다면 이곳 역시 사고파는 상품이 될 것이다.

교사가 공개적으로 브랜드를 홍보하는 것도 마찬가지로 우려스럽다. 2017년 〈뉴욕타임스〉에 "유명한 교사의 환심을 사는 실리콘밸리, 윤리 문제 일으킨다"라는 제목의 기사가 올라왔다.[54] 에듀테크 기업은 소셜 미디어에서 인지도가 높거나 교육 콘퍼런스에서 강연하는 교사를 자사 대변인으로 선발한다. 교사 겸 마케터들은 소셜 미디어나 교사 연수 워크숍에서 팔로워나 참석자들에게 특정 기업의 제품이나 브랜드를 홍보하는 대가로 교실에서 사용할 수 있는 에듀테크 제품을 포함한 온갖 종류의 제품을 무료로 받는다. 한 교사가 에듀테크 스타트업과의 관계를 설명한 것처럼 말이다. "전 (회사와 관련된 내용을) 매일 제 브랜드에 적용할 거예요." 특정 기업 홍보에 관여하는 교사들은 이해관계에 문제가 있다는 것을 알아차리지 못하는 듯하지만, 이러한 관계는 분명히 교실에서 그들이 하는 업무에 영향을 미칠 수 있다. 이는 제약회사에서 주는 선물이 의사가 환자를 진료하는 데에 영향을 미칠 수 있다는 의학 연구 결과와 매우 비슷하다.[55]

브랜드화되는 인플루언서

오늘날 문화가 점점 상업화됨에 따라 많은 어린이가 영웅으로 추앙하는 실제로 존재하는 인물들, 즉 운동선수, 가수, 배우, 그리고 판타지 캐릭터들은 모두 무언가를 팔고 있다. 지난 십 년간 출간된《당신이 브랜드다You Are the Brand》,《당신은 브랜드!You Are a Brand!》,《당신은 당신의 브랜드다You Are Your Brand》,《당신 자체가 브랜드U R the Brand》 등 비슷한 제목으로 넘쳐나는 책들은 우리 각자가 모두 포장되어 시장에 나와야 한다고 주장한다. 아이들이 이런 책을 읽는다는 게 아니라 이런 메시지가 특히 소셜 미디어 인플루언서들을 통해 아이들에게 전해진다. 기술, 과학, 문화, 비즈니스를 다루는 잡지 〈와이어드〉는 '인플루언서'를 "소비주의와 기술 중심 문화와 뗄 수 없는" 개념으로, "소셜 미디어 플랫폼에 종종 금전적 지원을 받은 오리지널 콘텐츠를 업로드하여 구매 습관이나 수량화할 수 있는 행동에 영향을 미치는 힘을 가진 누군가 또는 무언가를 가리키는 약칭"이라고 정의한다.[56] 8~12세 아이 중 우주비행사가 되고 싶은 아이보다 인플루언서가 되기를 희망하는 아이가 세 배나 많다.[57]

인플루언서는 돈을 받고 인스타그램에 브랜드 광고를 해주는 유명인이다. 하지만 겉보기에는 평범한 사람일 수도 있고, 그중에는 아이들도 있다. 그들은 소비재를 만들고 판매하는 사람들을 위해 잠재적인 제품 홍보에 가치를 부여할 수 있을 만큼 충분한 팔로워를 모아둔 사람이다. 이 번지르르한 판매원들은 시간이 지나면서 그들 자체로 브랜드가 된다.

성공한 소셜 미디어 인플루언서들은 제품을 홍보해주는 대가로 돈을 지불하는 기업 덕에 큰돈을 번다. 2020년에 9살 라이언 카지Ryan Kaji는 유튜브로 2900만 달러(약 388억 원)를 벌어, 그해 가장 많은 돈을 번 유튜브 스타가 되었다. 라이언의 유튜브 채널 〈라이언의 장난감 리뷰Ryan's Toys Review〉에는 2200만 명의 구독자가 있었다. (이후 채널은 라이언 월드Ryan's World로 바뀌었다. 구독자 수는 2024년 3월 기준 3660만 명이다) 라이언의 브랜드, 라이언 월드는 5천 개가 넘는 제품과 라이선스 계약을 맺었는데,[58] 그중에는 장난감, 가정용품, 의류가 포함되며,[59] 2021년 총 매출액은 2억 5000만 달러(약 3344억 원)였다.[60]

우리가 게시물을 올려 수익을 내든 내지 않든 (사실 대부분은 내지 못한다) 소셜 미디어는 아이들을 포함해 모든 이들에게 스스로를 브랜딩하라고 장려한다. 소셜 미디어는 이미지를 우선시하고 진실은 그다지 중요하게 여기지 않는다. 물론 전부가 진실일 필요는 없다. 우리는 어떤 내용을 올릴지 결정하며, 우리가 공유하기로 한 것은 실제 우리 삶을 그대로 반영할 수도, 반영하지 않을 수도 있다. 인스타그램, 틱톡, 유튜브처럼 십 대들에게 인기가 높은 플랫폼은 아이들에게 자신을 팔라고 가르친다. 돈을 얻기 위해서가 아니더라도 '좋아요', '공유', '팔로워', '구독자' 등 가상 형태의 지지를 얻기 위해 말이다.

디지털 기술의 놀라운 혁신과 마찬가지로 소셜 미디어 역시 아이들의 삶에 긍정적인 역할을 할 수 있다. 틱톡과 유튜브에 올릴 영상을 제작하는 활동은 매우 창의적이다. 페이스북과 인스타그램은 자기가 속한 공동체 기준에 쉽게 맞추지 못하는 아이들에게 관계 맺는 것을 원만하게 해준다. 문제는 소셜 미디어 사이트가 일부 최악의 기술 산업 비즈니스 관행의 중심지가 된다는 것이다. 틱톡의 무한 스크롤은 이용자가 사이트에 무한정으로 머물도록 설계되었다. 두 사람이 최소 24시간마다 서로에게 사진이나 동영상을 보내야 유지되는 스냅챗 스트릭Streak 기능 때문에 아이들은 가능한 한 오래 스트릭을 이어가려고 항상 이 플랫폼을 열게 된다. 인스타그램의 사진 편집 기능은 허리와 다리를 날씬하게 편집하는 것처럼 외모적 결함이라고 인식되는 부분을 수정할 수 있게 해주기 때문에 우리의 진짜 외모가 남과 공유하기에는 부족하다는 메시지를 명확하게 전달한다. 이러한 변형된 사진들을 보는 것은 이미 다른 사람과 자신을 비교하려는 경향이 있는 십 대 소녀들에게 자신의 신체 이미지에 부정적인 영향을 미치는 것으로 보인다.[61] 오랫동안 자신을 모델이나 다른 연예인과 비교하며 속상해한 소녀들은 이제 자기 또래들이 미화한 거짓 사진과 맞서야 한다.

소셜 미디어 플랫폼은 게시물과 페이지에 좋아요, 공유, 조회수, 팔로워 수 같은 지표를 태그하여 참여율을 높이고, 공개적으로 매일 또는 매시간 개최되는 인기 대회에 아이들을 내세운다. 이 지표 숫자에 따라 아이들은 신이 나거나 창피해한다. 한 15살 아이에 따르면 인스타그램 게시물의 '좋아요' 수가 몇백이 되지 않으면 게시물을 삭제하는 친구들도 있다고 한다. 과도한 소셜 미디어 사용은 청소년의 불행과 삶의 불만족과도 연결된다. 흥미롭게도 8학년과 10학년(우리나라 중학교 2학년과 고등학교 1학년 – 옮긴이) 학생 중 매주 두 시간씩 소셜 미디어를 이용하는 학생은 소셜 미디어를 아예 이용하지 않는 학생보다 더 행복하지만, 소셜 미디어를 아주 가끔 이용하는 학생은 매일 두 시간씩 사용하는 학생보다 더 행복하다는 결과도 있다. 그러나 매일 두 시간 이용하는 정도로는 과도한 축에 들지도 않는다.[62]

메타의 어린이 브랜딩 전략

인스타그램과 유튜브 같은 소셜 미디어 플랫폼은 13세 미만 어린이가 이용할 수 없도록 조치했다고 주장한다. 하지만 수백만 명의 어린아이들은 나이를 속여 계정을 만든다.[63] 중학생인 척하는 초등학생 여학생이 소셜 미디어와 보내는 시간은 자기 외모에 대한 불만 증가와 연결된다.[64]

2021년 3월, 미국 인터넷 미디어 사이트인 버즈피드BuzzFeed에 유출된 내부 메모로, 메타가 소유한 인스타그램이 자사 플랫폼의 어린이 버전을 만든다는 사실이 드러났다.[65] 페이스북은 이미 페이스북 인스턴트 메시지 서비스와 동일한 메신저 키즈Messenger Kids를 2017

년에 출시해 어린아이들을 직접 겨냥했다.[66] 2년 후, 메신저 키즈를 이용하는 아이들이 부모의 승인을 받은 사용자와만 대화할 수 있다는 기업의 주장에도 불구하고 그룹 채팅을 하는 아이들은 어른의 보호를 받지 않은 채 낯선 사람과 접촉이 가능했다는 것이 드러났다.[67] 페이스북은 '디자인 결함'이었다며 이 문제를 해결했지만, 비평가들은 아이들을 진정으로 보호하지 않은 기업의 무관심 또는 기피의 상징으로 보았다.[68]

메타의 어린이용 인스타그램 계획 소식이 알려진 지 불과 3일 만에 열린 의회 청문회에서 메타의 설립자이자 CEO이며 대주주인 마크 저커버그Mark Zuckerberg는 아이들이 소셜 미디어를 이용하는 것의 우려를 진정시키려 했다. "우리가 검토한 연구에 따르면, 소셜 앱을 사용해 다른 사람들과 관계를 맺는 것으로 정신 건강에 긍정적인 이익을 얻을 수 있습니다."[69] 저커버그의 증언과 인스타그램을 초등학생에게까지 강요하려는 메타의 결정이 특히 심각한 이유는 소셜 미디어 사이트가 꽤 많은 십 대 소녀들에게 해롭게 작용해왔다는 사실을 기업의 경영진들이 이미 수년간 알고 있었기 때문이다.

2021년 9월, 〈월스트리트저널〉은 "십 대 소녀 중 32퍼센트가 자신의 외모 때문에 기분이 나쁠 때, 인스타그램이 그 기분을 더 나쁘게 한다고 말했다.", "인스타그램에서 행해지는 비교로 젊은 여성들이 자신을 어떻게 보고 묘사하는지가 바뀔 수 있다."라는 메타 소속 연구원들이 기록한 내부 메모를 입수했다.[70] 메타 연구원들이 발표한 다른 내용에는 심지어 "자살 생각을 한 적이 있다고 보고한 십 대 중에서 영국인의 13퍼센트와 미국인의 6퍼센트는 인스타그램 때문에 자살하고 싶다고 했다."라고 적혀 있었다.[71]

십 대에게 해를 끼치려는 의도가 있었다며 메타의 경영진을 고발하는 문서가 유출된 것은 이뿐만이 아니다. 2017년 호주에서는 페이스북이 십 대의 감정 상태를 이용해 광고주가 어떻게 이들을 공략할 수 있는지 알리는 내부 문서가 등장했다. 십 대들이 불안감, 패배감, 초조함, 자신을 멍청하거나 쓸모없다고 느끼거나 스트레스를 받거나 실패했다고 여길 때, 이것을 상업적으로 공략하는 방법 말이다.[72]

이게 다가 아니다. 디지털 위협으로부터 민주주의를 변호하는 단체인 리셋 오스트레일리아Reset Australia에서 2021년에 발표한 보고서에 따르면, 페이스북이 사용자 정보를 활용해 도박, 음주, 전자담배 사용, 극단적인 체중 감량, 온라인 데이트 같은 주제에 관심을 보이는 18세 미만 청소년을 대상으로 맞춤 광고를 허용한다는 것이 드러났다.[73] 페이스북이 승인한 광고가 대놓고 술, 건강에 좋지 않은 식습관, 온라인 데이트 사이트를 홍보한 것은 아니었지만 이러한 관심사를 부추긴 것은 확실했다. 예를 들어, 광고에는 칵테일 레시피를 알려주거나, 여성에게 '여름을 맞이할 준비'가 돼 있는지 묻거나, '지금 당신의 남자를 찾아보세요'라는 문구를 노출하는 식이었다.[74] 그럼 광고 비용은 얼마나 들까? 그 비용은 저렴한 편이다. 보고서에 따르면, "술에 관심이 있는 것으로 분류된 천 명의 젊은이에게 광고를 노출하는 데에는 3.03달러, 극단적으로 체중을 감량하고 싶은 사람에게 광고를 보여주는 데에는 38.46달러, 흡연에 관심이 있는 것으로 구분

되는 사람에게 광고하는 데에는 127.88달러"의 비용이 든다.[75]

2021년 9월, 앞서 언급한 공개된 내용과 변호 단체,[76] 44명의 주 법무관[77] 및 의회 의원[78]의 강력한 압박으로 인스타그램 CEO 애덤 모세리Adam Mosseri는 메타가 어린이용 인스타그램 프로젝트를 '일시 중지'한다고 발표했다.[79] 모세리는 블로그에 "우리는 부모, 전문가, 정책 입안자, 감독관 들의 우려를 듣고 앞으로 십 대들을 위한 이 온라인 프로젝트의 가치와 중요성을 보여주기 위해 노력할 것입니다."라고 남겼다.[80] 과연 그럴까? 메타가 그동안 아이들을 대상으로 보여준 끔찍한 행적을 볼 때 어린이용 인스타그램의 유일한 가치이자 중요성은 아이들이 13세가 되면 실제 인스타그램을 이용할 수 있도록 그 전에 훈련시키려던 의도가 아니었을까?

유출된 또 다른 내용에는 그들이 제기한 "왜 10~12세 아이들을 신경 써야 하는가?"라는 질문에 답을 보여준다. "이 아이들은 아직 개발되지 않은 소중한 고객이기 때문이다. MK(메신저 키즈)의 목표는 10~12세 아이들이 사용하는 메시지 플랫폼에서 우위를 점하는 것이다…. 그래야 이후 십 대 아이들 사이에서도 우위를 점할 수 있게 된다."[81] 메타는 '아이들 사이에서 입소문이 나고 확산될 수 있도록' 아이들이 다른 아이들과 노는 기회를 활용할 방법을 고려하기도 했다.[82]

페이스북이 잠재적으로 위험한 행동에 취약한 청소년을 공략하여 자기 이익에 맞게 이용하는 것이 전략인 광고주를 지원한다는 것은 정말 끔찍한 일이다. 인스타그램이 어린아이들을 어떻게 대할지 미리 경고해주는 교훈이 되기도 한다. 아이들을 비양심적인 광고에 노출시키지 않더라도 소셜 네트워크는 본질적으로 아이들에게 문제가 된다. 아이들에게 소셜 미디어에서 스스로를 브랜딩하도록 장려한다면, 어린 시절의 진정성은 평가절하되고 외모, 즉 브랜드 이미지가 중요해지는 시장으로 변질될 것이다. 아이들 주변 대부분이 이미 브랜딩을 받아들인 세상에서 이러한 인식을 상쇄할 방법으로 남은 것은 무엇일까? 정말 이것이 우리가 아이들에게 물려주고 싶은 가치인가?

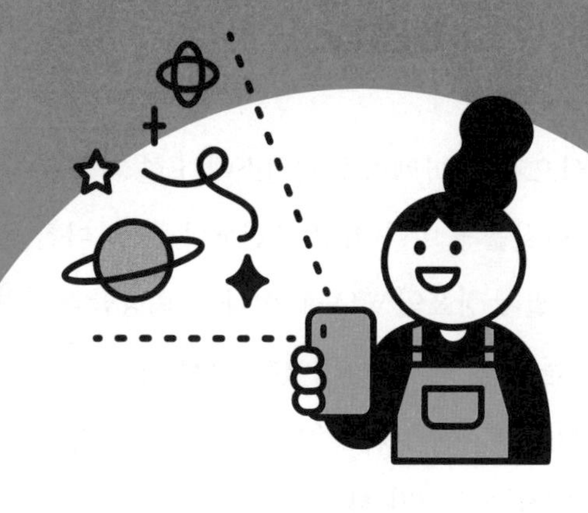

04

검색! 클릭! 결제! 반복!

마찰을 줄이고, 쉽게 만들면
사람들은 더 많이 하고 싶어 할 것이다.

- 제프 베이조스Jeff Bezos, 아마존 CEO

마찰 줄이기

지난해 아이들을 대상으로 한 마케팅 콘퍼런스에서 한 기술 분야 임원은 참석자들에게 "마찰을 줄이라"라고 조언했다. 보통 마찰 줄이기라는 용어는 금속 윤활제 상표인 WD-40이나 가족 상담과 관련이 있기에 나는 그 말을 듣고 잠시 어리둥절했다. 잠시 뒤 그 의미를 이해하게 되었다. 마케팅 담당자가 말하는 '마찰 줄이기'는 기업이 선보이는 제품과 이를 구매하는 소비자 사이의 장벽이나 장애물을 제거하는 것을 의미했다. 원클릭 구매나 점점 더 짧아지는 배송 시간 같은 아마존의 혁신으로, '마찰 없는 거래'라는 제프 베이조스의 목표는 오늘날 아마존을 전자 상거래의 선두에 서게 하였다. 디지털 세상에 빠져 사는 아이들에게 마찰 줄이기는 아이들이 어떤 게임을 하든 그보다 훨씬 더 재미있을 거라고 약속하여 구매로 연결되는 인앱 광고 형태로 나타난다. 또 다른 예로, 기본으로 설정된 유튜브의 자동재생 기능*을 들 수 있다. 유튜브를 사용하는 수백만 명의 아이들을 포함해 우리 모두가 클릭, 스와이프, 탭 하는 최소한의 노력도 들이지 않고

* 유튜브 키즈에서는 자동재생 기능이 기본 설정에서 꺼져 있지만 유튜브 키즈보다 일반 유튜브를 보는 아이들이 점점 더 많아지고 있다는 연구 결과가 있다. Jenny S. Radesky et al., "Young Children's Use of Smartphones and Tablets," Pediatrics 146, no. 1 (July 1, 2020), doi.org/10.1542/peds.2019-3518.를 참고하라.

광고로 가득한 동영상을 연달아 보도록 부추기는 기능이다.

마찰 없는 거래라는 개념이 처음 등장한 곳은 기술 세상이지만, 아이들을 대상으로 물건을 판매하는 오프라인 시장에서도 마찰을 줄이는 것을 목표로 삼고 있으며, 이는 어떤 활동이나 체험을 제공하는 동시에 구매하는 행위로 매끄럽게 이어진다.

초상업화된 세상에서 아이를 키우는 것과 관련하여 부모들과 나누는 대화는 보통 이러하다. 어린아이 둘을 키우는 한 지인은 이런 불평을 했다. "애들이 노는 공간은 쇼핑을 할 수밖에 없게 만들어진 것 같아요. 작년에 동생을 만나러 오하이오에 갔다가 애들을 엔터테인먼트 정션Entertainment Junction이라는 실내 놀이공원에 데리고 갔어요. 처음에는 정말 좋았죠. 긴 터널을 따라 들어가면 기차 모형과 올라갈 수 있는 놀이 기구가 있어서 활동량이 많은 저희 애들한텐 딱이었어요. 하지만 그곳은 아이들이 좋아하는 것들로 가득 찬 커다란 상점으로 바로 연결되더라고요. 사실 무언가를 사달라고 조르는 애들한테 안 된다고 하는 건 늘상 있는 일이에요. 하지만 상점에 간 것도 아닌데 매번 판매하는 물건들과 마주치게 되면 우리 모두 힘들어져요."

여섯 살 아이의 아버지는 이렇게 말했다. "딸이 체조를 좋아해서 어린이 체육관에 등록해줬어요. 로비에 가게가 있다는 건 전혀 알지 못했죠. 그런데 이 가게를 피할 길이 없어요. 물론 체조복이나 운동할 때 필요한 용품을 판매하는 곳이에요. 하지만 인형이랑 반짝이가 붙은 머리띠도 팔더라고요. 아이를 수업에 들여보낼 때마다 아이한테 안 사줄 거라고 미리 말해야 해요." 다른 부모는 이렇게 덧붙였다. "겨

울에는 더 심해요. 밖에서 오래 놀기에는 춥고 힘드니까 실내에 갇혀 있게 되죠. 실내 어딜 가든 사줄 것인지 안 사줄 것인지를 결정해야 하는 일로 외출이 변질되는 기분이 들어요."

이렇게 말하는 부모도 있다. "제 아이들은 이제 모든 경험이 무언가를 얻는 것으로 끝나야 한다고 믿기 시작했어요. 그리고 물건을 얻을 때의 기분이 실제로 그것을 소유하는 것보다 더 중요해진 거 같아요. 게다가 그 기분은 금방 사라지는데요. 받고 난 후에 그 흥분이 가시면, 다음에는 또 다른 것을 받고 싶어 하더라고요."

이 마지막 코멘트는 고도로 상업화된 문화 속에서 자라는 아이들에게 나타나는 심각한 결과를 언급한 것이다. 아이들은 모든 기업 마케팅에 내재된 유혹적이고 파괴적인 물질주의적 메시지에 반복해서 노출되는데, 가장 두드러진 것은 우리가 구매하는 것들이 우리를 행복하게 해준다는 메시지다. 하지만 그렇지 않다. 적어도 계속해서 행복하게 해주지는 않는다.[1] 행복은 늘 다음 번 구매에 있다는 믿음과 실제로는 그렇지 않다는 사실은 제조자와 마케터에게 유용하게 작용한다.

그 과정은 이렇다. 물건이 우리를 행복하게 해줄 거라고 믿는다면 무엇을 하는가? 물건을 산다. 하지만 물건이 행복을 주는 것은 아니기 때문에 무언가를 샀다고 해서 행복해지지 않는다. 순간의 행복이 지속되지 않는다. 하지만 물건이 행복하게 해줄 거라고 여전히 믿는다면 어떻게 하는가? 물건을 산다. 다른 물건을 말이다. 더 큰 것, 더 좋은 것. 그렇게 계속 사게 된다.

우리가 물건에 애착하는 것과 물건의 물성을 넘어 의미와 힘을 부여해 투자하는 경향은 고대의 특징이다. 현대의 광고와 마케팅이 발명되기 훨씬 전의 일이다. 물건은 오랫동안 실용적인 필요 이상의 역할을 해왔고, 종교적인 의식과 영적인 관습에서 상징적인 의미를 지녀왔다. 물건에 깊은 의미를 부여하려는 이런 욕구는 어릴 때부터 시작된다.[2] 어린아이들은 아직 추상적인 사고를 할 수 있는 능력을 갖추지 못했기 때문에 어른보다 더 직접 만질 수 있는 물건에 의존하게 되는지도 모른다.

아기가 양육자에게 의존하다가 걸음마를 시작하면서 독립을 향해 첫발을 내딛게 되면 사랑, 안전, 안정, 힘, 다른 사람과의 관계 등을 구현하는 무언가에 (아마도 이불이나 봉제 인형 같은 것) 애착을 갖게 된다. 내가 아는 앨릭스라는 꼬마 남자아이가 있다. 앨릭스는 낡은 소파 쿠션을 아꼈고, '쿠쉬'라는 이름까지 붙여줬다. 앨릭스는 쿠쉬로 큰 기쁨과 편안함을 얻었고, 쿠쉬와 떨어지지 않으려 했다. 하지만 안타깝게도 너무 낡았던 쿠쉬는 어느 날 터져버렸고, 앨릭스는 어쩔 줄을 몰라 했다. 앨릭스의 어머니는 쿠션의 솜을 빼고 커버를 꿰매어 납작한 사각형으로 만들고 단추 눈과 털실 꼬리를 달아주었다. 이 새로운 쿠쉬는 이후 몇 년간 계속해서 앨릭스에게 편안함과 안정을 주었다. 시간이 지나면서 앨릭스는 서서히 쿠쉬에게 부여한 역할을 마주하게 되었고, 쿠쉬의 실체를, 즉 쿠쉬는 특별한 능력이 없는 천 조각임을 받아들이게 되었다. 이를 한 번 인식하게 되자 더 이상 쿠쉬는 앨릭스의 안정과 행복에 절대적인 역할을 하지 않게 되었다.

아기가 대부분 그렇듯, 앨릭스는 사물을 중요하게 여기고 가치를 부여하는 잠재력을 가지고 태어났다. 또한 창의력, 자연과의 친화력, 영적인 경험을 하는 능력, 다른 사람들과 깊은 관계를 맺는 능력 등 다른 중요한 특성의 잠재력도 있다. 이중 어떤 것이 발전하고 발전하지 않는지는 앨릭스가 성장하면서 마주하게 될 가치와 경험에 크게 좌우된다. 이 특성들은 앨릭스의 가족, 공동체, 앨릭스가 속한 경제체제 같은 더 큰 사회적 영향 속에서 형성된다.

마케팅의 직접 타깃이 되는 아이들

어린이 대상 마케팅이 확대되던 20년 전, 나는 어린이 미디어에 종사하는 전문가들의 모임에 참석했다. 그들 중 대부분이 공영 방송과 케이블 방송에서 좋은 평가를 받는 프로그램을 제작하고 있었다. 어느 정도 대화를 듣고 난 후, 나는 그들이 아이들의 삶을 더 좋게 만들 수 있는 방송을 얘기하는 대신 돈만 얘기한다고 코멘트했다. 잠시 침묵이 흘렀고, 방송국 임원 중 한 명이 이렇게 말했다. "자본주의가 이겼잖아요." 최근에 붕괴된 소련식 사회주의를 떠올리게 하는 풍자가 담긴 말이었지만 그가 말하고자 하는 바는 분명했다. 어린이 프로그램 제작을 위한 공공 기금은 감소했다. 어린이 프로그램은 수익을 내야 했고, 따라서 광고를 붙이거나 어린이용 식품, 의류, 장난감, 액세서리에 캐릭터 라이센스를 팔아서 수입을 창출해야 한다는 것을 의미했다.

오늘날 아이와 상업주의 사이에서 궁지에 몰린 부모의 고민을 접할 때, 나는 그 방송국 임원이 자본주의에 관해 했던 말을 떠올린다. 오늘날 미국의 어린이들은 '감시 자본주의Surveillance Capitalism'와 '기업 자본주의Corporate Capitalism'가 결합한 문화 속에서 자란다. '감시 자본주의'는 심리학자이자 철학자인 쇼샤나 주보프Shoshana Zuboff와 다른 전문가들이 붙인 용어로, 기술 산업이 수익 창출을 위해 개인정보를 수집하는 자본주의를 가리킨다. '기업 자본주의'는 주주를 위해 돈을 버는 것이 주된 의무인 거대한 사기업이 지배하는 자본주의를 말한다. 오늘날에는 이 두 가지 힘이 결합해 '소비자 자본주의Consumer Capitalism'를 형성했다. 이는 소비로 주도되고 소비에 사로잡힌 사회·정치·경제 체제를 의미한다.

소비자 자본주의는 기업이 판매하는 물건을 쉬지 않고 살 준비가 되어 있는 시민에 달려 있다. 판매할 제품을 대량 생산하는 기업은 필요와 욕구의 구분을 모호하게 하는 대량 마케팅으로 소비자의 수요를 부추긴다. 규제에 반대하는 정치적 환경에서 만들어진 금세기 디지털 기술의 놀라운 발전은 기업이 상품을 널리 마케팅할 수 있을 뿐만 아니라 광고 대상을 정확하게 공략할 수 있는 더 많고, 더 정교하고, 더 교묘한 길을 제공한다.

그렇다면 이런 환경이 아이들과 무슨 상관이 있을까? 모든 경제적, 사회적 체제는 그 체제를 지속하는 가치, 태도, 속성을 받아들일 준비가 되어 있고, 기꺼이 받아들일 의향이 있는 구성원에게 의존한다.[3] 기업 임원들이 마찰을 줄이는 것을 이야기할 때 그들이 의미하는 것에는 구매를 막는 외부 장벽을 줄이는 것도 있지만, 우리의 소비를 제한하는 인지적, 정서적 제동 장치가 되는 심리적 마찰을 줄이거나 제거하는 것을 포함하기도 한다. 이러한 이유로 아이들은 광고주에게 만만한 상대일 뿐만 아니라 꼭 필요한 목표물이 된다. 아이들은 판단력이 미숙하고 충동 조절이 안 되어 마케팅 메시지에 쉽게 넘어가기 때문이다.

1장에서 설명한 것처럼 아이들의 뇌 구조는 초기 경험으로 형성되며[4] 미래에 보일 행동, 특징, 가치관의 기반이 된다. 앞에서 언급한 것처럼 외출할 때마다 물건을 사게 될 것이라는 예측이 몸에 밴 것도 포함된다. 집 밖에서 하는 모든 경험마다 무언가를 살 수 있다는 아이들의 기대가 연결된 것에 부모들은 한탄하고, 이러한 모습에서 아이들은 소비할 준비가 되어 있음을 보여준다. 광고 개개의 목적은 특정한 상품을 판매하는 것이다. 그러나 전반적으로 광고는 무조건적이며 궁극적으로 만족할 수 없는 소비의 특성과 이익을 내세워 판매를 촉진한다.

나는 상품 종류와 상관없이 아이들에게 마케팅하는 것 자체가 해롭다고 오랫동안 믿어왔다. 이는 광고가 오늘날 어린이들이 직면하는 소아 비만, 섭식 장애, 조숙한 성생활, 청소년 폭력, 창의적 놀이 감소 등 많은 문제의 원인임을 보여주는 엄청난 양의 연구에 근거를 두고 내린 결론이다.* 나는 아이들이 광고와 연결되어 물질주의적

* 내가 쓴 《TV 광고 아이들》과 《상상을 말하다》를 참고하길 바란다.

가치를 흡수하게 되는 것에 많은 문제가 있다고 보았다. 그리고 이 문제가 소아 비만, 섭식 장애, 조숙한 성생활, 청소년 폭력보다 심각하지는 않아도 적어도 동등한 수준의 문제라고 여겼다.

아이들을 대상으로 한 마케팅의 가장 심각한 문제가 뭐냐는 질문을 수년간 받아온 나는 마케팅에 노출되어 발생하는 해악이 아이들의 개인적인 선호와 취약성에 달려 있다고 자주 설명했다. 따라서 아이가 과식과 같은 나쁜 영양 습관에 취약하다면, 정크푸드를 마케팅하는 것은 최악일 것이다. 정크푸드는 나쁜 신체상과도 관련이 있다. 그렇기 때문에 만약 아이가 신체적 외모나 섭식 장애 불안에 취약하다면, 이를 다루는 마케팅에 관심을 두게 될 것이다. 마케팅은 공격적인 행동과도 연관이 있기 때문에 아이가 폭력적인 메시지에 쉽게 영향을 받는다면, 마케팅이 아이들에게 끼칠 수 있는 최악의 잠재적인 영향이라고 볼 수 있다.

이렇게 창의력 저하, 가족 스트레스 증가, 물질주의적 가치 습득 등 마케팅과 관련된 모든 문제가 최악으로 보일 수 있다. 우리가 아이들에게 하는 모든 마케팅을 없애는 방향으로 노력해야 하는 이유는 그 해악이 너무 넓게, 멀리 퍼져 있기 때문이다. 따라서 뜻을 같이하는 사람들이 함께 일하는 것이 합리적이라고 믿었다. 나는 지금도 여전히 이렇게 믿는다. 하지만 요즘은 끊임없이 소비를 미화하는 기업 마케팅과 이를 추진하는 물질주의적 가치가 나의 우려에서 더 큰 비중을 차지한다.

나는 다양한 사전적 정의와 전 세계 연구자들의 작업을 바탕으로, '물질적이다Materialistic'라는 단어를 인간의 정신적, 지적, 문화적 또는 관계적인 면이 지니는 가치보다 부와 소유물을 상대적으로 높게 평가하는 경향이 있는 사람들을 묘사하는 것으로 정의한다.[5] 하지만 2005년에 샤이엔Cheyenne이 〈어반 딕셔너리Urban Dictionary(은어, 속어, 신조어 등이 수록된 온라인 사전)〉에 올린 정의가 특히 마음에 든다. "사람보다 물건에 더 신경 쓰는 행위; 소유한 별거 아닌 물건들 값으로 자신과 타인의 가치를 매기는 행위."[6]

적어도 광고가 아이들의 물질주의를 악화시킨다는 점을 시사하는 증거는 늘고 있다. 광고에 더 많이 노출된 아이들은 또래보다 더 물질주의적이며, 과도한 물질주의가 초래하는 대량 소비는 여러 면에서 해롭다는 것을 보여주는 몇몇 연구가 있다.[7] 이는 점점 더 명백해지며 비관적인 결과 중에는 지구의 폐허화도 있다. 천연자원은 고갈되고 환경 오염과 지구 온난화는 심해졌다.[8] 한 과학자 팀이 의학 학술지 〈랜싯〉에 "기후 변화는 유럽 산업혁명에서 시작된 화석연료에 기반한 개발이 직접적으로 낳은 결과다. 한마디로 표현하자면, 사람이 아닌 소비자가 기후 변화를 일으켰다."라고 저술했다.[9] 소비와 환경 악화 사이의 연관성은 많은 자료가 있기 때문에 여기서는 많은 공간을 할애하지 않을 것이다. 하지만 장난감 산업 마케팅에서 대규모로 행해질뿐만 아니라 환경에도 최악인 트렌드는 다뤄야 할 거 같다. 바로 아이들을 위한 수집용 플라스틱 장난감인 '컬렉티블Collectible'이다.

컬렉티블은 장난감 하나로는 아이들을 만족시키지 못하기 때문에 상품 라인 전체를 '컬렉트Collect'하라고 설득함으로써 수익을 창출하는 브랜드가 내놓은 용어다. 많게는 한 컬렉티블 세트에 장난감이 백 개까지 있는 것을 본 적이 있다. 보통 한 개는 저렴한 편이지만 아이들이 하나로는 만족하지 못하기 때문에 결국에는 많은 돈을 쓰게 된다.

수집은 예전부터 모든 연령대가 갖는 인간의 취미 활동이다. 아이들은 오래전부터 조개껍데기, 돌멩이, 우표, 동전 등 온갖 것들을 모아왔다. 교육자들은 수집 활동이 주는 이점에 (수집하는 물건을 배우게 됨으로써) 지식의 심화와 확장, (성취감과 실력을 키우게 됨으로써) 자존감 향상, (자기 관심사를 다른 사람에게 구체적으로 증명할 수 있음으로써) 자기 표현 독려, (같은 열정을 공유하는 사람들과 관계를 맺음으로써) 공동체 발견 등이 있다고 말한다.

담배 제조 기업이 야구 선수 등 유명인의 사진을 담뱃갑에 인쇄한 1880년대 후반부터 산업계에서는 인간의 수집 욕구를 활용해 이익을 얻었다. 라디오와 곧이어 텔레비전이 거실에 프로 스포츠를 들여오면서 초점은 아이들과 야구 카드로 바뀌었다. 1950년대에 와서는 껌을 파는 데 야구 카드를 활용하기 시작했다.[10] 맥도날드는 자사의 상징인 해피밀과 장난감 세트를 1979년에 출시했다. 같은 해 영화 〈스타 트렉〉을 테마로 해피밀 장난감을 선보이기 시작했는데, 이후로 맥도날드는 인기 있는 영화, 텔레비전 시리즈, 비디오 게임과 관련

된 장난감을 꾸준히 내놓았다.[11]*

장난감 제조 기업인 타이코퍼레이션Ty Corporation에서 내놓은 작고 귀여운 봉제 인형 시리즈 비니 베이비Beanie Babies는 1990년대에 크게 유행했다.[12] 1996년, 게임과 장난감을 만드는 닌텐도Nintendo는 오늘날 컬렉티블 대유행의 원조인 포켓몬을 선보였다.[13] 포켓몬은 비디오 게임으로 시작해 트레이딩 카드, 텔레비전 시리즈, 패스트푸드 증정 장난감, 영화, 앱, 최근에는 증강현실 게임까지 확장되었다. 3분여 안에 "모두 잡아야 해"라는 가사가 16번이나 나오는 오리지널 영어 주제곡은 오늘날 기업이 조장하는 '만족시킬 수 없는 마음'의 초기 예시다. 그리고 판지로 만들던 야구 카드는 플라스틱 카드로 교체되었다. 아주 많은 양의 플라스틱이 쓰인다.

〈세계경제포럼〉에서 발표한 보고서에 따르면, 2050년에는 바다에 물고기 숫자보다 플라스틱 양이 더 많을 것으로 추정된다.[14] 〈포브스〉 웹사이트에서는 버려진 플라스틱이 이미 "전 세계 바다새의 90퍼센트 이상과 전 세계 바다거북의 절반 이상의 몸 안에 있으며, 고래의 목숨을 끊기까지 한다."라는 연구 결과를 인용하기도 했다.[15]

플라스틱 컬렉티블 장난감 시장을 선도하는 제품은 MGA엔터테인먼트에서 제작하고 판매하는 L.O.L. 서프라이즈 인형L.O.L. Surprise

* 2021년 맥도날드는 해피밀 장난감을 대부분 플라스틱이 아닌 재료로 만들겠다고 발표했다. (Bill Chappell, "McDonald's Is Phasing Out Plastic Toys from Happy Meals in a Push to Be More Green," NPR, September 21, 2021.) 실제로 그렇게 한다면 어떤 재료로 대체하느냐에 따라 다르겠지만 좋은 소식이다. 하지만 재료와 상관없이 아이들에게 패스트푸드를 팔려고 계속해서 장난감을 활용한다면 맥도날드는 여전히 소비주의를 부추기고, 아이들에게 건강하지 않은 식습관을 장려하는 셈이다. 후자는 이 책의 주제에서 벗어나지만 염두에 두어야 할 점이다.

Dolls이다. MGA는 성적 연상을 일으키는, 눈과 가슴이 크고 허리가 잘록한 브랏츠 인형을 마케팅함으로써 마텔의 바비 인형과 경쟁한 기업이다. 브랏츠 인형과 마찬가지로 L.O.L. 인형도 MGA 창립자이자 CEO인 아이작 라리언Isaac Larian의 아이디어로 탄생했다. 〈디애틀랜틱〉 잡지에서는 L.O.L. 인형이 "기본적으로 역설계되었다. MGA는 언박싱과 컬렉티블 트렌드를 이용해 돈을 벌려는 의도로 이 상품을 만들었다."[16]라고 기술했다. CBS 뉴스에서 라리언은 언박싱 동영상을 많이 보고 난 후 아이들이 언박싱하는 자기 모습을 직접 찍을 수 있게 장난감을 만들고 싶었다고 말했다. "전 이렇게 말했습니다. '진짜로 용도가 언박싱인 장난감을 만들어야겠군. 모든 어린이가 언박싱을 할 수 있도록 말이야.'"[17]

포장은 L.O.L. 서프라이즈 마케팅 전략의 핵심이지만 환경에는 악몽이다. L.O.L. 서프라이즈가 어떤 장난감인지 묘사해보면 이렇다. 인형 하나와 '서프라이즈' 장난감 여러 개가 화사한 분홍색 비닐 포장에 싸인 동그란 통 안에 들어 있다. 포장에는 마흔 개가 넘는 다른 장난감이 판매 중이라는 메시지가 담겨 있다. 이 포장을 벗기면 스티커 두어 개와 설명서, 또 다른 비닐 포장이 나온다. 두 번째 포장을 벗기면 세 번째 포장과 다시 밀봉된 플라스틱 통이 나온다. 통 안에는 다시 작은 비닐봉지에 담긴 분홍색 구두 한 켤레가 나온다. 이걸 빼면 다섯 번째 비닐 포장과 그 안에 분홍색 플라스틱 드레스가 나온다. 마지막으로 딱딱한 플라스틱 공을 열면 작은 플라스틱 인형이 나오는데 이 역시 비닐에 싸여 있다.

이 장을 집필하던 당시 전 세계 어린이들이 기후 변화를 멈추게 하기 위해 행진을 하고 있었다. 아마도 그간 있었던 환경 집회 중 가장 큰 규모의 집회였을 것이다. 바로 3주 전에는 MGA엔터테인먼트의 L.O.L. 서프라이즈 인형이 2019년 올해의 장난감으로 선정되어 미국 장난감 산업 분야에서 부러움을 샀다.[18]

L.O.L. 인형 포장 문제는 이 제품을 만들게 된 두 번째 배경이 되는 MGA의 마케팅 전략 때문에 더 심각하다. 바로 내용물을 개별 포장하여 제품을 컬렉티블 시리즈로 포지셔닝해 세트를 다 갖추지 않으면 미완성된 것으로 여겨지도록, 그래서 계속해서 불만과 갈망이 생기도록 하는 전략 말이다. 아이들에게 주는 메시지는 분명하다. 절대로 만족할 만큼 가질 수 없다. 그리고 가능성은 매우 작지만 시리즈 전체를 모은다고 해도 다시 수집을 시작해야 할 완전히 새로운 시리즈가 또 출시될 것이다. L.O.L. 인형이 가장 인기 있는 예시가 되겠지만, 사실 플라스틱 컬렉티블 시장은 유망한 성장 산업이다.[19]

수집 용도로 만들어진 장난감 마케팅은 내용물을 가린 '블라인드' 상자나 포장을 이용해 아이들이 계속 사도록 유인하는 방법을 쓴다. 아이들은 대박을 터뜨려 희귀하거나 아직 모으지 못한 제품을 얻을 수 있다는 가능성을 믿고 자꾸 사려고 한다. 내가 '대박을 터뜨린다'는 표현을 그냥 쓴 것이 아니다. 희귀물을 만나길 바라며 내용물을 모르는 컬렉티블에 자꾸 돈을 쓰는 것은 도박을 좋아하도록 아이들을 훈련시키는 것과 같다.[20] 아드레날린이 솟구치고 희망을 품다가 결과에 실망하고 다시 도전하는 충동은, 체리가 세 칸에 나란히 자리 잡기를 바라며 슬롯머신에 동전을 넣는 감정적 경험과 매우 비슷하다.

라리언은 L.O.L. 인형을 출시할 때 텔레비전 광고를 하지 않고 언박싱 콘텐츠를 만드는 인플루언서들을 공략했다. 그러나 아이들은 여전히 텔레비전 광고를 본다. 그래서 나는 얼마 전에 어린이 채널인 〈니켈로디언Nickelodeon〉을 틀어 광고를 몇 개 보았다. 거의 모든 장난감 광고가 컬렉티블 장난감을 선전했다. 해즈브로에서 나온 드림웍스 트롤 헤어 허거DreamWorks Trolls Hair Huggers와 로스트 키티Lost Kitties, 또 다른 장난감 제조 기업인 스핀마스터Spin Master에서 나온 트위스티 펫Twisty Petz이 그랬다. 이 모든 장난감은 언박싱 동영상으로도 볼 수 있다. 개별 장난감 가격은 대형마트 기준으로 2.99~5.99달러로 저렴한 편이다. 하지만 한 가지 함정이 있다. 시리즈 전체를 팔려고 마케팅한다는 것이다. 광고에는 장난감 하나만 등장하는 것이 아니라 여러 가지가 나온다. 로스트 키티 광고를 보면 예상대로 귀여운 아이들이 나와 키티 장난감을 들고 춤을 추며 이런 노래를 부른다.

로스트 키티 시리즈 2
백 가지를 모을 수 있어요!
로스트 키티를 찾아봐요
다음엔 어떤 키티가 나올까요?

아이들의 창의적인 놀이에 관심이 있는 사람들은 장난감 제조 기업이 창의적인 놀이를 장려하는 것처럼 장난감을 선전하지만, 사실은 장난감이 창의적으로 놀 기회를 아이들에게서 빼앗는다고 주장한다. 로스트 키티와 다른 컬렉티블 브랜드 마케팅에서 눈에 띄는 부분은 기업이 장난감을 판매하는 데 놀이를 내세울 생각을 하지 않는다는 점이다. 대신에 그들은 더 많이 수집하는 것('사는 것'이라 읽는다)의 중요성에 초점을 맞춰 노골적으로 소비를 부추긴다. 그리고 효과가 있다. 내가 아는 한 어머니는 L.O.L. 인형을 더 사는 것을 단호하게 거절했다. 사회 정의에 매우 신경 쓰는 사람이었기 때문이다. 필사적으로 엄마를 설득하려 했던 일곱 살 딸은 이렇게 말했다. "엄마, L.O.L. 인형은 중국인들이 만드는 거 알죠? 우리가 인형을 안 사면 중국인들은 정말 억울할 거예요." 아이의 기발한 설득이었지만 성공하지는 못했다. 적어도 그때는 말이다.

물질주의 가치의 피해

지구 온난화와 바다 오염은 플라스틱 컬렉티블과 다른 정크 장난감을 미끼로 아이들을 유혹하는 것의 피해가 어떤지 분명히 보여준다. 그러나 단순하게 아이들의 욕심을 다른 종류의 장난감으로, 특히 더 지속 가능한 장난감으로 채워주는 쪽으로 방향을 바꾼다고 이 문제가 해결되지는 않는다. 한 미디어 연구학자는 인스타그램 인플루언서들과 엄마 블로거들의 위선을 지적한다. 이들의 게시물은 미니멀리즘과 정돈된 생활의 기쁨을 찬양하면서 동시에 고품질의 비싼 나

무 장난감을 포함한 고급 제품을 광고한다.[21]

나는 오래전부터 나무 장난감을 포함해 아름답게 만들어진 장난감을 좋아했다. 하지만 미니멀리즘과 반소비주의 생활을 주장하면서 저렴한 플라스틱 장난감을 고급 나무 장난감으로 대체하라고 부모를 강요하는 것은 또 다른 형태의 마케팅이란 걸 깨달았다. 이는 아이에게 비싼 장난감을 사줄 수 있을 만큼 부유한 사람과 그렇지 않은 사람 사이의 격차를 악용하고 과시하도록 하는 마케팅이다. 그리고 어떤 면에서는 품위 있게 소비한 부에 도덕적 우월감을 불어넣는 동시에 암묵적으로 더 싸게 대량으로 판매되는 플라스틱 장난감을 사주는 저소득층 부모의 도덕성을 폄하하기도 한다.

명확히 하자면 문제는 나무 장난감도, 진심으로 미니멀리즘을 실천하자는 것도 아니다. 문제는 소비주의를 회피하는 움직임에서조차 상업주의가 동원될 수 있기 때문에 결국에는 물질주의를 막는 것이 아니라 장려하게 된다는 것이다.

한편 물질주의 가치를 지닌 아이들은 환경을 보호하는 행동에 참여할 가능성이 적다는 연구 결과가 있다.[22] 그리고 행복 얘기로 돌아가보면 환경 친화적인 행동을 하는 십 대와 어른 모두, 그렇지 않은 사람보다 더 행복하다는 것이 밝혀졌다.[23] 알려지지 않은 것은 모든 기업 마케팅에 내재된 물질주의적 신념, 가치, 특성이 사회적, 정서적 안녕에 끼치는 해악이다. 환경 걱정은 차치하더라도 물질주의는 우리에게 좋지 않다. 나는 우리가 구입하는 것들이 어떤 식으로든 지속적으로 우리를 행복하게 해주지 않는다는 연구를 언급한 바 있다. 또 다른 사실은 우리가 구입하는 물건이 우리를 행복하게 해준다고 믿는 아이와 어른은 그렇게 믿지 않는 사람보다 실제로 덜 행복하다.[24] 생각해보면 이것은 완벽하게 들어맞는다. 거짓 약속으로 증명된 것이 행복을 가져다줄 거라고 희망을 걸고 있으니 말이다. 우리가 구입하는 물건보다 우리를 더 지속적으로 행복하게 해주는 것은 바로 관계[25]와 본질적으로 동기가 부여된 경험[26]이다.

아울러 물질주의적 가치를 받아들여 생기는 피해는 행복에 부정적인 영향을 미치는 것 이상으로 확장된다. 물질주의적 가치는 행복과 삶에 타협을 유도하고 그 만족도를 감소시킨다. 아이들에게 우울, 불안, 낮은 자존감, 심신 질환,[27] 학습 성적 부진,[28] 부모와의 갈등[29] 등을 유발한다.

광고에 배정되는 예산이 증가함에 따라 아이들은 더 물질 중심적이 된다. 1970년대와 비교해보면, 21세기의 청소년들은 돈을 많이 쌓아두고, 근사한 자동차나 별장 같은 비싼 소유물을 가지는 게 중요하다고 말할 가능성이 훨씬 크다.[30] 물질주의는 아이들이 친구나 같은 반 아이들과 관계를 맺는 데에도 영향을 미치는 것으로 보인다. 2015년에 실시한 연구에 따르면, 8~15세 아이들 대부분이 멋진 물건과 뛰어난 외모가 인기를 얻는 데 밑바탕이 된다고 생각하는 것으로 나타났다.[31]

광고와 상업 문화는 심지어 어린아이들의 관계에도 영향을 미친다. 유치원생에게 장난감 광고가 들어간 텔레비전 프로그램과 장난감 광고가 없는 프로그램을 보여주고 난 뒤에 사진 두 장을 보여주었다. 하나는 광고에 나온 장난감을 든 아이의 사진이고, 다른 하나는 장난감이 없는 아이의 사진이다. 장난감을 갖고 있는 아이는 '착하지 않다'고 했는데도 아이들은 그 아이와 놀고 싶어 했다. 광고가 들어가지 않은 프로그램을 본 아이들 중에는 '착하다'고 묘사된 아이와 놀려고 한 비중이 훨씬 컸다. 아울러 광고를 본 아이들은 친구들과 함께 놀기보다는 장난감을 가지고 놀고 싶다고 했다.[32]

특정한 제품을 보지 않아도 브랜드가 아이들에게 사회적인 의미가 있다는 것을 보여준 연구도 있다. 브랜드에 익숙한 유치원생들은 그 브랜드의 주인의식을 가지고, 어떤 아이와 같이 노는 게 재밌거나 지루한지, 그 아이가 인기가 있는지와 없는지를 판단하는 기준으로 브랜드를 사용한다.[33] 어린 시절에 상업 문화 메시지를 내면화한 아이들은 영화 〈사랑도 리콜이 되나요〉에 나온 한 인물이 말한 것처럼 "정말 중요한 것은 당신이 어떤 사람이냐가 아니라 당신이 무엇을 좋아하느냐이다."라고 하는 것 같다.[34]

아이들이 갖게 된 물질주의적 가치와 텔레비전을 보거나 소셜 미디어를 사용하는 시간을 연결한 연구 결과가 있다.[35] 하지만 물질주의를 찬양하는 상업 문화가 스크린으로만 전달되는 것은 아니다. 영화 〈사운드 오브 뮤직〉에 나오는 노래 〈내가 가장 좋아하는 것My Favorite Things〉을 기억하는가? 이 노래는 마음이 아프거나 슬플 때 해결 방법으로 눈송이, 썰매 종, 아기 고양이, 야생 거위, 맛있는 음식과 같은 단순한 즐거움으로 눈을 돌려볼 것을 제안한다. 그러나 이제는 새로운 버전이 나왔다. 2019년에 빌보드 차트에서 8주간 1위를 차지한 노래가 있는데, 바로 팝스타 아리아나 그란데Ariana Grande가 1959년 로저스Rodgers와 해머스타인Hammerstein이 발표한 노래를 21세기 버전으로 재해석한 〈세븐 링스7 Rings〉이다. 인기 드라마 〈빅토리어스Victorious〉에 출연한 어린이들의 옛 스타인 아리아나에게 즐거움을 주는 것은 이제 다이아몬드, 현금 지급기, 티파니 보석, 샴페인, 신용카드, 수표다.

패션 잡지 〈엘르〉에 따르면, 〈세븐 링스〉는 아리아나가 힘든 시절을 극복한 이야기다.[36] 가사는 약혼이 깨지고, 전 남자친구가 약물 과다 복용으로 사망한 후 인생의 힘든 순간을 보낸 아리아나가 친구들과 함께 쇼핑을 하는 이야기를 바탕으로 쓰였다.[37] 나는 처음에 이 노래를 패러디나 사회 비평으로 여겼지만, 사실 이 노래는 쇼핑으로 기분 전환을 하는 리테일 테라피Retail Therapy를 찬양한 것이다.[38]

> 돈이 문제를 해결해줄 수 없다고 한 사람은
> 문제를 해결할 만큼 돈이 없었나보네.
> "뭐로 하시겠어요?"라는 질문에 난 "다 주세요."라고 하지.
> 행복은 붉은 밑창*과 값이 같아.

'리테일 테라피'라는 용어는 1986년 일간지 〈시카고트리뷴〉 기사에 처음 등장한 것으로 보인다.[39] 처음에는 1980년대에 고조된 자신

* 붉은 밑창Red Bottoms은 인기 높은 구두 브랜드 크리스찬 루부탱Christian Louboutin의 특별한 제품 라인을 가리킨다. 루부탱 구두 가격은 500달러 이상이며, 붉은 밑창으로 브랜드를 쉽게 알아볼 수 있다.

을 우선시하는 물질주의를 풍자하는 코멘트로 쓰였던 것 같다. 하지만 아리아나가 이 용어를 활용한 것처럼 리테일 테라피는 실제로 기분을 전환하는 데 사용된다. 리테일 테라피가《옥스퍼드 영어 사전》에 처음 실린 것은 9·11 테러 이후, 조지 W. 부시 대통령이 쇼핑으로 이 위기를 극복하라는 말을 한 것과 같은 해인 2001년이라는 게 흥미롭다.[40]

3장에서 논의한 것처럼 아이는 가족과 공동체뿐만 아니라 멀리 떨어져 있는 것으로 보이는 사회적 힘에서도 영향을 받는다. 브론펜브레너의 개념에 따르면, 유난히 물질주의적이지 않은 아이도 상업주의와 물질주의 가치가 지배하는 사회에서 산다면 해를 입게 된다. 20년 넘게 물질주의의 심리적 원인과 영향을 연구해온 심리학자 팀 카서Tim Kasser는 부유한 국가 20개국에 만연한 가치를 조사했다. 그 결과, 한 국가의 시민이 재산, 부, 권력, 지위를 우선시할수록 어린이들은 텔레비전 광고의 표적이 되는 경우가 더 많으며, 해당 국가의 유니세프 아동 복지 수준은 더 낮은 것으로 나타났다. 반면에 사회 정의, 협력, 평등을 우선시하는 국가는 유니세프 평가에서 더 높은 점수를 받았다. 그런 국가에서 자라는 아이들은 텔레비전 광고에 훨씬 적게 노출되었다.[41]

운이 좋게도 나는 카서와 지난 몇 년 동안 함께 일할 기회를 누렸고, 많은 것을 배웠다. 따라서 이 특정 연구를 바라보는 그의 생각에 더욱 관심이 갔다. 카서는 이렇게 설명했다. "이 결과는 사회가 아이들을 어떤 태도로 대하는지 많은 것을 알려준다고 봅니다. 사회가 이익과 돈에 관심이 있다면 기업과 정부는 이익을 위해 아이들을 조종할 수 있는 대상으로 취급하겠지만, 사회가 다른 사람을 돕는 것에 관심이 있다면 아이들을 조종하려는 이들에게서 보호해야 한다고 인식할 것이고, 따라서 광고를 제한할 것입니다."[42]

《TV 광고 아이들》에 쓴 것처럼 물질주의적 가치를 논의하는 것은 긴장되는 일이다. 특히 마케팅이 아이들에게 미치는 영향을 생각하는 데 몰두해왔기 때문에 내 삶이 나의 우선순위와 가치관을 어떻게 반영하는지를 의식하기 위해 최선을 다해왔다. 하지만 나는 특정 제품군과 이를 판매하는 광고 메시지에 부끄러울 정도로 약하다는 것을 인정해야겠다. 나는 망고를 잘라주는 슬라이서와 아보카도 껍질과 살을 분리해주는 스쿠퍼, 심지어 바나나를 한 번에 여러 조각으로 잘라주는 바나나 슬라이서 같은 주방 기기에 이상하게 끌린다.

내게 가장 영향을 미치는 광고는 시간이 지나면서 바뀌어갔다. 20년 전에는 내 딸의 미래에 대한 두려움을 자극하는 광고에 주로 시달렸다. 예를 들어, 두 남성이 아이들의 대학 진학에 따른 금융 문제를 얘기하는데, 한 남성은 자기 아이의 학비를 낼 돈이 준비되어 있었지만 다른 남성은 (시기에 맞춰 올바른 질문으로 자금 준비를 시켜주는) 광고의 금융 회사를 이용하지 않아서 학비를 낼 돈이 없었다. 광고의 마지막 장면에는 이 금융 회사를 선택하지 않아서 절망하게 된 남성을 볼 수 있었다. 그는 죄책감, 후회, 불안을 보였다.

우리에게 금융 컨설턴트가 있든 없든, 그 컨설턴트가 '올바른' 질문을 하든 말든, 많은 이들이 마지막 장면에 보이는 남성의 감정에 공감한다. 치솟는 대학 학비를 생각하면 특히 그렇다. 수년이 지난 지금, 나는 텔레비전에서 약품을 광고하는 것이 잘못되었다고 확신하지만 관절염 치료제 광고에 주의를 빼앗기는 나 자신에게 짜증이 난다. 나는 물질주의 세상에 현혹되지 않았다고 주장하지 않는다. 하지만 아이들을 소비주의에 몰입시키는 문화가 아이들에게 가장 중요한 가치, 즉 의미 있는 인간관계, 사랑과 친절, 경외와 경이로움, 창의성, 자연과의 연결, 깊은 감사 등을 가르치는 데에 형편없다는 것을 알고 있다.

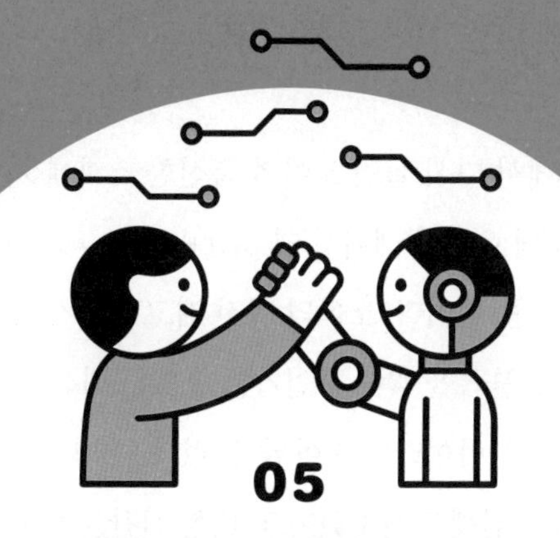

05

보상은 모두 좋은 것인가

만약 내가 당신에게 천 달러를 줄 테니 신발을 벗으라고 제안한다면
당신은 아마도 기꺼이 이 제안을 받아들일 것이다.
그러면 나는 "보상은 효과가 있다"라고 의기양양하게 말할 것이다.
하지만 처벌과 마찬가지로 보상은 어떤 행동을 하는
책임감을 키워주지 않으며, 보상이 더는 없다면
어떤 일을 계속 할 이유도 없게 된다.

- 알피 콘Alfie Kohn, 《자녀교육, 사랑을 이용하지 마라》 저자

게임 선택의 기준

나는 호주 멜버른에서 다섯 살인 노아와 푹신한 소파에 기대어 앉아 있다. 노아는 내게 '레고 시티 레이싱 앱Lego City Racing App' 사용법을 참을성 있게 가르쳐주는 중이다. 노아의 멋진 레고 컬렉션이 바로 옆에 놓여 있는데 실제로 블록을 쌓아 무언가를 만드는 대신 몸을 굽힌 채 태블릿에 열중하다니, 아이러니가 아닐 수 없다. "몇 년 전 친척을 보러 미국에 갈 때 장모님께서 사주셨어요. 비행 시간을 좀 더 수월하게 보내라고요." 노아의 아버지가 일러줬다.

아이튠즈iTunes에는 레고 시티 앱이 "미션을 기반으로 하는 창의적인 게임"[1]이라고 설명되어 있다. 나는 다른 레고 앱을 사용해본 적이 있기 때문에 창의력을 발휘할 기회를 거의 제공하지 않는 이 앱에 크게 실망하지 않았다. 디지털 자동차는 이미 만들어져 있었고, (역시 이미 완성된) 액세서리는 한 가지 방법으로만 장착할 수 있었다. 자동차로 '레이스'를 할 때마다 포인트를 얻을 수 있는 부분도 흔히 볼 수 있는 기능이었다. 하지만 노아가 "이제 쇼핑하러 가요!"라고 신나서 하는 말에 나는 깜짝 놀랐다.

이 레고 앱의 목적은 가상 자동차를 만드는 것도, 그렇게 만든 자동차로 경주를 하는 것도, 상대방보다 포인트를 더 얻는 것도 아니다.

포인트를 사용해 소방차, 파리지옥풀 또는 〈레고 닌자고 무비〉, 〈레고 닌자고 무비 비디오 게임〉, 〈스핀짓주 마스터〉 온라인 게임, 카툰 네트워크Cartoon Network 텔레비전 시리즈인 〈레고 닌자고: 스핀짓주 마스터〉, 레고 브랜드 의류 등 '레고 닌자고 제국'을 광고하는 버스나 표지판 같은 가상 물건을 구입하는 것이다. 우리는 상품을 '구입하고' 다시 처음으로 돌아가 과정 전체를 반복한다.

진짜 돈을 쓰게 하는 많은 어린이용 앱과는 달리 레고 시티 앱은 쇼핑하는 척만 한다. 하지만 여전히 앱이 전하는 메시지는 분명하다. 게임을 하며 얻는 재미, 게임을 잘할 때 얻는 만족, 상대편을 이길 때 얻는 즐거움마저도 충분하지 않다. 이 게임을 하는 진정한 목적은, 즉 게임의 진짜 중요한 점은 포인트를 얻어서 물건을 사는 것이다.

수없이 많은 어린이용 앱, 동영상, 영화, 텔레비전 프로그램 중에 무엇을 선택해야 할지 가이드가 필요할 때, 부모나 보호자는 미국 어린이용 미디어 모니터링 기관인 코먼센스미디어Common Sense Media, CSM나 호주 어린이용 디지털 자료 연구 기관인 호주어린이미디어위원회Children and Media Australia, CMA에서 제공하는 어린이용 미디어 및 엔터테인먼트 자료 리뷰와 평점을 참고할 수 있다. 예를 들어, 코먼센스미디어는 특정 앱이나 프로그램에 폭력, 성애, 마약, 술과 관련된 내용이 포함되는지, 브랜드 캐릭터가 등장하거나 인앱 구매를 유도하는지, 기타 광고에 노출되는지 등 소비주의 수준이 어느 정도인지를 알려준다. 또한 이러한 기관들은 앱의 교육적 효과, 즉 아이들이 앱을 통해 얻을 수 있는 지식과 기술을 구별하고 평가한다. 코먼센스미디어에 회원으로 가입하면 한 달에 리뷰 세 건을 무료로 볼 수 있다. 무제한으로 리뷰를 보고 싶다면 '플러스' 유료 멤버십에 가입해야 한다.

호주어린이미디어위원회에서 제공하는 리뷰는 더 자세한데, 특히 어떤 종류의 광고와 인앱 구매 기능이 들어 있는지 알려준다.[2] 이 역시 무료다. 무작위 뽑기 상자처럼 도박을 조장하는 앱과 게임은 따로 표시해두기도 했다. 무작위 뽑기 상자는 4장에서 다룬 적 있는 컬렉티블 세트에 아직 없는 귀한 장난감을 계속해서 찾게 만드는 가상세계 버전 블라인드 상자다. 앱과 게임에서 무작위 뽑기 상자는 보물 상자나 다른 보관함 형태로 나타나며, 역시 열기 전에는 내용물을 알 수 없고 실제 돈으로 구입할 수 있다. 구입하는 뽑기 상자에 자기가 찾는 중이거나 게임에서 이기려면 필요한 아이템이 있을지 없을지 모른다는 게 함정이다. 원하는 물건이 들어 있다면 기분이 들뜨고 만족해져서 다음에 보이는 상자도 구매하고 싶은 마음이 생긴다. 원하는 물건이 없다면 다음 상자에는 있을 거라는 가능성으로 구매 의지가 계속된다.

위 사이트와 다른 유사한 사이트에서 제공하는 리뷰도 도움이 된다. 하지만 내가 레고 시티 레이싱 앱에서 가장 걱정하는 점을 다루지는 않는다. 프로그램, 게임 또는 앱이 '아이들에게 세상에서 가장 중요한 무엇을 가르치는가' 하는 결정적인 질문에도 답을 주지 않는다. 리뷰에서 가치는 이야기하지 않는다. 즉 삶의 선택, 행동, 우선순위를 정하는 데 있어 근본적인 원칙, 목표, 동기, 우리가 옳고 그름을 구별

하는 기준은 이야기하지 않는다.[3]

아이들은 일반적으로 가족으로부터 그리고 대를 이어 가치를 전달하는 종교, 문화, 교육 기관 활동에 적극적으로 참여함으로써 가치를 배운다. 하지만 아이들이 집, 학교, 예배 장소를 떠나자마자 가치를 받아들이고 취하던 것을 멈추는 것은 아니다.

아이들은 학교 친구, 이웃, 같은 공동체에서 만나는 어른 등 꾸준히 함께 시간을 보내는 사람들에게서 가치를 흡수한다. 매일 몇 시간을 스크린 앞에서 보내는 아이들은 휴대전화, 태블릿, 텔레비전, 기타 디지털 기기 등에서 소비하는 콘텐츠를 제조하는 기술 및 미디어 기업의 대표와 직원들의 가치를 받아들인다.

아이들은 보통 기술 및 미디어 창작물 제작에 책임이 있는 사람들이 없는 상태에서 창작물을 경험하기 때문에 부모와 양육자들은 창작물이 전하는 가치를 깊게 생각하거나 질문하지 않게 된다. 그러나 스크린이나 기기에서 마주치게 되는 모든 이미지, 단어, 아이디어는 누군가가 만든 알고리즘에 의해 선택된 것이다. 이 누군가는 아마도 다른 많은 사람과 함께 작업하거나 상사의 명령에 따르는 과정에서 많은 단어, 이미지, 아이디어를 버렸을 것이다.

다시 말해, 우리가 가상세계 또는 어떤 매체에서든 마주치거나 마주치지 않는 것은 누군가의 가치가 의식적으로 또는 무의식적으로 반영된 결과다. 여기에는 일자리를 유지하거나, 권력을 얻거나, 돈을 벌거나, 창의력을 표현하는 수단을 갖기 위해 가치와 타협하는 결정도 포함된다. 따라서 아이들이 이러한 제작자, 작가, 앱 개발자와 직접적으로 시간을 보내진 않더라도, 아이들은 의식적으로 또는 무의식적으로 누군가가 주입한 가치에 노출되고, 이런 가치를 흡수하며 많은 시간을 보내게 된다. 이러한 가치는 아이들이 주목하는 콘텐츠로 반영되고 전달된다.

아이들이 돈을 쓰게 함으로써 소비 생활에 익숙해지도록 훈련해야 수익을 낼 수 있는 기업 입장에서 아이들에게 기업의 가치를 받아들이게 하는 것은 재정적으로 타당할지 모른다. 하지만 아이들한테는 이치에 맞지 않는다. 상업주의에 빠진 아이들이 흡수하는 물질주의적 가치는 그들이 무엇을 얼마나 소비하는지를 넘어 그들의 삶에 큰 영향을 미치는 것으로 밝혀졌다.

물질주의적 보상과 문제들

1980년대 초, 심리학자인 샬롬 슈워츠Shalom Schwartz는 "기본적인 인간 가치의 보편적인 체제"라는 주제를 확인하는 연구를 시작했다.[4] 이 연구는 82개국을 대상으로 확장되었다. 보편적인 체제라고 해서 모든 사람이 같은 가치를 우선시한다는 것이 아니라, 개별적이지만 서로 관련된 범주 아래 보편적으로 인식되는 가치의 모음이 있다는 것을 의미한다. 아울러 슈워츠와 동료들은 체제 안에 순응과 안전처럼 양립할 수 있는 특정한 가치가 있는 반면, 자비와 권력처럼 갈등 관계에 있는 가치도 있다는 것을 발견했다.

특정 가치들이 무리를 이룬다는 것은 물질주의에 대한 최근 연구에도 드러난다. 예를 들어, 부와 소유를 축적하는 물질주의 목표에서 동기를 얻는 사람들은 권력, 지위, 명성, 성취, 인기 같은 가치에서도 동기를 얻을 가능성이 있다.[5] 이들의 행동과 태도는 그들이 무엇을 하든 거기에서 얻는 본질적인 만족보다는 외부적인 보상에 더 많이 좌우될 수 있다.[6]

한편 덜 물질주의적인 사람들은 평등주의, 창의성, 타인의 안녕과 같은 가치를 우선시하는 경향이 있다.[7] 이러한 가치는 물질적인 보상을 가져다주지는 않지만, 그 자체로 만족스러운 행동과 태도를 보이도록 동기를 유발하는 편이다.[8]

물질주의적 가치를 논의할 때 자주 등장하는 질문은 이런 가치가 사회경제적 요인의 영향을 받는가이다. 경제적으로 어려움을 겪는 사람이 경제적으로 부유한 사람보다 더 물질주의적일까? 연구에 따르면, 가난하게 살아서 생기는 불안, 돈, 소유물을 우선시하는 태도 사이에는 연관성이 있는 것으로 밝혀졌다.[9] "상업 문화"를 주제로 한 연구에 따르면, 가난하다고 '느끼는 것'은 물질주의적 가치를 갖는 것과 관련이 있다.[10] 여기서 느낌이라는 단어가 중요하다고 생각되는데 이와 관련한 연구가 더 많았으면 좋겠다.

내가 보기에 기본적인 필요를 충족하기 위해 애쓰는 상황이 아니라고 했을 때 주변의 모든 사람이 거의 같은 재정 상태에 있다면 돈이 적어도 가난하다고 느끼지 않을 것 같다. 구성원 간에 부의 차이가 막대하고, 상업화된 미디어와 소셜 네트워크에 광범위하게 노출된 사회에 속할 때, 재정 상황과는 상관없이 과도한 소비를 미화하고, 우선순위에 두고, 동시에 이를 정상화하는 이미지에 휩싸여 살게 된다. 우리가 살 수 있는 것과 살 수 없는 것, 더 나아가서는 돈을 얼마나 가지고 있는지를 끊임없이 떠올리게 된다.

욕심을 유발하고 행복과 자기 가치를 자신이 구매하는 것과 연결시키는 마케팅 메시지에 지속적으로 광범위하게 노출되면, 경제적으로 어려움을 겪는 사람들은 그런 것들을 구매할 수 있는 부를 획득하는 것과 관련된 외적 가치와 동기를 수용하도록 종용받을 것이다. 하지만 이미 언급했듯 우리가 구입하는 것들이 우리를 행복하게 만들 수 있다고 믿는 것은 실제로는 행복을 감소시킬 수 있다.

부와 재산 축적을 우선시하는 사람들이 끊임없이 불만족할 수밖에 없는 이유는 행복이 다음에 할 쇼핑에 있다는 잘못된 믿음 외에도, 그들의 행복이 새로운 구매, 칭찬, 박수, 상품, 등급 같은 외부 보상을 계속해서 얻는 것에 달려 있기 때문이다. 더군다나 이런 보상을 얻으려고 시간을 보내는 동안 진정으로 행복하게 해주는 경험은 덜하게 된다.

적어도 미국과 다른 선진국에서, 어른들은 아이들이 (잠재적으로 유쾌하지는 않지만) 유익한 활동에 참여하도록 동기를 부여하고자 오랫동안 물질적 보상을 사용해왔다. 학교는 학생이 더 열심히 공부하고, 새로운 기술을 배우고, 정보를 습득하도록 동기 부여를 위해 성적과 다른 보상을 일상적으로 사용한다. 부모는 아이가 집에서 하는 심부름의 대가로 용돈을 주거나 '좋은' 성적이나 행동에 대한 보상으로 돈이나 선물을 주기도 한다. 보상이 단기적으로는 행동에 동기를 부여할 수 있지만, 결국에는 어른이 되어서도 물질주의적 가치를 좇게 된다. 부모가 물질적 보상에 의존해서 키운 아이는 자의식을 자기가 소유한 물질과 연결하는 어른이 될 가능성이 더 크다.[11]

내 경험에 따르면, 때로 물질적 보상은 일부 아이들이 특정한 어려움을 극복하거나 힘든 과제를 수행하는 데 도움을 줄 수 있다. 딸이 3학년이었을 때 남편과 나는 아이가 여러 방면으로 어려운 학교 과제를 완수하도록 동기를 부여하는 데 외부 보상을 이용했다. 아이는 짧은 시간 내에 구구단 몇 단을 외운 뒤 발표해야 했다. 아이는 그때도 그랬고 지금도 그렇듯 어떤 일에 천천히 조심스럽게 다가가는 편이다. 시간 제약은 아이에게 답답하고 어려운 조건이었다. 자기의 본성을 거스르는 일이었기 때문에 구구단 연습을 피했다. 한편 아이는 고릴라 봉제 인형을 오랫동안 갖고 싶어 했다. 그래서 우리는 그 인형을 사두고 수학 과제를 성공적으로 완수하면 인형을 가질 수 있다고 말해주었다. 아이는 구구단을 외우는 데 성공했다.

그러나 어른들이 장기적, 지속적으로 아이들의 행동을 관리하거나 변화시키는 데 물질적 보상이나 처벌에 의존할 때는 문제가 생긴다. 물질적 보상은 어떤 행동을 영구적으로 바꾸거나 형성하는 데에는 특별히 효과적이지 않다. 꾸준히 물질로 보상하는 것은 궁극적으로 아이들의 건강한 발달을 저해할 수 있다고 많은 연구가 보여준다.[12] 예를 들어, 도왔다고, 나눴다고, 친절했다고, 아이에게 지속적으로 돈을 주거나 갖고 싶어 하는 물건을 사주는 것은 가족, 공동체, 사회의 필수적인 구성원으로서 얻게 되는 혜택뿐만 아니라 책임감에서 오는 만족감을 경험할 기회를 박탈하는 행위다.

마찬가지로 학교에서 아이들에게 '좋은' 성적을 받는 것을 우선시하도록 교육하는 것은 호기심을 충족시키고, 역량을 키우고, 세상을 넓고 깊게 이해하는 학습의 본질적인 충족감을 경험할 기회를 빼앗는다. 아이들이 오로지 보상을 받거나 처벌을 피하기 위해서 특정한 방식으로 행동하는 것을 배운다면, 자율성을 발달시키고 자신의 행동을 규제할 기회를 놓치게 된다.

아이들이 행동을 바꾸도록 동기를 부여할 때 물질적 보상에 의존하면 생기는 또 다른 문제가 있다. 아이들은 어떤 특정한 경험으로 배우는 모든 것을 통제할 수 없다. 일례로, 특정한 태도를 보이거나 어떤 과제를 완수하는 대가로 반복적으로 선물이나 돈을 받는 경우, 부모나 선생님이 기대하는 바를 아이들이 배울 수도 있지만, 동시에 어떤 형태의 지급, 보상 또는 높아진 지위를 얻게 될 때에만 무언가를 할 가치가 있다고 배울 수도 있다.

아이들은 내재된 동기를 경험할 수 있도록 지원해주고 길러주는 환경에서 많은 경험을 해야 한다. 최근까지 아이들은 여유 시간이 생기면 내적 동기가 생기는 활동을 시작하고 수행하는 등 무엇이든 행동하며 채울 수 있었다. 바로 아이들이 놀이, 즉 전형적인 내적 동기가 생기는 활동을 할 수 있는 시간이었다. 아이들이 외부에서 오는 보상이나 선물을 받으려고 놀이를 하진 않는다. 하고 싶어서, 놀이가 주는 기쁨 때문에 노는 것이다.

기술이 포화되고 상업화된 현대 문화에서는 더 이상 아이들이 여가 시간을 스스로 주도하며, 실제로 체험이나 창의적인 놀이를 위해 시간을 사용한다고 가정할 수 없다. 스마트폰과 태블릿이 등장하기 전인 2009년까지 텔레비전 시청은 전 세계 어린이들의 주요 여가 활동이었다.[13] 물론 오늘날 어린이들은 태블릿과 스마트폰으로 디지털 게임을 하는 데 점점 더 많은 시간을 소비한다. 노아의 레고 시티 레이싱 게임 같은 앱처럼 놀이나 학습 또는 무언가를 하는 경험으로부터 어떤 종류의 외부적인 보상을 얻게 된다면 (a) 그것이 가상으로만 존재하고 (b) 실제로 활용할 수 없는 보상이라고 해도, 기본적으로 만족할 만한 경험이라고 가르치는 셈이다.

반대로 노아가 실물 레고를 가지고 놀면, 다 놀고 나서 쇼핑을 가거나 외부에서 보상을 받을 거라고 기대하지 않는다. 어쩌면 노아가 기대하는 것은 자기가 만든 결과물을 보고 부모가 기뻐하는 모습 정도일 것이다. 노아가 블록을 이용해서 노는 것은 내면에서 생긴 동기에서 나온다. 블록으로 건축물을 쌓는 것을 좋아하거나 만들고 싶은 어떤 생각이 떠올라서 블록을 갖고 놀 것이다. 노아는 본성에서 놀이하고 싶은 동기를 발견하고, 그렇게 해서 얻는 보상은 주로 내적인 것이다. 스스로 시간을 보내는 방법을 통해 즐거움을 얻거나 블록을 쌓는 실력이 향상하거나 자기가 세운 레고로 만들기 도전을 완수하는 만족감을 얻는다.

노아는 레고 쌓기를 하며 내부에서 생긴 동기로 얻을 수 있는 모든 면에서 혜택을 누린다. 그는 자신을 유능하고 독립적이라 인식하고,

어떤 프로젝트를 시작하고 혼자서 완성할 수 있다는 것을 알게 된다. 설명서가 있는 블록 세트를 가지고 만드는 것이 아니라 자기 상상 속의 구조물을 만든다면, 이 놀이로 노아의 창의성은 발전하게 된다. 레고의 앱 제작자들은 게임을 잘하는 것에 '쇼핑'을 연결시킴으로써 즐기도록 유도하기 때문에 무언가를 하는 것의 가치와 성취, 개인적인 만족에서 느끼는 가치를 모두 감소시킨다.

외부에서 얻는 보상과 관련해서 덧붙이자면, 사촌이 내게 해준 농담이 있다. 한 심리학자가 걸작을 쓰려고 혼자 조용히 있을 만한 집을 빌렸다. 하지만 이사한 뒤 보니, 그 집 앞뜰에는 늘 아이들이 모여 왁자지껄하게 노는 게 아닌가. 심리학자는 아이들에게 조용히 놀라고도 말하고, 다른 데 가서 놀라고도 권했다. '놀이 금지'라는 표지판을 세우기도 했고, 그만하라고 아이들에게 소리를 지르기까지 했다. 하지만 그 무엇도 소용없었다.

어느 날 심리학자는 아이들에게 자기 집 앞에서 실컷 놀 때마다 1달러씩 주겠다고 했다. 아이들은 신이 났다. 며칠간 아이들은 심리학자의 집 앞에서 신나게 놀고 1달러씩 받아갔다. 어느 날 아침, 심리학자는 슬픈 목소리로 이제 1달러는 주지 못하게 되었지만 그래도 놀고 싶은 만큼 실컷 자기 집 앞에서 놀라고 했다. 그러자 아이들은 조용히 그곳을 떠나 다시는 심리학자의 집 앞에서 놀지 않았다.

물론 이 이야기는 농담이다. 하지만 연구에 근거해 만들어진 농담이다. 동기 관련 연구에 따르면, 아이들이 (어른도 마찬가지로) 즐기는 일을 했다고 돈이나 물질적인 보상을 받는다면 더는 돈을 받지 않게 될 때 그것을 계속하려는 본질적인 동기가 감소한다. 예를 들어, 대학생들에게 퍼즐을 맞추면 돈을 주다가 돈 주는 것을 멈추자 이들은 계속 퍼즐을 맞추는 경우가 줄어들었다. 한 번도 돈을 받지 않은 학생들은 계속해서 퍼즐을 이어나갔다. 다른 것을 해도 된다고 했지만 이들은 퍼즐에 도전하는 재미를 느꼈기 때문에 계속한 것이다.[14]

다른 연구에서는 그림에 관심을 보이는 유치원생 중 일부에게 그림을 그리는 것에 보상을 주었고, 일부에게는 그냥 그림을 그리라고만 했다. 2주 후 그림을 그리면 보상을 받을 거라고 예상한 아이들은 처음부터 보상을 받은 적이 없는 아이들보다 그림 그리는 활동에 덜 집중했다.[15]

포켓몬 GO와 포켓몬 슬립

물건을 소비하는 것이 본질적인 특성임을 강조하는 광고가 만연한 사회에서 외부 보상의 힘과 물건으로 무엇이든 해결할 수 있다는 믿음은 쉽게 문화적 규범이 될 수 있다. 오늘날 '위대한 포켓몬 GO 열풍'이라고 부르는 일이 몇 년 전에 일어났을 때부터 이 현상은 분명하게 드러났다. 1장에서 나는 포켓몬 비즈니스 모델이 '훌륭하면서도 사악하다'고 묘사했다. 영원히 충족되지 않는 갈망을 아이들에게 심어주는 방식을 기반으로 하기 때문이다. 포켓몬은 아이들에게 매력적인 요소가 많은 제품이지만, 포켓몬의 마케팅 전략은 아이들의 취약점을 악용한다는 점에서 자세히 살펴볼 만하다.

2016년 초여름, 전 세계 보행자들은 자기 스마트폰을 쳐다본 채 간혹 "레트라!", "픽시!", "라플레시아 찾았다!" 같은 알아들을 수 없는 말을 외치며 모여 있는 낯선 사람들 무리를 마주하게 되었다. 이 무리는 증강현실 게임 중 처음으로 큰 성공을 거둔 포켓몬 GO를 하는 사람들이었다. 포켓몬 GO를 만든 나이앤틱Niantic이라는 게임 제작사는 구글 사내 프로젝트로 설립된 스타트업 기업으로, 모기업인 알파벳Alphabet과 닌텐도가 소유하고 있다. 이 기업들의 합작으로 이상한 이름을 붙인 포켓몬 캐릭터들이 스마트폰을 통해 우리 일상으로 들어왔다.

포켓몬 GO는 빠른 속도로 국제적인 현상이 되었다. 120개국 이상에서 포켓몬 GO 게임을 할 수 있었다.[16] 출시 후 첫 몇 달간 5억 번의 다운로드 횟수와 4억 7000만 달러(약 6250억 원)의 수익을 창출했다.[17] 초반에만 반짝 성공하고 인기가 사그라진 것도 아니다. 3년 후 포켓몬 GO는 10억 번 이상 다운로드되었다.[18] 그리고 2021년 1월부터 9월까지, 6억 9143만 달러(약 9192억 원)라는 상당한 수익을 올려 모바일 게임 수익 순위에서 4위를 차지했다.[19]

포켓몬 GO가 출시되자마자 대단한 인기를 끌자, 어린이 대상 마케팅을 가장 강하게 비판하는 사람들마저 이를 심하게 평가하는 것을 주저했다. 일부 비평가들은 나이앤틱이 묘지, 예배당, 국제 기념물, 공립 공원에 포켓몬 가상 광고를 삽입한 것을 비난하기[20]보다는 아이들을 맥도날드나 다른 스폰서 상업 기업으로 유인하여 부당하게 돈을 벌지 말라고만 촉구했다.[21] 사생활 침해 우려에 초점을 맞춘 사람들도 있었다.[22] 그리고 일부는 (양팔을 치켜들고) 아이들을 밖으로 데리고 나간 앱을 칭찬했다.[23]

출시된 지 몇 주 만에 포켓몬 GO가 집에 앉아만 있던 사람들을 움직이게 유도했다며 이 게임을 좋게 평가하는 의사와 건강 전문가 들의 말을 인용한 수많은 뉴스 기사가 올라왔다.[24] 어떤 사람들은 나이앤틱이 속임수를 써서 운동을 시킨다고 칭찬하기도 했다.[25] 피트니스 트래커 기업 CEO들은 앱 사용자들의 걸음 수 기록이 놀랍게 증가하는 것을 보고 감탄했다.[26] 〈월스트리트저널〉의 한 헤드라인에는 "운동을 더 하고 싶다면? 스크린 사용 시간을 늘려라"라는 문구가 실리기도 했다.[27] 그러나 포켓몬 GO가 건강에 미치는 영향을 장기간 추적하고 나서는 다른 결과가 나타났다. 〈영국의학저널〉에서 실시한 연구에 따르면, 포켓몬 GO 플레이어들은 게임 시작 후 얼마간은 일일 걸음 수를 늘려갔지만, 6주가 지나자 걸음 수가 앱을 다운받기 전 수준으로 내려갔다.[28]

다른 연구에 따르면, 신체적으로 활동적인 생활 방식을 유지하는 데 앱이 성공적으로 기여할 수 있는지 여부는 평소에 사용자들이 얼마나 운동을 중요하게 생각하느냐에 달려 있다고 한다.[29] 이상해씨(포켓몬 캐릭터 도감에 맨 처음으로 등장하는 기념비적인 캐릭터 – 옮긴이)와 버터플(나비를 모티브로 한 포켓몬 12번째 캐릭터 – 옮긴이)을 잡을 때 느껴지는 짜릿함을 위해 주로 걷는 플레이어에게는 게임에 대한 흥미가 사라지자 포켓몬 GO가 미치는 건강 효과도 사라졌다.

포켓몬 GO의 목표는 운동량을 늘리고 공중보건을 개선하는 것이 아니다. 수익을 창출하고 브랜드 충성도를 확대하는 것이 목표이기 때문에 건강한 라이프스타일 도구로서 앱의 잠재력은 약하다고 밝혀졌다. 그러나 이러한 연구 결과는 제작자들에게 큰 문제가 되지 않았을 것이다. 처음에는 제대로 증명되지 않은 포켓몬 GO의 기적적인 운동 효과가 전 세계적으로 언론의 헤드라인을 장식했다. 하지만 어떤 이슈가 헤드라인에 오르는 현상이 종종 그렇듯, 언론은 빠르게 관심을 잃었고, 포켓몬 GO 앱이 운동량을 늘리는 데 해결책이 아니라는 뉴스는 주류 신문에 거의 실리지 않았다. 이후 인류에게 대단한 이익을 줄 거라는 주장을 핵심 마케팅으로 내세운, 완전히 새로운 포켓몬 앱이 출시될 계획이라는 소식을 들었을 때 나는 놀라지 않았다. 새로운 앱의 이름은 포켓몬 슬립Pokémon Sleep이다. 짐작했겠지만 이 앱의 목적은 '좋은 수면 습관'에 대한 보상을 제공하는 것이다.[30] 수면은 분명히 생물학적으로 작동하며, 본질적으로 모든 인간과 동물에 보상 기능을 하기 때문에 나는 이 앱이 어떻게 작동할지 더 알고 싶었다.

닌텐도 자회사인 포켓몬컴퍼니Pokémon Company CEO 이시하라 츠네카즈Tsunekazu Ishihara는 기자회견에서 "이 게임의 콘셉트는 플레이어가 매일 아침 일어나기를 기대하는 것"이라고 밝혔다.[31] 이어 "누구나 인생의 많은 부분을 잠으로 보낸다. 이 시간을 오락하는 시간으로 바꾸는 것(내가 강조하는 부분이다)이 우리의 다음 도전 과제다."라고 덧붙였다. "와우."

이 글을 쓰는 지금까지도 포켓몬컴퍼니는 게임에서 일어나는 일이 플레이어가 언제, 얼마큼 잠을 자는지와 연결된다고만 밝힐 뿐, 정확히 어떻게 수면을 보상하는지에 대해서는 여전히 설명하지 않은 상황이다.[32] 포켓몬 GO가 재정적으로 막대한 성공을 이룬 것을 감안할 때 포켓몬 슬립 역시 출시 후 첫 몇 주간은 매우 높은 수익을 보이겠지만, 플레이어 대부분이 잠을 자는 것에는 도움을 받지 못할 가능성이 크다.

포켓몬 GO가 운동에 미치는 영향을 폭로한 자료와 우리가 수면에 대해 알고 있는 것(이 장의 앞부분에서 논의했던 지속적인 행동 변화를 위해 외부 보상에 의존하는 문제)에 근거해볼 때, 포켓몬 슬립을 공중보건 문제를 수익화하려는 냉소적인 노력 외에 다른 것으로 보기는 어렵다. 많은 어린이와 청소년이 필요한 양보다 훨씬 적은 수면을 취하는 것은 확실하다.[33] 하지만 디지털 기술을 사용하는 시간, 심지어 같은 방에서 텔레비전이나 디지털 기기를 보며 자는 것 역시 수면 부족의 요인으로 기록되어 있는 것도 사실이다.[34]

포켓몬 슬립으로 어떻게든 사람들이 "매일 아침 일어나기를 기대하게" 만들 것이라는 이시하라의 주장은 특히 의아하다. 내가 경험한 바로는 아침에 일어나는 것을 기대하지 않는 사람은 우울증, 무력감 또는 극심한 스트레스에 시달릴 가능성이 크며, 따라서 필요한 것은 전문가의 도움이지 피카츄나 다른 포켓몬 캐릭터가 도움을 줄 수는 없다. 아울러 수면 전문가들은 잠자기 전에 머리를 비우고, 미래에 일어날 것 같은 일이나 과거에 이미 일어난 일에 집중하지 않는 습관을 들이라고 권한다.[35] 긍정적이든 부정적이든 아침에 일어날 생각에 너무 잠겨 있으면 잠드는 걸 방해받을 수 있다.

한편 꿈을 꾸는 것처럼 자연적으로 일어나는 현상을 제외하고는 수면은 원래 재미가 있어서도 안 되고, 재미가 있을 수도 없다.《옥스퍼드 영어 사전》에 따르면, 수면은 "신경계 활동이 거의 또는 완전히 중단되고 에너지가 회복되는 동안 사람과 동물이 취하는 자연스러운 무의식의 상태"로 정의한다.[36]

수면을 돈을 버는 엔터테인먼트로 바꾸려는 포켓몬컴퍼니의 제안은 갑자기 생긴 것이 아니다. 이는 우리 삶의 모든 면을 게임화하고 브랜드화하려는 기술 및 마케팅업계가 한 걸음 더 나아가려고 노력한 결과다. 〈뉴욕타임스〉의 헤드라인이 이를 아주 적절하게 표현했다. "포켓몬 슬립은 잠깐 눈을 붙이는 것마저도 게임으로 만들려고 한다."[37]

포켓몬 슬립은 2020년에 출시될 예정이었지만, 2023년에 공식 앱이 출시되었다. 물론 출시가 연기됐다고 내 수면량이 줄어든 것은 아니다. 한편 포켓몬컴퍼니는 포켓몬 스마일Pokémon Smile이라는 앱을 내놓았다. 포켓몬 스마일 웹사이트에는 이렇게 쓰여 있다. "아이들에게 양치시키는 것은 힘들 수 있는데 이 영리한 앱은 양치를 신나는 모험으로 만들어줘요!"[38] (포켓몬 스마일 한국어 공식 웹사이트 www.pokemonkorea.co.kr/pokemon-smile에는 "이를 닦는 시간은 보호자에게도 아이들에게도 조금은 힘든 시간입니다. 포켓몬과 함께하면 그런 힘든 시간을 두근거리는 시간으로 바꿀 수 있습니다."라는 문구가 적혀 있다. – 옮긴이) 아이들은 스마트폰에 비친 가상의 포켓몬 모자를 쓴 자기 모습을 보면서 이를 닦는다. 이를 닦으며 '나쁜 박테리아'한테서 포켓몬 캐릭터를 구하고, 구한 포켓몬은 전부 가질 수 있다. 소개 동영상에서는 이 게임이 "플레이어가 매일 이를 닦는 게임을 하도록 이끌어줄 것"이라고 시청자에게 자신 있게 말한다.[39] 나는 이 영상을 네 번째로 볼 때에야 비로소 화면 하단에 6초 동안 나타나는 작은 면책 문구를 발견했다. "본 앱은 충치를 예방하거나 치료하지 않습니다. 또한 아이가 이 닦는 것을 좋아하게 되거나 이 닦는 습관이 생기는 것을 보장하는 것은 아닙니다."[40] 그렇지만 '이끌어준다', '이 닦기', '매일'이라는 단어가 같은 문장에 쓰인다면 이 면책 문구와는 다른 의미를 전하려는 게 아닐까?

건강을 다루는 기업의 냉소적인 태도를 여전히 확신하지 못한다면 최근에 설탕이 가득한 포켓몬 오레오 패키지를 출시한 미국 식품 제조 기업 나비스코Nabisco 사례를 들어보겠다. 희귀한 카드를 구할 수 있다는 가능성 때문에 포켓몬 카드를 사고 싶은 갈망이 생기는 것처럼 역시 발견하기 힘든 캐릭터 '뮤'를 구할 수 있다는 가능성 때문에 포켓몬 캐릭터가 있는 오레오 패키지를 사고 싶은 욕심이 생긴다. 잘 부서지는 뮤 과자가 온라인 경매 사이트 이베이eBay에서 천 달러에 팔린다는 소식에 나는 좀 더 살펴보기로 했다. 가격은 6달러부터 2만 5000달러까지 어마어마했다. (최근까지 확인한 바로는 2만 5000달러에 구입한 사람은 없었다) 내가 처음으로 발견한 천 달러로 매겨진 상품은 "컬렉티블 뮤 오레오 한정판 부서짐"으로 올라와 있었다. (최근에 확인한 바로는 이 상품 역시 아무도 경매에 부치지 않았다)[41] 부서지지 않은 원 상태 그대로인 뮤 오레오 하나는 만 3300달러라는 높은 가격이 붙었지만, 수익의 반은 세인트 주드 아동연구병원에 기부할 예정이라고 적혀 있었다. 뜻있는 명분이기는 하나 그렇다면 입찰자가 6650달러를 아끼고 직접 병원에 기부하면 되지 않을까 하는 생각이 드는 건 어쩔 수 없다.[42] 미국 공영 라디오에서 한 논평가가 물은 것처럼 "오레오 과자를 과연 얼마나 오랫동안 보관할 수 있을까?"[43] 어쨌든 본론에서 벗어났으니 다시 양치 이야기로 돌아가보자.

포켓몬 스마일의 효과를 다룬 연구는 찾을 수 없었지만, 3개월간 보상 기반의 양치 앱을 사용한 유치원생들은 앱을 사용하지 않은 아이들보다 양치질을 더 잘한 것처럼 보인다는 연구를 발견했다. 그러나 연구자들 스스로 지적했듯이 앱의 진정한 효과는 장기간 조사를 해야 측정할 수 있다. 아울러 이 연구는 내가 봐온 스크린이 개입하는 다른 많은 연구와 비슷한 오류를 보인다. 비교 대상은 거의 항상 어떠한 종류의 개입도 받지 않는 대조군이 된다. 그래서 우리가 얻게 되는 무언가는, 그게 어떤 것이든 아무것도 안 한 것보다는 낫다는 결과다.[44]

나는 어린아이들이 지루한 일을 재미있게 받아들이도록 하는 노력에 반대하지 않는다. 비록 양치질을 '신나는 모험'으로 지속할 방법이 있을지 의심스럽지만 말이다. 내 딸이 양치질을 처음 배웠을 때 우리는 함께 이상한 소리를 내보았다. "이이이… 아아아… 오오오…." 이런 식으로 말이다. 때로는 함께 이를 닦기도 했다. 여하튼 내가 반대하는 것은 기업이 자기 브랜드를 아이들이 동기를 이끌어내는 데 활용해 이런 일상적인 일들에서 수익을 내려는 행위다. 비슷한 맥락에서 더 터무니없는 사례를 들어보자면, 이 제품을 기억하는 사람이 있을지도 모르겠다. 디지털 기기용 보조 도구를 생산하는 CTA디지털에서 2013년에 선보인 아이포티iPotty로, 아이패드 스탠드가 부착된 플라스틱 유아 변기다. 외부 자극이 있어야 동기 부여가 되는 아이들이 아이패드를 쓰며 시간을 보낼 수 있도록 하는 게 빅테크에서 내세운 기저귀 떼는 방법이었다. 아이포티는 그해 페어플레이에서 선정한 올해 최악의 장난감 상(?)을 받았고, 이제 더는 생산하지 않는 것 같으니 다행이다.[45]

어린아이들, 특히 0~2세 아이들과 시간을 보낼 때마다 나는 내재된 동기를 사용하는 능력이 인간성에 깊이 뿌리박혀 있다는 것을 깨닫게 된다. 《상상을 말하다》에서 기술했듯, 나는 친구네 집에 놀러갔다가 7개월 된 친구의 딸이 '무릎을 발견하는' 놀라운 순간을 목격하는 행운을 얻었다. 아이는 기쁨에 겨워 비명을 지르며, 자기 아빠한테 팔을 뻗어 일어서고 싶다는 표현을 확실히 했다. 작은 두 주먹으로 아빠의 손가락을 하나씩 꽉 쥔 채, 아이는 발가락으로 바닥을 밀며 몸을 일으켰고, 서는 자세를 취했다. 그렇게 서서 몇 번 비틀거리더니 아이는 다리를 천천히 구부리며 쪼그려 앉았다. 이어서 술에 취한 발레리나가 다리를 구부렸다 바로 서는 플리에를 하는 것처럼 다시 비틀거리며 일어섰다. 만족스러운 환한 미소를 지으며, 아이는 이 동작을 몇 번이고 반복했다. 그러다가 아이는 바닥에 있는 자기가 가장 좋아하는 고양이 장난감을 발견했다. 아이는 한 손으로만 아빠를 붙잡고, 더 세차게 흔들리는 몸으로 고양이를 잡으려고 했다. 하지만 아이는 고양이를 잡기에 바닥이 너무 멀리 있다는 것을 깨달았다. 아이는 신중하게 빈 손을 고양이 쪽으로 뻗었다. 위태롭게 휘청거리면서도 이 미션에 완전히 집중한 채 무릎을 구부리는 훌륭한 동작을 시작했다. 그리고 바닥에 넘어지기 전에 아이를 보호하는 아빠의 도움을 받았다. 아이는 바닥에 앉아 잠시 휴식을 취한 뒤 즐겁게 같은 과정을 다시 시작했다.

자기만의 방식으로 세상을 탐험할 기회가 있는 양육 환경에서 어린아이들은 자기 안에서 배우고, 능력을 얻고, 자율성을 키우려고 노력하고, 호기심을 충족하는 동기를 얻는다. 내가 아는 부모 대부분이 자기 아이가 힘든 경험이나 전혀 하고 싶은 마음이 없는 일을 하는 데 도움을 주려고 때로는 보상에 의존한 게 사실이다. 하지만 아이들을 외부 보상에 의존하는 경험에 연달아 몰아넣으면, 아이들은 대부분 오로지 물질적인 이득을 바라며 의욕을 보이게 될 뿐만 아니라 무언가를 할 때 얻는 깊은 성취감을 경험할 기회를 빼앗긴다.

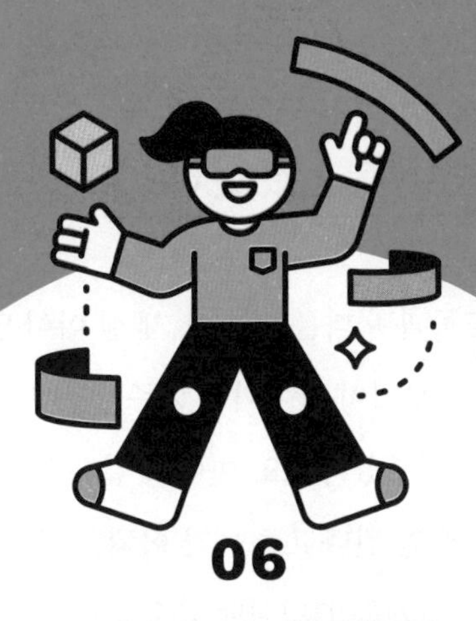

06

조르기 전략은 누구에게 유용한가

소매의 순환은 이렇게 이루어진다. 아이가 제품을 요구한다.
부모는 아이에게서 제품을 알게 된다.
가정은 이제 이 제품을 사용하기 시작한다.
아이는 자라서 자기가 꾸린 가정에서도
같은 제품을 사용하도록 제안한다.
자기 자식이 새로운 요구를 해오기 전까지 말이다.

- 데이비드 스프링클David Sprinkle,
시장조사 기관 패키지드 팩츠Packaged Facts 연구부장

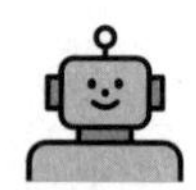

조르기에 굴복하는 어른들

동네 유아원에서 부모들과 수다를 떠는데, 세 살 아이 엄마가 이렇게 말했다. "한번은 저희 부모님이 딸아이를 봐주셨는데, 아이한테 장난감 언박싱 동영상을 보여주셨나봐요. 아이가 같은 걸 사달라고 조르는데 안 된다고 하면 왜 안 된다고 하는지 이해를 못하더라고요." 옆에서 한 아이 아버지가 고개를 끄덕이며 한숨을 내쉬었다. "아이를 장난감 가게에 될 수 있으면 데려가지 않는데요, 문제는 상점마다 장난감을 판다는 거죠. 전구를 사러 홈디포Home Depot에 갔는데, 거기서도 장난감을 파는 거 있죠! 필요한 걸 사기도 전에 나와야 했어요. 사달라고 조르길래 안 된다고 했더니 막무가내로 떼를 쓰더라고요."

조르는 아이를 훈육하는 것은 육아를 하면서 화가 나고 좌절감을 겪는 일이다. 게다가 공공장소에서 아이가 떼를 쓰면 수치심까지 느끼게 된다. 아이의 조르기는 가족에게 스트레스를 유발하는 흔한 요인이다.[1] 그런데 유감스럽게도 아이가 부모를 성가시게 하는 것 또한 기업에게는 돈을 버는 입증된 방법이다. 아이들이 부모에게 그 제품을 사달라고 조르게 하는 전략은 전 세계적으로 통한다.[2] 한번은 뉴욕에서 친척 모임이 있었는데, 사촌은 태어나서 한 번도 텔레비전 광고를 보지 않은 다섯 살 자기 아이가 며칠 전에 처음으로 광고를 보고는 달라졌다고 말했다. "광고에 나오는 장난감을 전부 사달라고 하더라고요!" 일 년 전에 있었던 다른 친척 모임에서는 더 큰 아이를 키우는 조카가 이렇게 말했다. "마인크래프트로 시작하더니 이젠 포트나이트예요. 열한 살 아이는 온라인 게임을 하게 해달라고 만날 졸라대요. 그리고 게임을 한번 시작하면 그만두게 하지 못하겠더라고요. 아이가 게임을 너무 많이 하는 건 알겠는데 제가 먼저 나가떨어지는 거죠." 이렇게 광고로 아이들을 공략하는 것은 아이들에게 조르기를 독려하는 것과 같다.[3] 그리고 조르기는 효과가 좋다.[4]

유아기에서 성인기까지의 시간이 무력한 상태에서 비교적 자율성을 확보하는 상태로 천천히 전환되는 과정이라는 점을 고려한다면, 많은 아이가 자기가 원하는 것을 얻으려고 부모를 성가시게 하는 모습은 그리 놀랍지 않다. 아주 어린아이도 어른처럼 똑같이 강렬하고, 때로는 변덕스러운 갈망을 경험한다. 하지만 어른과 달리 아이는 어른이 요청을 들어주지 않을 때 자기가 원하는 것을 얻을 자유, 인지능력, 체력, 현금이 없다.

2002년에 실시한 한 여론조사는 아이들이 나이를 먹을수록 더 끈질기게 조르는 것처럼 보인다는 결과를 내놓았다. 만 12~17세 아이들 750명을 대상으로 설문조사를 한 결과, 부모가 포기하고 갖고 싶은 걸 허락할 때까지 아이들은 평균 아홉 번 말한다고 한다. 이런 조르기는 십 대 초반에 최고치에 달하는 것 같다. 설문에 참여한 12세, 13세 아이 중 11퍼센트가 특정한 제품을 갖고 싶어서 부모에게 50회 이상 졸랐다고 했다. 아이들이 원한 제품은 모두 광고로 본 적이

있는 제품이다.[5]

많은 부모가 조르는 아이에게 안 된다고 말하는 걸 힘들어한다는 결과 역시 놀랍지 않다. 굴복하지 않는 게 옳다는 것을 알면서도 말이다. 우리는 온갖 이유로 굴복하는데, 그중에서도 가장 큰 이유는 아이가 행복하기를 바라는 근본적인 진실이다. 아니면 다른 많은 요구를 이미 거절해서 그럴 수도 있다. 또는 아이가 원하는 게 무엇이든 마음이 불편해져서 그럴지도 모른다. 직장 일로 스트레스를 받고 있는 상황에서는 아이가 해달라는 대로 해주는 게 힘이 덜 드는 방법이기 때문일 수도 있다. 아니면 아이와 줄곧 놀아주지 못한 죄책감 때문에 그런 건지도 모른다. 이런 식으로 이유는 얼마든지 더 댈 수 있다. 미국 어머니들을 대상으로 한 연구에서는 대부분이 조르는 행동을 갈등으로 여겼고, '싸움'이라고 묘사한 사람도 많았다.[6]

마케터들이 조르기 전략을 발명한 것은 아니지만 이들이 문제를 악화시키는 것은 확실하다. 기업은 사탕부터 자동차까지 모든 물건의 판매 실적을 올리는 데 있어 조르기에 기대하는 바가 크다. 아이가 어른을 조르도록 독려하고 동시에 자기들은 이것으로 생기는 가족 스트레스의 책임을 회피하는 게 기이하면서 잔인하다. 기업은 이 문제를 '매우 관대하고, 갈등을 회피하고, 신경 쓰기에는 너무 바빠서' 조르는 아이를 '받아주는' 부모 탓으로 돌리고, 이어서 '시장 탓'을 한다.[7] 영국 마케팅 전문가 엘리엇 하스Elliott Haworth의 발언은 이런 기업의 전형적인 모습을 대변한다.

"광고주가 조르는 아이한테 빅맥에 콜라 1리터를 사주라고 부모에게 강요하지는 않는다. 아이가 설탕을 달라고 소리를 지른다면 분명히 짜증이 날 것이다. 하지만 '안 돼!'라고 대응하거나 대응하지 못하는 부모의 태도는 광고가 악의적인 세력이어서라기보다는 부모가 비효율적인 육아를 한다는 것을 반영한다."[8]

상업 중심으로 돌아가는 세상에서 아이의 행동에 부모의 책임이 없다고 생각하지는 않지만, 부모가 잘 대처하지 못한다고 해서 마케터가 아이들의 조르기를 부추기는 의도를 정당화할 수는 없다. 내가 이야기를 나눠본 양육자들 대부분은 끝나지 않는 버거운 싸움에 최선을 다했다. 충분한 자금과 훌륭한 전략을 가지고 어디에서든 나타나는 상업적 공격에 맞서 부모가 경비원이자 아이들의 유일한 보호자가 되기를 기대하는 것은 불공평하다.

자신의 임무가 경비 역할을 하는 부모를 무력화시키는 것이라고 생각하는 마케터도 있다. 하스가 국제 어린이 시장 전문 조사 기관인 파인애플라운지Pineapple Lounge 대표 에마 워롤로Emma Worrollo를 인터뷰했을 때, 워롤로는 부모가 아이들을 광고주에게서 보호한다는 생각을 거부하며 동료 마케터들에게 이 생각을 멀리하라고 조언했다.*

* 이 기사에서 에마 워롤로의 이름은 '홀리 워롤로Holly Worrollo'로 잘못 표기되었다.

"난 '경비'라는 말이 참 싫어요…. 내 브랜드와 친해지길 바라는 사람을 그렇게 여기면 안 되죠. 수많은 브랜드가 이 전략을 썼어요. 부모한테만 접근했죠. 하지만 이제는 이중으로 공략할 수 있는 시대예요. 여러 세대에게 다가갈 수 있는 경험을 만드는 게 가능해졌죠. 이제 가족은 팀에 더 가까워졌기 때문에 부모를 위한 거, 아이를 위한 거, 이렇게 따로 접근하기보다는 가족 전부의 행복을 아우를 수 있는 브랜드를 만들어야 해요."[9]

가족을 팀으로 묘사한 워롤로의 말은 현재 아동발달, 사회심리학, 가족 역동성 이론을 활용하는 마케팅 산업 트렌드를 드러낸다. 가족을 팀으로 생각하라고 아이들을 독려하는 것은 아이들이 협동과 충성심, 상호 목표 설정과 같은 속성을 바탕으로 가족을 함께 성장하는 단결된 단위로 생각하도록 돕는다. 이는 흔하면서 잠재적으로 유용한 전략이다. '가족은 팀'이라는 워롤로의 개념은 마케팅으로 부모뿐만 아니라 아이들을 공략하는 것을 정당화한다. 어린아이들은 발달상 미약해서 마케팅 수법에 매우 취약하다는 점을 무시하면서 말이다.

같은 기사에는 아이 대신 부모를 향해 광고하는 것이 "소비자로서 누리는 선택권"을 아이에게서 빼앗는 거라는 불평도 실렸다.[10] 내게 "아이들은 마케팅 대상이 될 권리가 없나요?"라고 물어본 인터뷰어를 떠올리게 하는 말이다. 나는 아이들에게 중요하고 결정적인 권리가 많다고 확고하게 믿는다. 유엔아동권리협약에 따르면 아이들은 자유롭게 표현할 권리, 놀 권리, 인종차별에서 자유로울 권리 등 많은 권리가 있다. 그러나 그 어디에도 마케팅 대상이 될 권리가 있다고 적혀 있지는 않다.[11] 협약에는 아이들이 착취로부터 자유롭게 살 권리가 있다고 되어 있다. 마케터들이 아이들의 취약성을 일상적으로 이용하는 것을 감안할 때, 이 권리에는 어린이를 대상으로 한 광고에서 자유롭게 사는 것도 분명히 포함된다고 볼 수 있다.

조르는 아이들을 통해 매출을 올리는 것이 너무 흔해져 마케터들은 이 현상에 이름까지 붙였다. 조르기 파워Pester Power 또는 떼쓰기 요인Nag Factor이다. 아이들 대상의 광고와 연관되는 '조르기 파워'라는 표현은 1979년 〈워싱턴포스트〉에 실린 기사에 처음 등장했다. 어린아이를 대상으로 한 광고를 금지하라고 연방거래위원회에 요구하는 소비자 운동가들의 기사였다.[12] 이들의 노력은 실패로 돌아갔다.* 1990년대 마케터들은 아이들을 조르게 만들어 수익을 늘리려는 자신들의 노력을 창피해하지도, 미안해하지도 않았다. 1994년 런던에서 열린 콘퍼런스 제목은 "조르기 파워: 아이들에게 다가가는 법Pester Power: How to Reach Kids"이었다.[13]

* 미국에서 일어난 이 운동은 성과를 거두지 못했지만, 이들이 요구하는 것과 비슷한 내용으로 스웨덴, 노르웨이, 퀘벡주에서 1980년대와 1990년대에 금지 법안이 통과됐다. Norwegian Ministry of Culture, Broadcasting Act no. 127, December 4, 1992, https://www.regjeringen.no/en/dokumenter/broadcasting-act-/id420612/; Brandon Mitchener, "Sweden Encourages Rest of Europe to Restrict Children's Advertising," Wall Street Journal, May 22, 2001; Bill Jeffrey, "The Supreme Court of Canada's Appraisal of the 1980 Ban on Advertising to Children in Quebec: Implication for 'Misleading' Advertising Elsewhere," Loyola of Los Angeles Law Review 39, no. 1 (2006): 237-76.

떼쓰기 요인 연구

4년 후, 웨스턴미디어 인터내셔널Western Media International이라는 시장 조사 기관에서 "떼쓰기 요인"이라는 제목으로 '조르기' 연구를 발표했다.[14] 이 연구는 어린이와 가족의 안녕에 무관심한 마케팅 산업의 본질을 가장 잘 드러낸 사례로 꼽힌다. 연구의 목적은 부모가 아이의 조르는 행동에 대처하거나 조르기를 줄일 수 있도록 돕는 것이 아니었다. 오히려 아이들이 더 성공적으로 조를 수 있도록 기업이 도구를 제공해 돕는 것이었다.*

떼쓰기 요인 연구에 따르면 떼쓰기에는 두 가지가 있다. 지속적으로 떼쓰기Persistence Nagging와 요구의 중요성을 내세운 떼쓰기Importance Nagging다.[15] 웨스턴미디어 인터내셔널 전략 계획 및 연구 책임자인 셰릴 이델Cheryl Idell은 이렇게 설명했다. "아이들이 단순히 떼를 쓰는 것으로는 부족해요. 아이들에게 제품을 사달라고 요구할 구체적인 이유를 제공해서 그 이유를 바탕으로 떼를 쓰게 해야 하죠."[16]

웨스턴미디어 연구원들은 어린아이를 키우는 어머니 150명에게 2주간 아이가 떼쓰는 내용을 기록해달라고 했다. 총 만 건이 기록되었는데, 아이 한 명당 약 67번 떼를 쓴 셈이다.[17] 이 연구를 통해 어린이를 대상으로 한 기업 매출에서 떼쓰기로 인한 매출이 46퍼센트를 차지하는 것으로 나타났다.[18] 즉, 떼쓰기가 엄청난 수익을 가져

* 이 연구는 《TV 광고 아이들》 2장에 자세히 설명했다.

다준다는 얘기다. 2018년 당시 니켈로디언, MTV, 파라마운트픽처스Paramount Pictures 등[19] 여러 방송국을 소유한 미디어 대기업 비아콤Viacom**에서 낸 보고서에 따르면, 어린이와 십 대 초반 청소년 들이 "직간접적인 지출로 행사하는 연간 구매력은 1조 2000억 달러(약 1598조 원)"였다.[20] 이 보고서에 포함된 설문을 보면 응답한 아이들의 77퍼센트가 광고에서 본 제품을 사달라고 했고, 부모 중 74퍼센트는 사달라는 아이의 요구를 들어주었다고 한다.[21]

1998년 떼쓰기 요인 연구에서 보면, 부모가 스트레스를 더 많이 받을수록 예상대로 자식의 떼쓰기는 성공할 가능성이 더 크다는 결과가 나왔다. 그렇다면 잔소리나 떼쓰기에 굴복할 가능성이 가장 적은 부모는? 아주 부유하고 아기나 어린아이가 없는 부모다.[22]

떼쓰기 요인 연구는 어린이와 가족의 안녕을 무시하는 마케팅 산업을 구체적으로 볼 수 있게 해준 것 외에도 시장조사의 중요한 문제를 드러낸다. 학계에서 이루어지는 연구는 인간 대상 조사 규정에 따라 통제된다. 학술 연구자들은 잠재적 연구 참가자에게 연구 내용과 참여에 따른 위험을 알려야 한다.

그러나 적어도 미국에서 시장조사는 이런 규제 대상이 아니다. 한 연구원이 다가와서 이렇게 말하면 어떻겠는가. "아이가 더 효과적으로 떼를 쓸 수 있도록 돕는 연구에 참여하시겠습니까?" 당신은 참여하겠는가?

** 비아콤은 2019년 CBS 방송국과 합병해 ViacomCBS로 이름이 바뀌었다.

2003년, 나는 다큐멘터리 영화 〈기업The Corporation〉 제작을 위해 진행한 인터뷰에서 아이들에게 가해지는 가장 터무니없는 마케팅 관행이 무엇이냐는 질문을 받았다. 아이들이 떼를 쓰게 만드는 것이 내가 나열한 목록 상위에 있었다. 영화감독은 떼쓰기 요인 연구를 후원한 기업 중 하나인 이니셔티브미디어Initiative Media 부사장 루시 휴스Lucy Hughes를 찾아, 휴스와도 인터뷰를 했다. 휴스는 떼쓰기 요인 연구를 이렇게 정당화했다.

> "부모가 어떤 동기로 특정 제품을 구입하는지 우리가 이해할 수 있다면요…. 우리가 창의적인 광고를 만들어낼 수 있다면 말이죠. 아이가 떼를 쓰게 만드는 그런 30초짜리 광고 말이에요. 아이가 광고 내용을 이해하고, 그 내용을 부모에게 읊어줄 수 있는 그런 광고요. 그렇다면 우린 성공할 수 있을 거예요."[23]

아이가 떼를 쓰도록 부추기는 것에 윤리적 문제는 없는지 묻자 휴스는 이렇게 말했다. "윤리적이냐고요? 글쎄요. 하지만 이니셔티브미디어에서 우리가 하는 역할은 제품을 움직이는 거예요. 특정 유형의 미디어 매체에서 창의적인 실행으로 제품을 움직일 수 있다면, 우리는 우리의 임무를 완성한 것입니다."[24] 아이들에게 떼를 쓰라고 격려함으로써 '우리의 임무를 완성'하는 것의 일면은 가족 스트레스를 조장해 소비주의를 장려하는 것이다.

어떤 면에서 떼쓰기 요인 연구는 아이들을 공략하는 마케팅 확장에 대응하려고 결집한 우리에게 선물과도 같았다. 영화 〈기업〉은 왜 아이들이 마케팅 대상이 되어서는 안 되는지를 다룬, 떼쓰기 요소를 상징적으로 강조한 영화, 책, 기사 등 수많은 미디어 중 첫 번째 결과물이었다.[25] 이 영화는 기업 마케터들이 아이들을 조르게 해서 "의도적으로 부모의 삶을 완전히 비참하게 만들려고 한다."[26]라는 충격적인 사실을 조명했다. 이로써 "아이들을 대상으로 광고하는 것은 완전히 무해한 활동[27]이기 때문에 아이들이 광고를 보지 못하게 하는 조치는 매우 불필요하다."라는 보편적인 마케팅업계의 입장에 쉽게 허점을 찾을 수 있게 해주었다.

미국 광고업계는 공식 성명에서 조르기 파워나 떼쓰기 요인 같은 표현을 삭제하는 것으로 좋지 않은 언론에 대응했다. 요즘 마케팅 콘퍼런스에 가보면 마케터들이 아이들을 떼쓰게 하는 전략을 대놓고 말하진 않는다. 대신 그들은 제품에 '함께 내리는 결정'이나 아이와 부모 사이 '소통' 같은 부드러우면서도 방심하게 만드는 표현을 사용하는 것으로 한발 물러섰다.

2007년으로 거슬러 올라가보면 유럽연합에서는 부모에게 제품을 사달라고 조르도록 노골적으로 아이들을 부추기는 광고를 이미 금지했다.[28] 이 조치로 기업이 아이들에게 떼를 쓰라고 대놓고 요구하는 광고를 제작하는 것은 막았을지 모르나, 아이들 마음에 욕구와 열망을 심으려고 고안된 광고라면 은연중에 아이들에게 떼를 쓰라고 부추기는 것과 마찬가지라는 문제는 여전히 무시되었다.

2009년 미국은 광고 산업 내 자율 규제 기관인 어린이광고심의분과Children's Advertising Review Unit, CARU에서 마련한 지침에 조르기를 하지 못하게 하는 방침을 마련했다. "광고는 아이들이 부모나 다른 사람에게 제품을 사달라고 요구하게 해서는 안 된다. 아이를 위해 제품이나 서비스를 구매하는 부모나 어른이 구매를 하지 않는 사람보다 낫거나 더 똑똑하거나 더 친절하다는 것을 암시해서는 안 된다."[29] 문제는 어린이광고심의분과는 광고주에 대한 규제력이 없다는 점이다. 광고가 대놓고 아이들에게 조르라고 말하는지 여부와 상관없이 욕심이 생기도록 설계된 수많은 광고를 아이들에게 들이밀면 아이의 사달라는 요구는 쉽게 떼쓰기로 바뀌게 된다. 4년 후에 나온 닌텐도 Wii의 두 광고는 어린이들에 대한 광고 제한이 지침에만 의존해서는 효과가 없다는 것을 분명히 알렸다. 두 광고에서 아이들은 형편이 안 좋은 부모에게 Wii를 사야 하는 이유를 소개하며, 중요성을 내세운 떼쓰기를 실천한다.[30]

위험에 놓인 개발도상국 아이들

광고로 아이들을 직접 공략하는 것은 비교적 최근 일이며, 마케팅 저항이 덜 조직화되고 덜 알려진 개발도상국 내 마케터들은 여전히 그들의 의도를 숨길 필요를 느끼지 않는 것 같다. 나는 지난 몇 년간 파키스탄, 그리스, 이란, 남아프리카공화국 등 남극 대륙을 제외한 모든 대륙의 여러 국가에서 아이들을 대상으로 떼쓰기를 유발하도록 이루어진 마케팅 연구 결과를 확인했다.

2015년 〈영국식품저널〉에 실린 이란 어린이를 대상으로 한 연구를 보면, 제품 포장은 아이들이 제품에 갖는 욕구에 영향을 미치며, 마트에 있는 동안 아이들이 조르는 행동은 부모가 해당 제품을 구매하는 데 영향을 미친다는 놀랍지 않은 결론이다.[31] 이 연구에서 가장 주목할 만한 것은 연구원들이 내린 결론이다. 이 연구 결과는 마케터들에게 "아이들이 구매 결정을 내리는 데 영향을 미치는 효과적인 방법"을 고안하는 데 도움을 줄 수 있기 때문에 중요하다. 이 방법의 목표는 "아이들이 울거나 빌거나 여러 방식으로 부모를 졸라서 구매 결정에 더 강력한 영향을 미치게 하는 것"이다. 연구원들은 "아이들에게 특히 어필할 수 있도록 제품을 소개하라."라고 기업에 조언하는 것으로 끝을 맺는다.[32]

인도에서는 연구원들이 아이들을 대상으로 마케팅하라고 권한다. 오늘날 세대를 초월한 어린아이들은 형제와 조부모와 협력해 부모에게 성가시게 구는 짓을 아주 똑똑하게 해내기 때문이다.[33] 인도 아이들은 "원하는 것을 얻으려고 협상, 흥정, 요구, 협박, 울음 등 다양한 부모 괴롭히기 전략을 사용한다."라고 묘사한 연구원들도 있다.[34]

개발도상국에서 아이를 공략하는 마케터들은 조르기로 수익을 얻는 데 더 솔직한 편이다. 남아프리카공화국의 한 시장 분석가는 아이들의 조르기가 매우 강력해서 부모들이 내리는 자동차 색 결정 중 40퍼센트를 차지한다고 주장한다. 또 다른 연구에 따르면, 11개국의 만 8~14세 아이들은 가족이 고르는 자동차의 60퍼센트에 영향을 미쳤다고 보았다.[35] 자동차를 더 이야기해보자면, 세계 최대의 광고 대기업인 퍼블리시스그룹Publicis Groupe의 한 임원은 인도에서 방영된 스코다ŠKODA 자동차 광고를 이렇게 설명했다.

> "가장 어려웠던 부분은 스코다 브랜드에 맞는 분위기로 영상을 찍는 것이었습니다. 그런데 제품 특징에 가족 이야기를 엮으니 좋은 결과가 나오더군요. 추가로 얻은 이점은 우리가 주목한 조르기 파워입니다. 어떤 가정에서든 규모가 큰 구매를 할 때 조르기가 점점 더 중요한 역할을 하죠."[36]

파키스탄에서 "아이들에게 마케팅을 하면 얻는 대가"라는 제목으로 기사(그 대가가 가족 화합은 아니다)를 쓴 한 작가는 "아이들에게 광고하는 이유는 오로지 조르기 파워를 일으키기 위해서다. 광고주는 이 파워가 얼마나 강한지 안다."라고 설명했다. "마케터들은 무엇이 아이들의 반응을 일으키는지 정확히 알아야 하기 때문에 그들은 다양한 연령대 아이들의 행동, 정서적·사회적 요구 등을 깊이 알아야 한다."라고 조사의 중요성을 덧붙여 말했다.[37]

전 세계적으로 마케팅과 관련된 조르기는 아이와 가족에게 해롭다는 증거가 늘고 있다. 조르기는 가족 갈등, 과소비, 부채의 요인이 된다. 호주에서 실시한 시장조사에 따르면, 아이와 부모가 마트에서 장을 볼 때 7분에 한 번꼴로 갈등이 생긴다.[38] 2018년 스코틀랜드에서 부모 1000명을 대상으로 한 설문조사에서는 조르는 아이들을 만족

시켜주기 위해 부모 중 3분의 1 이상이 실제로 빚을 진다는 결과가 나왔다.[39]

기술 기업들의 숨겨진 마케팅 전략

영국의 한 어머니는 자기 아이들이 (지금까지 나온 비디오 게임 중 가장 성공적이고 중독성 있는 게임인) 포트나이트를 하는 시간을 제한하는 데 스트레스를 받는다며 기사를 썼다.[40] 기사에는 게임을 하게 해달라고 조르는 아이들을 이길 수 없어 게임 콘솔을 냉장고나 속옷 서랍에 숨기며 온갖 난리를 쳐야 하는 부모들 이야기가 나온다.[41]

내가 출연한 라디오 방송에서 한 베이비붐 세대 청취자는 전화 참여로 이렇게 말했다. "다 부모 탓입니다. 요즘 부모는 너무 관대해요. 안 된다고 할 줄도 알아야죠." 아이들 시장을 주제로 이야기하면 자주 듣는 코멘트다. 특히 이미 자녀를 다 키운 부모에게서 이런 말을 더 자주 듣는다. 하지만 광고와 광고 관행이 아이들에게 어떤 영향을 미치는지 수년간 탐구한 끝에 나는 다음과 같은 결론에 도달했다. 부모가 안전하지 않다고 여기거나, 부담할 수 없는 가격이라거나, 부당하다고 생각하거나, 가족의 가치와 반대된다고 느끼는 모든 마케팅 요구에 "그냥 안 된다고 말하라."라고 하는 것은 마약 중독자에게 마약을 "그냥 안 하겠다고 말하라."라고 하는 것만큼 지나치게 단순하고 비효율적으로 문제에 접근하는 것과 같다고 말이다.

게다가 안 된다고 말하는 것은 점점 더 어려워진다. 아이들에게 노출된 마케팅이란 게 주로 인기 있는 텔레비전 프로그램이나 영화와 연결돼서 30초짜리 장난감 광고로 나올 때에도 양육자 입장에서는 충분히 어려웠다. 오늘날 양육자들은 기술 기업이 한 번 사용하면 습관이 생기도록 설계한 어린이용 앱과 게임에 맞서야 한다.[42] 열한 살 아이의 스크린 사용 시간을 제한하는 한 아버지는 이렇게 말했다. "온라인 게임을 시작하면 다른 아이가 되는 거 같아요. 게임을 하게 해달라고 빌고는 시간이 다 되면 계속하게 해달라고 또 빌어요. 정해둔 시간을 지키도록 하는데, 매번 더 하게 해달라고 조르는 게 참 마음에 들지 않네요." 앱과 온라인 게임은 아이들을 장시간 온라인에 접속하게 할 뿐만 아니라 피할 수 없는 온갖 종류의 광고로 아이들을 공격한다.

미시간대학교 연구원들은 구글 플레이 스토어에서 5세 이하 아이들이 가장 많이 다운받은 무료 및 유료 앱 135가지를 조사했는데, 이 중 95퍼센트가 어떤 식으로든 광고를 포함하고 있었다.[43] 모든 무료 앱에는 당연히 광고가 있지만 앱 사용료를 냈다고 해서 광고가 없어지는 것은 아니었다. 놀랍게도 유료 앱 중 88퍼센트에도 광고가 포함되어 있었다. '교육용'이라고 표시가 되어 있어도, 표시가 없는 다른 앱보다 교묘하게 삽입된 광고가 덜한 것은 아니었다.

무료 게임 중 약 3분의 2에는 '풀앱 티저Full-App Teasers'라고 불리는, 유료 또는 풀Full 버전 앱으로 업그레이드하라는 광고가 삽입되어 있다. 예를 들어 풍선 팝Balloon Pop이라는 앱의 경우, 더 화려하거나 관심을 끄는 풍선은 유료 버전에서만 터뜨릴 수 있다. 이런 풍선은 무료 버전 스크린에 나타나 아이들이 터뜨리려고 할 때마다 유료 버전이 훨씬 낫다는 것을 알려준다. 앱 중 반은 〈퍼피 구조대〉에 등장하는 동물이나 레고 캐릭터처럼 상업적인 요소가 있어 사실상 다른 제품의 광고 역할을 한다. 다른 흔한 마케팅 기법으로는 더 높은 레벨로 가려면, 아바타를 자기가 원하는 외모로 바꾸거나 꾸미려면, 게임을 계속하거나 더 다양한 게임을 하려면, 돈을 쓰라고 부추기는 것이 있다.

미시간대학교 수석 연구원인 소아과 의사 제니 라데스키Jenny Radesky는 이 결과를 보고 매우 불편해했다. 라데스키는 〈뉴욕타임스〉에 이렇게 말했다. "가장 먼저 떠오른 단어는 분노입니다. 난 연구하는 사람이에요. 객관적으로 바라보려고 하죠…. 내가 화가 난 대상은 잠재적으로 이용자들을 속이려고 하는 모든 것들이에요."[44]

오늘날 부모와 아이의 삶을 더 힘들게 하는 것은 공공 기관을 위한 자금이 부족해서 상업과 다른 모든 것 사이의 경계가 모호해졌고, 따라서 우리가 예상하지 못한 곳에서도 아이들이 마케팅 대상이 되는 현실이다. 최근에 나는 사촌과 사촌의 일곱 살 쌍둥이 아이들과 함께 보스턴과학박물관에 갔다. 사촌은 아이들에게 기념품 가게에 들어가서 구경은 해도 되지만 아무것도 사주지 않을 거라고 분명하게 미리 얘기해두었다. 하지만 우리는 박물관 안에 기차 전시와 자연스럽게 합쳐진 채 유난히 아이들의 관심을 끄는 장난감으로 가득한 또 다른 기념품 가게가 있을 거라고는 상상하지 못했다. 장난감에 마음을 빼앗긴 쌍둥이는 당연하게도 전부 갖고 싶어 했다. 사촌은 물러서지 않았고 아이들은 엄마의 결정을 받아들였지만, 그날 오후에 불필요한 스트레스가 더해진 것은 사실이다. 한 친구는 추수감사절 직후, 보스턴미술관에서 비슷한 경험을 했다고 한다. 마침 미술관 마당에서 대규모 추수감사절 기념 장이 열렸다. 친구는 전시된 장신구를 사달라는 열 살 아이와 실랑이를 벌이는 한 어머니와 마주쳤다. "박물관에 오면 상업주의에서 잠시 벗어날 줄 알았는데 제가 잘못 생각했나보네요." 그 어머니는 한숨을 내쉬었다고 한다.

아이들을 대상으로 한 마케팅은 너무나 만연해서 어디에서나 볼 수 있고, 일상에 침투해 아이들을 유혹한다. 부모들은 아이들의 마음, 생각, 영혼을 사로잡기 위해 마케팅과 경쟁해야 한다. 텔레비전에 나오든, 앱에 내장되어 있든, 아니면 아이들이 바깥으로 나가 세상을 돌아다닐 때든, 아이들이 마주치는 마케팅 때문에 가족이 받는 스트레스는 늘었으며,[45] 마케터들은 이를 너무 잘 알고 있다.[46] 그러나 이를 안다고 해서 아이들을 목표로 삼기를 멈추진 않을 것이다. 다른 마케터들에게 아이들을 목표로 삼으라고 부추기는 것도 막을 수 없을 것이다.

밀레니얼 세대의 육아

내가 참석한 한 마케팅 콘퍼런스에서는 현대 밀레니얼 가족의 '감정 상태'와 '열정'에 초점을 맞춘 기조 연설이 있었다. 퓨 자선신탁에 따르면, 밀레니얼 세대는 1980~1997년에 태어난 세대다.[47] 2004년

《TV 광고 아이들》이 출간됐을 때 마케팅에 파묻혔던 아이들이다. 이제는 이들의 자녀가 마케팅 대상이 되었다.

기조 연설자는 시장조사 기업 패밀리룸Family Room의 CEO 조지 케리George Carey였다. 패밀리룸의 사명은 "가족의 머리가 아닌 마음을 향해 말함으로써 밀레니얼 가족의 삶에서 브랜드의 역할을 높이는 것"이다.[48] 케리가 우리에게 밀레니얼 가족의 감정 상태를 말하자 나는 걱정이 되기 시작했다. 패밀리룸은 내가 다른 마케팅 콘퍼런스에서 처음 들었던 인공지능과 감정에 대한 조언, 즉 마케터들은 '감정 경제'에 집중해야 한다는 조언을 실천할 수 있도록 도와주는 곳이다. 기업은 더 이상 자사 제품의 품질을 선전하거나 제품이 무엇을 하는지 설명하는 광고를 해서는 안 된다고 한다. 대신에 우리의 감정을 포착하고 활용해서 수익화할 필요가 있다고 말한다.

케리는 청중에게 "아이와 가족을 위한 감정과 연결된 해결책을 내놓는 것이 상업 분야 종사자들에게는 믿을 수 없을 정도로 중요하다."[49] 라는 점을 기억해달라고 당부했다. 파는 것이 자동차, 장난감, 간식, 미디어 엔터테인먼트 등 어떤 것이든 기업은 가족의 '감정과 연결된 해결책'을 계속 파악해야 한다. '감정과 연결된 해결책'은 효과가 있는 광고를 가리키는 시장 용어다. 대부분이 잠재고객인 청중 앞에서 케리는 밀레니얼 가족의 감정 상태가 어떻게 "기업의 브랜드, 캐릭터, 플랫폼 또는 기업의 아침 식사용 시리얼에 포함되어 있는지" 설명했다.

케리는 가장 중요한 질문은 묻지도 대답하지도 않았다. 나이키 같은 브랜드나 스파이더맨 같은 캐릭터, 유튜브 키즈 같은 플랫폼, 허니넛 치리오스 같은 시리얼에 감정 상태를 담는 것이 정말로 아이들이나 가족에게 이득이 될까? 아마 아닐 것이다. 밀레니얼 가족은 25년 만에 젊은 세대 중 가장 높은 빈곤율을 기록했다. 즉 밀레니얼 가족 다섯 중 하나 이상이 가난하게 살고 있다는 뜻이다.[50] 이들은 2008년 경기 침체의 영향을 가장 많이 받은 세대다. 그러니 이들이 구입하는 물건에 감정 상태를 담는 것은 좋을 수 없다.

밀레니얼 세대 부모가 가장 원하는 것은 시간, 특히 자녀와 함께하는 시간이라고 한다. 이는 이들이 일과 삶의 균형을 중시하지만, 이 균형을 이루는 것이 그 어느 때보다 어려워졌다는 사회과학 연구 결과와 일치한다. 밀레니얼 가족 중 약 400만 호가 한부모 가정이다.[51] 두 명의 부모를 둔 밀레니얼 가족 중 78퍼센트는 부모가 적어도 풀타임으로 맞벌이를 하고 있으며, 이는 다른 세대보다 높은 수치다.[52] 코로나 팬데믹 이전에도 밀레니얼 세대는 공식 근무 시간이 끝난 후에도 일해야 한다는 의무감을 다른 세대보다 더 많이 느꼈다.[53]

아이에게 부모나 보호자와 대면하는 시간이 유익하다는 사실을 고려해보면, 밀레니얼 세대가 누리는 가족 간의 시간이 부족하다는 점은 주목해야 할 문제다. 하나의 사회를 형성하는 구성원으로서 우리는 최저임금을 인상하거나 탄력근로제를 허용하거나 퇴근 후에는 일하지 않아도 되게 하는 등 해결책을 제시하는 논의를 해야 한다. 그러나 청중으로 온 마케터들에게 제시된 해결책은 온 가족이 즐길 수 있는 프로그램을 만들라는 것으로, 밀레니얼 부모와 아이들이 소중한 여가를 오로지 마케터가 작업하는 브랜드에 집중한 채 보낼 가능성을 증가시켰다.

밀레니얼 부모들은 너무 아이 중심적이어서 외부와의 교류까지 포기하는 것으로 나타났다. 케리는 미국 어머니 중 약 70퍼센트와 거의 모든 중국 어머니들이 자기 아이가 가장 친한 친구라고 말한다고 했다. 그는 말하고자 하는 가장 중요한 요점을 꺼내기 전에 잠깐 다른 얘기를 했다. "이 자리에는 발달심리학자도 있는 것으로 압니다. 이런 현상은 좋지 않다고 말하겠죠. 하지만 우리가 가는 방향이 그렇습니다. 그리고 매년 이 수치는 올라가고 있어요."

케리가 잠깐 곁다리로 언급한 주제였지만, 이는 널리 퍼진 마케팅 철학 중 가장 해로운 부분이기도 하다. 광고할 기회를 끊임없이 찾는 마케터들은 사회가 아이와 가족을 보호할 의무를 저버리는 때를 공략한다. 아이에게 직접 하는 마케팅은 아이가 가족에 완전히 의존하는 유아기에서 비교적 자립하는 성년기로 성장하면서 가족 내에 생기는 일반적이고 지속적인 긴장을 악화시킨다.

마침내 케리는 자신의 관점에서 볼 때 청중과 공유해야 할 가장 중요한 정보를 꺼냈다. 바로 부모와 자녀가 가장 절친한 사이가 되었다는 것은 가족이 결정을 내리는 방식이 달라졌다는 사실이다. 무엇을 결정하는 데 절친한 친구에게 명령을 내리지는 않을 것이기 때문이다. 미국 어머니 네 명 중 한 명만이 자기가 가족의 의사 결정자라고 생각하는데, 이는 7년 전 미국 어머니의 85퍼센트가 그랬던 것에서 크게 줄어든 수치다. 만 6~17세 아이를 둔 어머니 중 절반 이상인

56퍼센트가 이제 가족 내 의사 결정은 부모의 지도하에 아이들이 주도한다고 답했다.[54] 케리는 연설을 이어나갔다. "가족 내에 위계가 있다고 생각하는 사람도 있겠지만, 전 이제 위계가 없어졌다고 생각합니다. 가족은 위계가 아니라 그물 형태로 이루어져 있습니다. 가족 그물을 위해서 마케팅하고 즐길 거리를 제공하는 방식은 가족 위계를 대상으로 삼는 방식과는 다릅니다. 상황은 완전히 달라졌습니다." 다시 말해 아이에게 마케팅하는 것이 어른에게 마케팅하는 것만큼이나 중요해졌다는 뜻이다.

부모와 자녀가 이 영역을 어떻게 탐색하는지는 자녀의 기질, 직계가족과 확대가족의 구성원, 부모의 기질, 문화, 종교, 가치관 등의 요소에 따라 달라진다. 케리는 부모에게 조언하지는 않았지만 전문가들은 종종 "아이와 사사건건 부딪치지 말고 꼭 필요한 부분에만 목소리를 내라."라고 주의를 준다. 예전에는 좋은 충고였다. 하지만 이제 아이들은 정크푸드부터 정크 앱까지 무수히 많은 마케팅의 대상이 되었기 때문에 부모들이 어떤 싸움에 집중해야 할지 판단하기란 거의 불가능하다.

마케팅과 다른 분야 전문가들은 한부모 가정, 맞벌이 가정, 보육 기관 부족 등 부모와 자녀 사이에 스트레스를 유발하는 모든 문제를 지적한다. 나는 이 쟁점들 대부분이 중요하다는 데 동의한다. 또한 마케팅업계나 다른 그 누구도 부모에게서 이상적인 보살핌을 받을 수 없는 아이들을 이용할 권리는 없다고 믿는다.

아이들과 가족이 피해를 입는다는 사실을 제외한다면, 아이들의 무례한 행동을 조장하는 사업 모델로 번창하는 상업화된 문화에서 사는 것은 블랙 코미디 같은 요소가 있다. 제정신인 부모라면 아이에게 강렬한 욕망을 심어서 이 욕망이 충족될 때까지 끊임없이 조르게 하는 사람을 집에 들이지는 않을 것이다. 하지만 이것이야말로 아이들을 대상으로 한 모든 광고의 목적이다. 한 연구에서 설문조사 대상 어머니 중 3분의 1 이상이 상업적인 미디어 노출을 제한하니 아이가 조르는 행동이 줄었다고 느꼈다.[55]

수많은 육아 블로그에는 조르는 아이에게 어떻게 대처하고, 조르는 행동을 어떻게 막을지 여러 제안으로 가득 차 있다. 이 제안은 보통 부모가 가정에서 할 수 있는 일에 초점을 맞추고 있다. 그러나 더 본질적으로 아이를 위해 무엇을 얼마나 사야 하는지, 부모와 자녀 간의 갈등의 원인인 어린이 대상 마케팅을 제한할 필요성에 대해서는 거의 언급하지 않는다.

07

사회에 분열을 일으키는 디지털 기기

나는 우리가 디지털 기기 때문에 바보가 된 것을 본
다음세대의 아이들이, 디지털 기기는
이용할 만한 가치가 없다는 결론을 내리기를 바란다.

- 제니 라데스키Jenny Radesky, 미시간대학교 의과대학 박사,
어린이와 기술 관련 많은 연구 저서가 있다.

디지털 기기에 중독된 사람들

폭풍이 지나간 후, 집 근처 공원을 걷던 나는 커다란 나뭇가지를 질질 끌고가는 어린아이를 보았다. 아이의 엄마는 옆 벤치에 앉아 휴대전화에 집중하고 있었다. “엄마!” 아이는 엄마를 향해 조금씩 다가가며 외쳤다. 머리를 숙여 휴대전화 스크린을 쳐다보는 엄마는 고개를 들지 않고 이렇게 대꾸했다. “왜?” 아이는 힘겨워하며 나뭇가지를 엄마에게 더 가까이 가져가 다급한 목소리로 외쳤다. “엄마!” 엄마는 여전히 휴대전화만 쳐다본 채 말했다. “왜?” 나는 무슨 일이 일어날까 궁금해서 꼼짝도 하지 않고 이 모습을 지켜봤다. 실망한 아이는 더 가까이 다가가 더 큰 목소리로 외쳤다. “엄마!” 엄마가 여전히 고개를 들지 않자 아이는… 나뭇가지를 휘둘러 엄마를 때렸다! 이것은 아이가 생각할 때 엄마의 관심을 얻을 확실한 방법임에 틀림없었다. 그리고 엄마의 관심을 끌기는 했다. 아이가 바란 종류의 관심은 아니지만 말이다.

기술이 가져온 상업주의가 아이들의 안녕에 미치는 영향을 다루는 대중 담론은 주로 아이들이 다양한 기기와 함께하는 시간이나 소비하는 콘텐츠의 종류에 초점을 맞췄다. 하지만 스마트폰의 등장으로 모든 게 바뀌었다. 오늘날 헤드라인에 오르는 문구는 아이들의 기술 과용만이 아니다. 부모와 양육자의 기술 과용 역시 문제다. ‘설득형 디자인'에 끌리는 어른의 취약함이 아이들의 행복에 핵심이 되는 아이와의 상호작용과 관계에 새로운 부담으로 작용하고 있다는 증거가 늘고 있다.*

나는 대상이 부모든 아이든 체벌은 안 된다고 생각하지만, 앞에서 언급한 장면에서는 아이에게 동정심을 느낀다. 동시에 아이를 사랑하고 아이 때문에 기쁨을 느끼기도 하지만, 어린아이를 키우는 일은 때로 지루하고 스트레스를 유발한다는 것도 알고 있다.

스마트폰과 태블릿이 보편화되기 전 딸이 어렸을 때, 나는 아이와 놀기도 했지만 당연히 매 순간 같이 하지는 않았다. 가까이 있어도 아이는 혼자 놀 때가 많았다. 그럴 때 나는 같은 방에서 또는 집 근처 공원 모래밭 가장자리에 앉아 책을 읽었다. 공원에 나갈 때 나는 늘 책을 가지고 나갔다. 그렇기 때문에 요즘 부모들이 휴대전화를 너무 오래 쳐다본다는 비난을 접하면, 내가 지금 어린아이를 키운다면 어땠을까 하는 생각을 한다. 내가 어떻게 '했으면' 하는지는 알지만 이런 곤경에 실제로 빠진 적은 없다. 게다가 아이를 돌보며 엄청난 양의 독서를 했기 때문에 남의 행동을 평가한다면 위선이 될 것이다. 그러나 판단은 제쳐둔다고 해도 기술업계가 사용자의 관심을 사로잡고 유지하는 데 성공하는 것이 중요한 가족 관계를 방해한다는 사실은 점점 더 분명해졌다.

* 디지털 기기 사용이 성인 간 상호작용과 관계에 미치는 영향에 관한 자료 역시 증가하고 있지만, 이 책의 주요 주제는 아니다. 관심이 있다면 셰리 터클Sherry Turkle의 《대화를 잃어버린 사람들》을 참고하길 바란다.

사실 공원에서 내가 목격한, 고개를 숙인 채 휴대전화에 몰두한 엄마와 여러 번 엄마를 불러도 자신을 보지 않자 실망한 나머지 나뭇가지를 휘두른 아이의 모습은 특이한 경우가 아니다. 연구에 따르면, 부모가 디지털 기기를 사용하고 있지 않을 때보다 디지털 기기에 열중해 있을 때,[1] 자기를 봐달라는 아이의 요청을 무시하는 경향이 더 많다고 한다.[2] 디지털 기기에 몰입한 부모가 아이한테 응답할 때, 냉정하게 대응할 가능성이 더 크다는 것 역시 걱정되는 부분이다.[3]

물론 디지털 기기를 사용하지 않던 부모도 매번 아이의 부름에 응한 것은 아니었다.[4] 가장 중요한 점은 적어도 이들은 아이가 자기를 불렀다는 것을 인식했다. 내 경험도 그렇고, 커플 상담이나 가족 상담을 하는 동료들이 얘기해주는 것도 그렇다. 가까운 사람을 무시하면 무시당한 사람은 최소한 그 순간에는 존재가 부정됐다는 좌절감을 느끼게 되고, 긴장이 고조되며, 분노까지 일 수도 있다. 무시당하는 것을 좋아하는 사람은 없다. 아이들도 예외가 아니다.

최근에 실시된 연구는 부모의 디지털 기기 사용과 어린아이들의 문제 행동 사이의 연관성을 시사한다.[5] 결국 악순환이 이루어진다고 볼 수 있다. 어린아이의 행동 때문에 스트레스를 받는 부모는 디지털 기기를 이용하는 것으로 스트레스를 해소하는데, 부모의 관심을 끌지 못하는 아이는 감정을 행동으로 옮겨 실망을 더 강하게 표현한다.[6] 어린아이 대부분이 그렇듯, 공원에서 나뭇가지로 엄마를 때린 아이는 "엄마가 제게 관심을 주지 않아서 마음이 아프고 화가 나요." 라고 표현할 언어력이나 화를 참을 만한 자제력이 없었다.

그렇다면 딸이 노는 동안 내가 책을 읽은 것과 오늘날 아이가 노는 동안 부모가 휴대전화 스크린을 스크롤하는 것 사이에는 차이가 있을까? 물론 부모의 의도는 같다. 시간을 보내거나 일상의 스트레스에서 잠시 벗어나는 것이다. 하지만 책장에 인쇄된 단어들은 가만히 있다. 즉, 읽는 사람의 취약성에 따라 변하지 않는다. 인쇄된 글자는 우리의 관심을 끌려고 움직이거나 소리를 내거나 번쩍이지 않는다. 우리는 책에 집중한 것으로 즉각적인 외부 보상을 받게 되리라는 기대를 하지 않는다. 독서로 책의 세상에 빠져들게 될 수는 있지만, 책은 중독을 조장하려고 설계된 것이 아니다.

이 이론을 친구한테 얘기하자 회의적인 친구는 이렇게 물었다. "그렇다면 디지털 기기로 하는 독서는? 마찬가지 아닐까?" 나는 우리의 주의를 끄는 이메일, 하이퍼링크, 문자 메시지, 소셜 미디어와 같은 방해물에 즉시 접근할 수 있는 기능이 없는 기기에서 읽는다면, 책을 읽는 것과 유사한 경험이라고 여긴다. 특히 내 전자책 리더기 커버는 책과 비슷하게 생겼다. 하지만 나는 휴대전화로 양이 상당한 글을 읽는 것이 어렵다. 다른 사람들은 긴 기사나 책까지도 읽지만 말이다. 휴대전화로 글을 읽는 사람들은 이른 아침이나 늦은 밤에 읽는 경향이 있는데,[7] 어린아이를 힘들게 돌보는 양육자들은 문자 메시지, 이메일, 게임 또는 소셜 미디어를 스크롤하며 휴대전화 글을 읽을 가능성이 크다. 그렇기 때문에 다양한 보상이나 개인화된 콘텐츠 및 광고 같은 여러 설득 기법에 사로잡힐 가능성이 더 크다.

성인이 스마트폰을 사용할 때와 책을 읽을 때를 비교했을 때 언제 더 쉽게 그 행동을 중단할 수 있는지를 다루는 연구는 찾지 못했다. 하지만 어린아이들이 책과 시간을 보내고 있을 때보다 스크린 앞에 있다가 다른 일을 해야 할 때 더 쉽게 짜증을 낸다는 증거는 찾을 수 있었다.[8] 그리고 휴대전화에서 눈을 떼지 못하는 어른들처럼 스크린에 몰입한 미취학 아이들은 책을 보거나 실물 장난감을 가지고 놀 때보다 부모의 부름에 덜 반응하는 경향이 있었다.[9] 어른용 앱과 마찬가지로 어린이용 앱은 아이들의 관심을 사로잡고 유지할 수 있도록 설계되었기 때문에 이런 현상은 놀라운 일이 아니다. 아이들이 반응하는 이런 기능에는 밝은 색상, 자동재생 기능, 인기 있는 미디어 캐릭터 등이 있다.[10]

스크린에 몰두한 나머지 주변 사람을 차단해버리는 가족 구성원은 유아뿐만이 아니다. 더 나이 많은 어린이와 청소년도 마찬가지다. 비디오 게임, 소셜 미디어 또는 다른 형태의 기술을 향한 십 대들의 집착이나 중독은 심각한 가족 문제다.[11] 자신과 아이들이 디지털 기기를 붙들고 보내는 시간 때문에 부모가 받는 죄책감은 더 가중된다. 그리고 대부분의 부모는 이 문제에서 할 수 있는 게 아무것도 없다고 느낀다.[12]

강력한 규제가 필요한 디지털 기기 사용

나는 다소 냉소적으로 생각이 흐를 때면 기술 및 미디어 산업이 우리 가족뿐만 아니라 다른 사람과의 모든 친밀한 관계를 일부러 파괴하는 것 같다는 느낌을 받는다. 결국에 우리가 친밀한 인간관계를 덜 우선시할수록 편안함이나 타인과의 관계를 얻는 데 디지털 기기에 더 많이 의존하게 될 테니 말이다. 우리가 디지털 기기와 더 오랜 시간을 보낼수록 기술 기업과 그들의 주주는 더 많은 수익을 챙긴다.

디지털 기기를 만든 사람들을 가장 잘 묘사한 단어는 그들이 만드는 콘텐츠의 많은 부분을 고려해본다면, 부도덕함이 아니라 무(無)도덕함이라고 생각한다. 사람을 해치는 것은 그들의 사업 목표가 아니다. 대신 그들이 겨누는 목표는 우리의 관심을 끌기 위한 경쟁에서 이겨 최대 이익을 창출하는 것이다. 디지털 기기가 끼치는 해악이 얼마나 클지는 사람들이 언제, 어떻게, 얼마나 디지털 기기를 사용하느냐에 달려있다.

디지털 기기 사용 시간이 아이들에게 미치는 영향을 우려하는 사람들은 스크린을 사용하지 않는 학교에 자녀를 보내거나, 집에서 스크린 사용을 제한하는 기술 기업 임원들에 관한 언론 기사를 언급하기도 한다. 이러한 기술을 개발하는 사람들은 기술이 어린이에게 미칠 수 있는 해악을 누구보다도 잘 안다. 고인이 된 스티브 잡스Steve Jobs에게 자녀가 아이패드를 좋아하느냐고 묻자 "애들은 아이패드를 써본 적이 없습니다."라고 답했다. 잡스는 이어서 이렇게 말했다.

"우리는 집에서 아이들이 디지털 기기를 쓰는 시간에 제한을 두거든요."[13] 하지만 이 말에는 좀 더 미묘한 메시지가 담겨 있다. 기술 제품을 만드는 사람이 자기 자녀들의 기기 사용을 막거나 너무 많이 쓰지 못하게 한다면, 다른 부모 역시 제한을 두어야 하지 않을까? 또는 둘 수 있지 않을까?

이 주장의 결함은 스티브 잡스가 자기 아이들에게 아이패드를 멀리하게 했다고 시인한 말에 담긴 두 가지 메시지와 관련이 있다. 하나는 "내가 아이들을 디지털 기기에서 보호할 수 있다면 다른 모든 사람도 그렇게 할 수 있다."이다. 다른 메시지는 "아이를 보호하는 책임은 기업이 아니라 부모가 져야 한다."라는 것이다.

사실 부모에게만 책임과 부담을 지우는 것은 문제를 터무니없이 단순화한 것이다. 기술이 인류에게 이로운 방향으로 활용되도록 장려하는 비영리 기관인 인간기술센터Center for Humane Technology의 공동 설립자 트리스탄 해리스Tristan Harris는 자기 통제력과 디지털 기기의 유혹을 다음과 같이 말했다. "그들은 이 일이 내 책임이라고 말할 수 있겠죠…. 하지만 이런 태도는 나의 책임이 무엇이든 그 책임을 무너뜨리는 게 임무인 사람들 천 명이 스크린 반대쪽에 있다는 것을 인정하지 않는 것입니다."[14] 그렇다. 그 반대쪽에 있는 사람들이 성공으로 얻은 수십억 달러를 잊어서는 안 된다. 페이스북은 2020년에만 860억 달러(약 118조 원)를 창출했는데, 이는 2013년 수익의 10배가 넘는 금액으로, 대부분 광고에서 발생했다.[15] 가상현실의 아버지라 불리는 컴퓨터 과학자 재런 러니어Jaron Lanier는 더 직설적으로 표현했다.

"이런 기기는 의도적으로 중독성이 생기도록 설계되었다는 것을 기억해둬야 합니다. 이것은 기기를 만드는 기업의 임원들이 인정한 진실입니다. 아이나 부모의 잘못이라고 생각하기보다는 보편적인 인간의 약점을 괴롭히는 잔인한 제도의 결과물이라고 인식해야 합니다."[16]

15년 전에 나는 한 마케팅 콘퍼런스에 갔다가 휴대전화와 관련된 강연을 들었다. 연사가 말한 요점은 이랬다. 성인 휴대전화 시장은 포화 상태에 이르렀고, 다른 모든 제품 시장과 마찬가지로 확장이 필요하다는 내용이었다. 청소년 시장도 포화됐기 때문에 다음 목표는 십대 초반 아이들, 또 더 어린아이들이 되어야 한다고 했다. 연사는 휴대전화 마케팅을 위해 부모에게는 '안전을 위한 기기'로, 아이들에게는 '재밌고 쿨한' 제품으로 포지셔닝하라고 제안했다. 이 전략은 계속해서 놀라운 효과를 내는 중이다. 미국의 만 11세 아이 중 53퍼센트가 스마트폰을 가지고 있다. 10세 중 32퍼센트, 8세 중 19퍼센트도 스마트폰이 있다.[17]

2005년에 나는 이 휴대용 기기가 아이들의 놀이, 창의성, 주변 세상에 참여할 기회에 미치는 영향을 특히 걱정했다. 15년도 더 지난 지금은 휴대전화가 부모와 자녀 간 대화로 형성되는 중요한 유대감을 공격하는 장치라고 여긴다.

딸이 초등학생이었던 시절, 딸 친구들의 엄마들과 나는 아이들과 어려운 대화를 나눠야 할 때 차에서의 시간을 활용하는 전략을 공유하곤 했다. 작은 공간에 둘이 있지만 서로를 마주 보고 있지는 않기 때문에 대화에 적합한 때와 장소가 된다는 점이었다. 2005년 즈음, 휴대전화에서 비디오 동영상을 더 쉽게 이용할 수 있게 되자 미디어 기업은 자동차에서 보내는 시간을 잠재적으로 수익성이 좋은 기회로 여기기 시작했다. 《상상을 말하다》에도 썼듯이, 미국 최대 통신회사인 버라이즌Verizon이 휴대전화로도 〈세서미 스트리트〉를 볼 수 있도록 세서미워크숍과의 계약을 따냈다. 그러나 당시 세서미워크숍의 커뮤니케이션 담당 부서장이었던 J. 폴 마컴J. Paul Marcum은 세서미워크숍이 어린아이들에게 휴대전화 마케팅을 지지했다는 사실을 부인했다. 그리고 이런 말을 덧붙였다. "하지만 이동 중에 휴대전화가 편리하다는 건 무시할 수 없습니다. 부모가 차 뒷좌석에 있는 아이에게 휴대전화를 넘겨줄 수 있겠죠. 휴대전화는 가족이 어딜 가든 가져갈 테니까요."[18] 비슷한 시기에 버라이즌의 대변인은 이렇게 말했다. "아이와 시간을 보내야 하는 부모들은 휴대전화에 다운받아 놓은 동영상이 큰 도움이 된다고 합니다."[19] IT 및 컨설팅 기업인 ABI테크놀로지ABI Technologies 시장조사원 켄 헤이어Ken Heyer는 〈뉴욕타임스〉와의 인터뷰에서 이렇게 말했다. "차 안에서 할 수 있는 놀이가 매우 많아져서 정말 편리해졌습니다."[20]

그리고 현재 우리의 모습은 이렇게 변화했다. 우리가 기술 기업의 여러 전자기기나 미디어를 마지못해 받아들이든 두 팔을 벌려 반기든, 우리의 관심을 독점함으로써 이익을 창출하도록 설계된 강력하고 유혹적인 존재를 집에 기꺼이 들였다. 이 기기들은 가족 관계나 우리 아이들의 행복은 전혀 신경 쓰지 않는다. 때로는 단순히 담배일 뿐인

담배와는 달리, 스마트폰은 단순히 기계일 뿐이지 않다. 기기는 우리의 행동을 감시하고, 행동의 방향을 알기 위해 기술 기업이 만든 매개체다. 우리의 삶에 자신을 주입시키고, 자기 목적을 달성하려고 우리를 조종하는 데 능숙한 일종의 기업 스파이다. 매혹적이고, 재미있고, 멋지며, 쉬지 않고, 우리의 눈길을 사로잡고, 착해 보인다. 우리는 저녁 식사 자리에, 휴가에, 아이들과 함께 가는 공원에, 잠자리에, 스마트폰을 가지고 간다. 스마트폰에 조언을 구하고, 정보를 얻으며, 아이들을 진정시키거나 아이들이 심심해하지 않게 하는 데 스마트폰의 도움을 받는다. 스마트폰은 우리를 위해 자신을 바치는 것처럼 보이지만, 스마트폰의 진정한 사명은 우리를 광고주에게 바쳐 기업 이익을 창출하는 것이다. 다시 말해, 기업은 가족의 삶에 침투해 수익을 창출하는 방법을 알아내고, 우리는 그렇게 하도록 기업에 돈을 지불한다.

20세기 초, 통신 기술이 발전하면서 기업들은 점점 더 강력한 방법으로 우리의 집과 가족에 침투했다. 광고료로 운영되는 신문과 잡지는 1930년대부터 길거리 판매에서 집 앞까지 배달되는 것으로 바뀌었다.[21] 비슷한 시기에 광고료를 받는 라디오 뉴스와 엔터테인먼트는 가족 시간을 독점하기 시작했고, 기술을 통한 미국 내 소비자 문화의 확산을 예고했다. 이는 문해력이 필요하지 않아 더 많은 사람에게 도달할 수 있었다.

1941년에는 라디오 프로그램 3분의 2에 광고가 포함됐다.[22] 라디오 옆에 둘러앉아 귀를 기울이는 가족은 이제 스스로 오락을 챙길 필요가 줄어들었다. 가족이 라디오를 들으면서 보내는 시간은 서로 이야기를 나누거나 게임을 하거나 음악을 연주하지 않는 시간이었다. 1950년대 로버트 퍼트넘Robert Putnam이 《나 홀로 볼링》에서 생생하게 묘사한 것처럼 텔레비전은 우리를 공동체에서 고립시키는 데 지대한 영향을 끼쳤다.[23]

감시 능력, 설득형 디자인, 중독성 있는 특성, 뛰어난 마케팅 능력, 우리가 원한다고 생각하는 것을 제공하는 능력을 가진 새로운 기술은 이전의 어떤 기술보다 가족 간의 관계를 방해한다. 스마트폰은 우리 관계에 끼어든 디지털 침입자 중 가장 눈에 잘 띄고 어디에나 있는 기기이지만, 이런 기능이 스마트폰만 있는 것은 아니다. 부모와 아이가 함께 기능이 추가된 전자책을 읽거나 전자 장난감을 가지고 놀 때, 부모는 아이에게 말을 덜 한다.[24] 화려한 전자책을 터치하거나 스와이프하면 텍스트와 이미지가 움직이고 말하며, 부모와 아이가 함께 하는 얘기로 채웠을 정적을 전자 장난감에서 나오는 소리가 대신한다. 이렇게 줄어든 대화는 언어 습득력 저하로 종종 언급되기도 하지만, 기기가 부모와 자녀 사이를 어떻게 가로막는지 보여주는 또 다른 예이기도 하다.

어린아이에게 책을 읽어줄 때 우리는 자주 아이를 안은 상태에서 읽는다. 신체적 친밀감과 공유하는 경험이 결합해 양육자와 아이 모두를 안정시키고, 관계를 강화하는 대화의 발판이 되어준다. 하지만 양육자와 아이가 함께 태블릿으로 읽으면 대화를 덜 할 뿐만 아니라 포옹도 덜 하는 것으로 밝혀졌다.[25] 이는 사용하는 기기에 디지털 기능이 추가돼 있지 않아도 비슷한 것으로 보인다.

디지털 기기의 발전과 온라인 사생활 보호

《대화를 잃어버린 사람들》에서 심리학자 셰리 터클은 인간관계를 심화시키는 데 대화의 중요성을 강조했다. "가족 간의 대화에서 아이들은 정보를 공유하는 것이 아니라 관계를 지속하는 것이 가장 중요하다고 배운다."[26] 나는 이른바 인터넷에 연결된 스마트 제품이라는 사물 인터넷을 떠올릴 때 터클의 이 말을 곱씹게 된다. 토스터기에서 진동 안마기, 장난감에 이르기까지 온갖 물건에 사물 인터넷 기능이 있다.[27] 사물 인터넷은 우리가 이 제품으로 무엇을 하는지 추적하고, 제품이 수집하는 데이터를 분석하고, 그 결과에 따라 행태를 변경함으로써 우리의 선호와 습관을 '학습'하기 때문에 소비자가 선호하는 제품으로 마케팅된다. 또한 스마트폰, 태블릿, 컴퓨터 등 다른 근처에 있는 사물 인터넷과 '대화'함으로써 자기들끼리 학습한 것을 공유하고 더 많은 데이터를 수집한다.

어떤 스마트 기기든 가장 분명한 문제는 사생활 침해다. 스마트 기기는 우리와 아이들에 대한 알려지지 않은 어마어마한 양의 정보를 수집한다. 한편 이렇게 수집한 데이터는 서비스를 개인에 맞추는 데 사용될 수 있으며, 따라서 우리는 이런 기기에 더욱 끌리게 된다. 다른 한편으로, 이 데이터는 개인 맞춤형 광고에도 사용될 수 있기 때문에 기기를 사용하는 것이 더 효과적이게 된다. 가족 간의 유대감을 파괴하거나 약화시킬 수 있는 잠재력은 아마존의 알렉사Alexa와 같은 디지털 개인 비서가 더 크다. 이런 상품이 어린이를 대상으로 삼을 때 특히 더 그렇다.

음성 인식 디지털 비서와 '검색' 능력은 점점 더 인기가 많아지고, 어디서나 볼 수 있으며, 우리 생활에 들어와 있다. 소프트웨어 기업인 이그나이트 테크놀로지Ignite Technologies가 운영하는 블로그에는 이런 글이 올라와 있다.

> 디지털 비서는 집이나 사무실에서 당신이 스마트폰을 사용할 때뿐만 아니라 어디에서나 당신을 알아볼 것이다. 디지털 비서는 시계, 자동차 계기판, 문자 메시지, 냉장고, 텔레비전, 직장에 있는 컴퓨터 등 어디에나 있다. 최종 목표는 늘 이거였다. 당신이 자신을 아는 것만큼 당신을 잘 아는, 나아가 그 이상을 아는 도처에 있는 디지털 비서 말이다.[28]

구글과 애플이 디지털 비서를 탑재한 자사 기기를 출시했다면, 아마존은 자사 디지털 비서인 알렉사와 연결되는 스마트 스피커 시장을 선도한다.[29] 아마존은 비서, DJ, 학자 기능을 결합한 상품으로 알렉사를 우리에게 홍보한다. 아마존이 '스킬'이라 부르는 수만 개의 기능을 하는 앱들이 알렉사에 들어 있다. 알렉사는 집 안 조명을 조절하고, 문을 잠그고, 알람을 설정하고, 다른 스마트 기기를 작동하고, 음악을 틀고, 질문에 대답하는 등의 작업을 수행한다.[30]

한편 아마존은 스킬 개발자에게 알렉사를 수익을 가져다줄 사업으로 알리고 있다. 알렉사 스킬에 투자하여 "당신의 브랜드와 고객 사이의 거리를 좁히고, 최고급 경험과 실물 상품을 판매하여 수익을 창출

하라."라고 사업체에 촉구한다.[31]

2014년 11월, 아마존은 알렉사와 스마트 스피커인 에코Echo를 출시했다.[32] 어린이용 에코는 4년 후에 나왔다. 기본적으로 동일한 스피커에 밝은색이 들어간 보호 케이스를 씌운 것으로 어린이만을 위한 스킬에 보호자가 관리할 수 있는 기능을 갖춘 구독 서비스가 제공된다.[33]

애플과 구글이 학교 내 아이들을 대상으로 쏟은 노력은 크게 성공했고, 따라서 미래의 브랜드 충성 고객을 육성하는 데 아마존보다 앞설 수 있었다. 사실 에코 닷 키즈 에디션Echo Dot Kids Edition은 아마존에서 어린이를 공략한 첫 번째 디바이스도 유일한 디바이스도 아니다. 2014년부터 아마존은 아이들과 바로 연결될 수 있는 제품을 개발해 왔다. 아마존은 그동안 여러 버전의 어린이용 태블릿[34]과 킨들 전자책 리더기를 내놓았고, 십 대만을 위한 구매 프로그램도 마련했다.[35] 한 리뷰어가 말했듯, 어린이 친화적인 에코 닷은 "아이들이 구글 어시스턴트Google Assistant나 애플의 시리Siri 대신 자사의 음성 인식 비서를 사용하도록 하기 위한 아마존의 분명한 노력"이다.[36] 평생 지속되는 브랜드 충성도를 얻기 위한 빅테크 버전 싸움이다.

2019년, 19개의 변호 단체는 에코 닷 키드 에디션이 아이들의 사생활을 침해한다며 연방거래위원회에 항의서를 제출했다. 어린이용 에코 닷은 "13세 미만 아이들의 민감한 개인정보를 대량 수집한다."라는 게 항의 내용이다.[37] 에코 닷은 '웨이크Wake'*라는 단어를 들을

* 'Wake'는 디바이스를 작동할 때 말해야 하는 지정된 단어다.

때마다 아이의 목소리를 녹음하고, 동시에 아이의 요청에 응답하기 위해 인공지능을 사용한다. 아마존은 녹음한 내용을 클라우드에 저장하며, 보호자가 기록을 삭제하지 않는 한 녹음된 내용은 클라우드에 계속 보관된다.[38] 아마존은 항의서가 제출되기 전까지, 보호자가 녹음 내용을 삭제하더라도 아이에게서 얻은 정보를 보관했다.[39]

또한 아마존은 아이가 에코를 어떻게 사용하는지 추적하고, 이 정보를 아이가 즐길 수 있는 다른 콘텐츠를 추천하는 데 사용할 수 있다. 아이들이 에코에 무언가를 기억해달라고 요청하거나, 어린이용 스킬이 아이와 개방형 대화를 요청할 때 개인정보를 수집할 수도 있다.[40] 당시 어린이용 스킬 중 약 15퍼센트만이 사생활 보호 정책과 연결되어 있었다.[41]

변호 단체는 어린이용 에코 닷이 '어린이 온라인 사생활 보호법Children's Online Privacy Protection Act, COPPA'을 위반한다고 주장했다. 어린이 온라인 사생활 보호법은 데이터를 온라인으로 수집하는 기업이 정보를 악용하는 것에서 어린이를 보호하는 미국의 몇 안 되는 법적 제약이다. 하지만 유감스럽게도 연방거래위원회는 항의서에 아무런 조치를 취하지 않았다. 아마존은 몇 가지 정책을 바꿨지만 어린이 변호 단체가 우려하는 부분에 충분하게 대응하지 않았다. 지금은 보호자가 어린이와 알렉사 간의 대화 내용을 삭제하면 녹음 내용과 정보 자체가 삭제되지만, 필요하지 않은 데이터를 기기가 규칙적으로 삭제하는 것이 아니라 여전히 보호자가 스스로 챙겨서 데이터를 삭제해야 하는 부담이 있다.[42]

아마존이 아이들의 데이터를 무기한 저장할 수 있는 잠재력이 있다는 점과 아이들이 성인이 될 때까지 에코 닷(또는 에코 닷의 미래 버전이나 다른 아마존 스마트 제품)을 사용할 수 있다는 점을 고려한다면, 아마존은 개인에 대한 일생에 걸친 정보를 확보할 가능성이 있다고도 볼 수 있다. 디지털 비서를 지지하는 사람들은 기기의 수명과 습득한 정보로 다양한 관심사에 맞게 콘텐츠를 맞춤 설정할 수 있기 때문에 이 서비스가 점점 더 유용해질 거라고 답할지도 모른다. 하지만 대체로 규제받지 않는 대기업이 이러한 정보를 손에 넣게 되면 행동 맞춤형 광고라는 형태로 이용자를 착취할 가능성을 강화할 뿐이다. 여기서 말하는 광고는 어린 이용자에게서 수집한 정보에 따라 이들의 특정한 욕망에 호소하도록 설계된 맞춤 광고다.

아마존과 에코 닷 키즈

아이들의 사생활 보호가 아이들이 착취 대상이 되는 것을 막는 데 결정적이라는 것에는 의심의 여지가 없지만, 이것이 에코 닷 키즈 에디션의 유일한 문제는 아니다. 아마존은 에코 닷이 아마존 키즈 플러스(2024년 4월 기준, 프라임 멤버일 경우 월 4.99달러 아닐 경우 7.99달러이며, 아마존 키즈 디바이스 구입 시 일 년 이용권이 제공된다. – 옮긴이)로 "어린이 친화적인 콘텐츠 세계"[43]를 열어줄 것이라고 광고한다. "수천 권의 오디오북과 쌍방형 게임, 교육 앱"[44]을 제공한다며 말이다. 또한 에코 닷은 인터콤처럼 활용할 수 있는 드롭인Drop-in 기능이 있어 에코 기기가 있다면 부모가 다른 방에 있는 자녀와 대화할 수도 있다. 아이가 접근할 수 있는 콘텐츠에 제한 설정을 할 수 있는 보호자 관리 기능도 제공해 노골적인 가사가 담긴 노래가 나오는 것을 막을 수도 있다. 보호자는 시간 제한도 설정할 수 있으며, 아마존 보호자 대시보드를 사용하여 자녀가 실제로 에코 닷으로 무엇을 하는지 확인할 수 있다.[45] 아마존은 에코 닷을 "아이가 배우고 성장할 수 있도록"[46] 돕는 상품으로 포지셔닝했으며, "아이들은 알렉사에게 질문도 하고, 알람 시계를 맞춰 숙제하는 데 도움을 받을 수 있다."[47]라고 묘사한다. 그렇다면 뭐가 문제일까?

사실 문제는 많다. 아마존의 손익 관점에서 본다면 '배우고 성장한다'[48]라는 표현에는 아마존을 사랑하는 법을 배우고, 아마존에 의존하도록 성장한다는 의미도 들어 있지 않을까 하는 의심이 든다. 초기 학습 기술 기업인 비긴BEGIN의 CEO이자 공동 설립자인 닐 셰노이Neal Shenoy는 어떤 디지털 개인 비서를 만드는 것이 목표인지 솔직하게 말했다. "기술은 아이들의 발음과 어휘력 때문에 어려움을 겪지만 아직 글을 배우지 않은 미취학 아동이 디지털 기기한테 자기가 알고 싶은 것들을 물어볼 수 있는 세상을 상상해봅시다…. 디지털 개인 비서는 '공동 양육자'가 되어 아이들이 모든 것을 배울 수 있도록 도울 거예요."[49]

질문에 대답해주고, 이야기를 들려주고, 같이 게임을 하고, 자장가를 불러주고, 숙제를 도와주는, 아마존과 같은 기업에 어린아이들이 의존하도록 훈련되는 것을 정말로 원하는가? 아이를 돌보는 데 중요한 이런 일들은 부모, 다른 성인 친구와 친척, 사서, 선생님 등 아이를 향한 주요 관심사가 재정적 이득이 아닌 아이의 행복인 사람들이 오래전부터 맡아왔다.

육아 책임을 알렉사에게 위임할 때 발생하는 여러 문제 중 하나는 아이에게 반응하는 알렉사의 예측 알고리즘이 사용자가 좋아하는 것 또는 온라인 및 (스마트 기기가 확산함에 따라 점점 더 늘어나는) 오프라인 행동과 활동으로 사용자에 대해 학습한 내용을 활용한다는 점이다. 최악의 경우, 이런 알고리즘은 우리가 듣고 싶어 하는 정보만 있는 토끼굴로 우리를 이끌 것이다. 아이가 이전에 좋아한 책을 바탕으로 책 추천을 하는 것처럼 겉보기에는 이로울 것 같은 기능마저도 아이들에게 꼭 최선인 것은 아니다. 아이들이 세상이 어떻게 돌아가는지 이해와 시야를 넓힐 기회를 막기 때문이다. 상업적으로 운영되는 알고리즘이 하는 추천은 (부모, 교사 또는 지역 사서가 가지고 있는) 아이에 대한 사랑이나 아이의 필요, 아이의 미래 희망을 이해해서 나오는 것이 아니다.

사서 얘기가 나와 덧붙이자면, 어렸을 때 나는 동생 낸시와 동네 도서관에서 많은 시간을 보냈다. 어렸을 때도 지금도 열성적으로 책을 읽는 낸시는 어린이 서가 사서인 화이트헤드 선생님과 친해졌고, 선생님은 낸시가 어떤 책을 읽는지 관심을 가지고 지켜보았다. 많은 여자아이가 그렇듯 낸시도 오랫동안 말과 관련된 책만 읽는 시절을 보냈다. 낸시가 독서 경험을 넓히는 게 좋을 것 같다고 생각한 화이트헤드 선생님은 다른 책도 읽게 하기 위해 이렇게 설득했다. "낸시, 이 도서관에서 '말과 관련된 책'을 처음으로 읽는 독자가 되고 싶지 않니?" 낸시는 물론 그렇다고 답했다. "그러면 네가 제일 먼저 읽을 수 있게 보관해둘게. 하지만 그 전에 '말과 관련되지 않은 책'을 읽어보렴." 동생은 그렇게 했다. 이런 식의 회유가 통하지 않는 아이도 있겠지만, 화이트헤드 선생님은 당시 동생을 오랫동안 봐왔기 때문에 통할 거라고 확신했다.

우리가 어린 시절에 들은 이야기, 부른 노래, 놀이용 게임을 아이들과 공유하는 것은 가족 간에 더 깊은 관계를 맺게 해준다. 아이에게는 오랜 전통을 기반으로 이루어진 관계 속에서 자기 자신을 경험할 수 있는 안정감을 제공하고, 부모에게는 정서적 유산을 물려줄 기회를 제공한다. 이 장을 집필하던 중 이제 성인이 된 딸이 내게 숲속 개울 위에 놓인 다리 사진과 함께 문자를 보내왔다. "이 풍경을 보니까 떠오르는 게 있어서요." 나는 무슨 얘기인지 즉시 알아차렸고 답 문자를 보냈다. "푸 막대기다!" 푸 막대기는 앨런 알렉산더 밀른Alan Alexander Milne의 《곰돌이 푸 2》에 나오는 놀이다. 개울 위 다리 난간 한쪽에서 물속으로 막대기를 던져서 다리 반대쪽 난간 밑으로 막대기가 제일 먼저 나오는 사람이 이기는 놀이다. 딸은 어렸을 때 푸 막대기 놀이를 했고, 나 역시 어렸을 때 가족과 이 놀이를 했다.[50]

물론 많은 아이가 가족의 역사가 중요하다는 것을 당장 경험하지는 않겠지만, 어른이 되면 경험할 가능성이 크다. 그리고 몇몇 아이는 관계를 유지한다는 것의 의미를 어렸을 때부터 깨달을 수도 있다. 코로나 팬데믹으로 많은 시설이 문을 닫아서 나는 아이들과 화상으로 장갑 인형을 끼고 대화를 나누었다. 그러던 중 여섯 살 난 테오도라가 인형 오드리에게 책을 읽어주겠다고 했다. 테오도라는 트롤과 괴물이 나오는 책을 고르더니 이렇게 설명했다. "아빠가 어렸을 때 이 책을 읽었대요." 테오도라는 책을 통해 아빠와 연결되어 있다는 것을 특별한 일로 받아들이는 게 분명했다.

아마존의 에코 닷 광고는 디즈니, 니켈로디언, 워너브러더스Warner Brothers와 같은 엔터테인먼트 대기업과의 제휴뿐만 아니라 아이들을 대상으로 장난감, 음식, 옷, 액세서리를 판매할 수 있도록 이미지 사용 라이선스를 받은 (바비와 스폰지밥 네모바지와 같은) 상업화된 캐릭터와의 제휴도 자랑한다.[51] 어린이용 에코 닷을 조사할수록 에코 닷의 상업적 제휴가 아이들을 위한 추천에 어떤 영향을 미칠지 궁금해졌다. 그래서 나는 가상의 만 네 살짜리 아이 계정으로 에코 닷 상품에 가입했다. 네 살도 이런 상품에 가입하는 데는 어린 듯하지만, 아마존은 에코 닷 키즈 에디션을 세 살부터 추천하며[52] 보호자가 두 살 아이용부터 콘텐츠를 지정할 수 있게 되어 있다.[53]

알렉사와 처음 만난 지 몇 분도 채 지나지 않아 내가 특정한 브랜드를 언급하기도 전에 알렉사는 줄리 올브라이트Julie Albright라는 미국 소녀 이야기를 듣고 싶은지 물었다. 줄리 올브라이트라니, 누굴 말하는 것인지 궁금한가? 실존하는 미국 소녀가 아니었다. 마텔의 아메리칸 걸 인형 라인 중 2007년에 출시된 제품으로, 2014년에 업데이트 버전이 나왔다.[54] 줄리 인형은 이 캐릭터를 설명하는 책과 함께 아메리칸 걸 웹사이트에서 115달러에 판매 중이다. 인형 가구와 액세서리도 있는데, '줄리의 근사한 화장실Julie's Groovy Bathroom'은 195달러다. 줄리의 옷으로 나온 제품은 각각 30달러 이상으로 판매되며, 10달러 미만의 물건은 줄리가 등장하는 다른 책뿐이다.[55] 아이들이 볼 수 있는 줄리 올브라이트 영화도 나와 있는데, 아마존[56]과 유튜브[57]에서 볼 수 있다.

이어서 나는 "알렉사, 나 심심해" 기능을 써서 에코 닷이 무엇을 제안하는지 확인해보았다. "게임 할래?" 알렉사가 밝게 물었다. "그래." 내가 답했다. "〈스타워즈 사운드 저니Star Wars Sound Journeys〉 할까?" 알렉사가 물었다. 나는 아니라고 답했다. 이어서 알렉사는 〈디즈니 리믹스Disney Remix〉, 〈스폰지밥 네모바지 챌린지SpongeBob SquarePants Challenge〉, 〈바비 유 캔 비 애니싱Barbie You Can Be Anything〉, 〈위저딩 월드 북 퀴즈Wizarding World Book Quiz〉*를 하고 싶냐고 물었다. 내가 제안을 전부 거절하자 알렉사는 조용해졌다. 다음 날, 다시 심심하다고 말을 걸었더니 알렉사는 같은 제안을 다시 해왔다. 나는 이어서 여러 번 같은 시도를 했다. 알렉사는 같은 제안 다섯 가지를 말할 때도 있었고, 〈아메리칸 걸 어드벤처스American Girl Adventures〉, 2017년에 개봉한 드림웍스의 컴퓨터 애니메이션 영화인 〈보스 베이비〉, 출판사 리틀 브라운Little, Brown and Company에서 낸 《13번 교실에서 일어난 불운한 모험The Unlucky Adventures of Classroom Thirteen》을 추가하기도 했다. 이런

* 위키백과에 따르면, 위저딩 월드Wizarding World는 판타지 미디어 프랜차이즈로, J.K. 롤링J.K. Rowling의 《해리포터》 시리즈 영화 세계를 기반으로 한다.

제안이 과연 네 살 아이에게 적절한지도 논의의 여지가 있지만, 내가 만든 가짜 네 살 아이에게 알렉사가 한 제안에는 훨씬 더 우려되는 문제가 있다.

기업의 알고리즘은 해당 기업이 독점하기 때문에 어떻게 콘텐츠를 선택하는지 우리는 알 수 없다. 다른 검색 엔진과 마찬가지로 검색 결과에 표시되는 내용도 특정 기업이 노출을 위해 돈을 냈는지 여부와 얼마를 냈는지에 영향을 받을까? 또는 검색 엔진이 그 기업을 소유하고 있는지와도 연관이 있을까?[58] 아이들에게 최선의 이익이 무엇인지 고려해본다면 아마존은 이러한 질문들에 솔직하게 답해야 하지 않을까?

아마존에서 부여한 알렉사의 역할

아마존은 알렉사가 광고를 하지 않을 거라고 약속했지만,[59] 텔레비전이나 라디오에서 나오는 기존 방식의 광고를 하지 않을 거라는 의미인 듯하다. 알렉사에게 심심하다고 한 것만으로 광고 비슷하게 콘텐츠 다섯 가지를 제안받은 경험은 프로그램 내용 안에 특정 제품이 들어간 간접 광고나 진행자가 제품을 홍보하는 호스트셀링Hostselling 방식으로 영화, 텔레비전, 비디오 게임에서 홍보하는 것과 꽤나 유사하다. 사실 1974년 호스트셀링은 미국 어린이 텔레비전 프로그램에서 금지되었고, 여전히 공중파 방송, 유선 방송, 위성 방송의 어린이 프로그램에서는 호스트셀링을 해서는 안 된다.[60] 하지만 알렉사는 분명히 에코 닷 프로그램 내에서 '호스트' 역할을 한다. 알렉사는 스트리밍할 콘텐츠를 선택하는 알고리즘을 전하는 의인화된 매개체이기 때문이다. 다른 미디어에서는 허용되지 않는데 어떻게 알렉사는 〈스폰지밥 네모바지 챌린지〉 같은 특정 브랜드가 붙은 콘텐츠를 아이들에게 안내할 수 있는지 이해하기 어렵다.

사실 알렉사를 비롯한 음성 인식 비서로 수익을 창출하려는 기업은 자사 제품을 홍보하면서도 사용자에게 유용할 콘텐츠를 만들도록 독려받고 있다. 2018년, 한 비즈니스 블로그에 올라온 "당신의 브랜드를 위해 아마존 알렉사의 장점을 어떻게 활용할 것인가"라는 제목의 포스트에서 "전문가들은 아마존 알렉사를 비롯한 AI 플랫폼에 상품을 배치하고 추천하는 것은 시간문제라고 여긴다. 한편, 전문가들은 브랜드가 알렉사의 스킬과 연결될 수 있어야 한다고 예전부터 권고했다."라고 설명했다.[61] 많은 브랜드가 이미 알렉사와 연결이 되어 있다. 아이들은 〈프로즌 싱!Frozen Sing!〉 노래를 서툴게 따라 부르며 알렉사에게 "C-3PO(스타워즈 시리즈의 캐릭터) 트랜슬레이츠!C-3PO Translates!"를 작동해달라고 해 〈스타워즈〉에 나오는 귀여운 우키(스타워즈 시리즈에 등장하는 종족)인 츄바카Chewbacca처럼 말하는 것을 배운다.[62] 이런 식으로 파생된 상품은 아주 많다.

지나치게 감성을 내세우는 것처럼 보일지 모르겠지만, 에코 닷 4세대 키즈 에디션이 특히 우려되는 부분은 하드웨어 형태다. 초기 버전의 어린이용 에코 닷은 어른용 에코 닷과 매우 비슷했다. 작은 스피커 형태로 어른용은 검은색이었고, 어린이용은 밝은색이었다. 하지만 4세대는 둥글고 통통하며 귀여운 호랑이 얼굴이나 사랑스러운 판다 얼굴로 나온다. 우연히 극도로 귀엽게 만든 것은 아닐 것이다. 인간은 귀여움 앞에서 사족을 못 쓴다. 아기를 양육하는 데 드는 수고가 있어도 우리 뇌는 본능적으로 아기에게 반하게 되어 종의 번식을 보장하니까 말이다.[63] 로봇의 외모를 디자인하는 사람들은 사용자가 기계와 관계를 맺고 따뜻하게 반응할 수 있도록 로봇에 사랑스러움을 더한다.[64] 셰리 터클은 "어떤 방식이나 형태로든 우리를 실제로 사랑하거나 아끼는 기계를 만들어 낸 것은 아니다…. 하지만 우리는 기계가 우리를 사랑하거나 아낀다고 믿을 준비가 되어 있다."라고 말했다.[65]

에코 닷을 기계에서 말을 하는 사랑스러운 동물로 변화시킴으로써 아마존은 어린이와 어른 모두가 이러한 기기에 감정적인 애착을 키울 가능성을 높였다. 내 식탁 위에는 플러그를 연결하지 않은 작은 주황색 호랑이 얼굴 모양을 한, 또 다른 기술 쓰나미인 기기가 놓여 있다. 사람들과 유대 관계 형성을 위해 인간의 대화 내용을 견본으로 사용해 소통하는 로봇, '사교적인 봇'이다.

우리 삶에 들어온 로봇이 도덕적, 윤리적, 사회적으로 어떤 역할을 갖는지 정확히 드러내는 것은 이 책의 범위를 벗어난다. 하지만 나는 기업이 수익을 내려고 아이들을 착취하는 데 이 봇들을 사용하는 위험성을 지적하고 싶다. 디즈니, 드림웍스, 니켈로디언을 소유한 비아콤, 바비를 소유한 마텔의 브랜드가 들어간 게임을 하라며 내가 요청하지도 않은 제안을 하는 알렉사와 같은 맥락이다. 마텔이 처음으로 제작에 도전한 어린이와 개인 맞춤 대화를 나누는 장난감인 헬로 바비를 예로 보면, 이 인형이 보이는 반응 중에는 마텔 브랜드의 다른 장난감을 직간접적으로 언급하는 것도 있다.[66]

상업화된 디지털 기술은 아이의 가족 관계를 방해할 수 있으면서도 동시에 '가상으로 친한Parasocial' 관계를 강화한다. 우리가 논의하고자 하는 가상으로 친한 관계는 아이들이 로봇이나 스크린을 통해 만나는 캐릭터와의 친밀감이나 이들과 맺는 관계를 가리킨다. 연구에 따르면, 아이들은 로봇에게 감정을 갖고 강한 애착을 키울 수 있다고 한다. 아이들은 이런 기계에서 비롯된 존재가 실제로 살아 있지 않다는 것을 알면서도 감정과 내면의 삶을 부여한다.[67]

한편, 사랑받는 캐릭터들이 아이들의 삶에서 맡은 강력하고 영향력 있는 역할은 잘 기록되어 있다. 슈렉과 스펀지밥 네모바지 같은 유명한 만화 아이콘을 포장지에 실으면 아이들은 식품 선택에 영향을 받는다.[68] 디지털 기술이 점점 더 정교해지자 연구원들은 아이들이 맺은 가상으로 친한 관계를 살핀다. 스크린으로 만나는 인형과 애니메이션 캐릭터와 나누는 이러한 상호작용은 아이들이 말하는 것에 직접 반응해 실제 인간의 대화를 모방한다.

2020년에 실시한 한 연구를 보면, 〈도라도라 영어나라Dora the Explorer〉에 나오는 도라처럼 친숙하고 신뢰하는 캐릭터와 상호작용한 아이들은 제어 그룹에 있는 아이들보다 연구에서 다룬 수학 내용을 더 빨리 배운다는 결과가 나왔다. 아이들은 도라를 더 많이 좋아하고 신뢰할수록 주어진 과제를 더 잘 해냈다.[69] 연구가 내린 결론은 이렇다. "이 상호작용적인 교류는 어린이들이 21세기의 효율적이고 지적인 친교 상대이자 교사로서 미디어 캐릭터를 받아들이고 신뢰할 수 있는 길을 열어줄 것이며, 어린이들이 살아 있다고 인식할 대상의 범위를 넓혀줄 것이다."[70]

이 결론은 어린이와 기술을 다루는 많은 연구가 지니는 중요한 문제를 상징한다. 이 연구는 디지털 기술이 지닌 메시지나 디지털 기술을 통한 학습 가능성에 대해 제품을 평가할 때, 상업적인 의도를 고려하지 않고 기술 자체만을 평가하려는 접근 방식을 보여준다. 니켈로디언의 도라는 멋진 캐릭터지만 아이들을 향한 주요 상업적 공격의 선두에 있기도 하다.[71] 아이가 도라와 나누는 대화를 니켈로디언의 모회사인 파라마운트글로벌Paramount Global이 녹음해 수익화한다면 아이와 부모는 도라를 믿어야 할까? 도라의 이미지가 아이에게 수많은 장난감, 음식, 옷, 액세서리, 여러 형태의 미디어를 파는 데 사용될 때, 아이에게 도라를 신뢰하도록 장려하는 것이 윤리적일까?

복화술사로서 수십 년간 아이들이 장갑 인형과 가상으로 친한 관계를 맺을 수 있도록 도우며, 특히 최근에는 화상으로 활동하며, 나는 이러한 관계가 일으키는 기쁨을 경험했다. 아이들이 스크린이나 로봇 같은 물체로 미디어 캐릭터와 맺는 가상 관계에 여러 이점이 있다는 것을 의심하지는 않는다. 하지만 우려되는 점도 있다. 인공지능이 향상되고, 기계가 점점 더 복잡한 대화를 할 수 있게 됨에 따라 이들에 대한 아이들의 애착은 더 강해질 것이다. 그리고 이전에도 말한 것처럼 규제받지 않는 기술 및 미디어 기업이 아이들의 안녕이나 이익을 위해서가 아니라 금전적 수익을 위해 이러한 애착을 이용할 가능성도 더 커질 것이다.

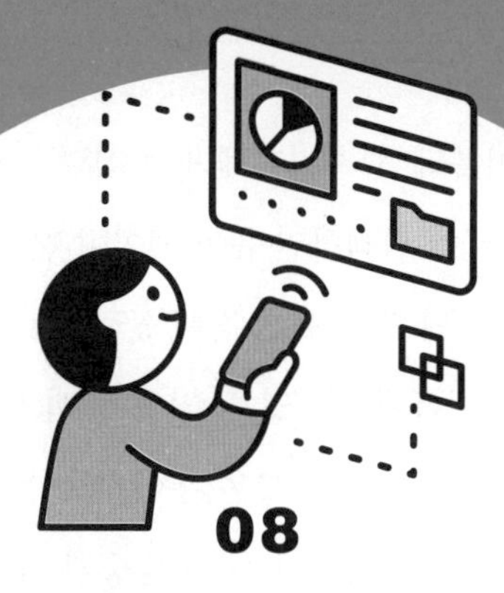

08

제한 없이 아이들 시장에 판매되는 편견들

편견, 성향, 고정관념, 낙인은 많은 게임뿐만 아니라 소셜 네트워크,
가상세계 등 다른 형태의 정체성 표현에도 내재되어 있다.
이런 요소는 서로를 보는 방식에 실질적인 영향을 미친다.

- D. 폭스 해럴D. Fox Harrell,
MIT대학교 디지털 미디어 및 인공지능학 교수

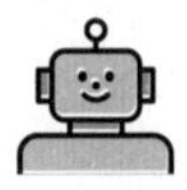

검색 알고리즘의 비밀

2011년, 나는 한 페어플레이 지지자에게서 심란한 이메일을 받았다. "왜 당신 이름을 구글에 검색하면 유어 베이비 캔 리드Your Baby Can Read 광고가 뜨는 거죠?" 난 그 이유를 전혀 몰랐지만 신경이 쓰였다. 유어 베이비 캔 리드는 이름에서도 알 수 있듯이 '아기에게 읽기를 가르쳐준다'는 비디오와 플래시 카드로 이루어진 상품이었다. 이것은 유튜브, 트위터, 페이스북, 텔레비전, 공영 방송과 케이블 방송 광고로 마케팅을 한 바 있다.[1]

페어플레이와 조지타운대학교의 공공 대표 연구소 변호사들은 유어 베이비 캔 리드의 허위 광고를 중단하라고 최근 연방거래위원회에 항의서를 제출했다. 여러 언론 매체 중에서도 특히 NBC 방송국 아침 정보 뉴스 프로그램인 〈투데이 쇼〉에서는 우리 캠페인을 다루는 코너를 만들었다. 연방거래위원회가 어떤 조치를 취하든, 우리는 허위 주장으로 홍보되는 제품에 부모들이 큰 지출을 하는 것을 막고 싶었다.

확인해보니 유어 베이비 캔 리드에서 내 이름 '수전 린'을 검색할 때마다 구글에 자기들 광고가 뜨도록 했다는 것을 알 수 있었다.[2] 내 이름이 내가 혐오하는 사명을 가진 기업 광고에 활용된다는 사실은 매우 불쾌했다. 구글에서 근무하는 지인과 연락해 관련 내용을 살펴봤지만 내가 할 수 있는 것은 없다는 답변을 받았다. 이 경험은 검색 엔진처럼 겉으로 보기에 감정이 없는 영리 기술이 해를 끼칠 수 있으며, 실제로도 해를 끼친다는 사실을 개인적으로 뼈저리게 깨닫는 계기가 되었다. 물론 크게 본다면 유어 베이비 캔 리드와 있었던 일은 개인적으로 마음이 불편했던 정도에 지나지 않았다. 그러나 기업이 돈을 지불하고, 우리의 이름을 키워드 검색어로 설정할 수 있게 허용하는 것은 훨씬 더 광범위하고 더 해로운 결과를 초래할 수 있다는 것이 밝혀졌다. 예를 들어 흑인이 연상되는 이름을 가진 사람의 경우가 그렇다.

2년 후 미국컴퓨터학회Association of Computing Machinery, ACM 〈큐저널〉에 실린 연구에 따르면, 어떤 사람이 범죄자일지도 모른다는 내용을 암시하는 광고는 백인을 연상시키는 이름보다 흑인을 연상시키는 이름에 더 자주 나타나는 경향이 있다고 한다. 예를 들어 '라타냐 스위니Latanya Sweeney'라고 구글에 검색해보면, "라타냐 스위니, 체포된 적이 있을까?"라는 문구로 공공 기록을 조회해볼 수 있는 사이트 광고가 나온다. '크리스틴 링키스트Kristin Linquist'라고 검색을 해도 공공 기록 조회 사이트 광고가 나오지만, "크리스틴 링키스트를 찾았습니다."와 같은 더 중립적인 문구로 소개되었다. 사실 (이 연구 보고서 저자인) 라타냐 스위니라는 이름으로는 범죄 기록이 전혀 나오지 않고, 크리스틴 링키스트라는 이름으로는 범죄 기록이 조회되는데도 이런 결과가 나온 것이다.[3] 이러한 내재된 인종차별은 성인들에게 많은 잠재적 해를 끼칠 수 있다. 특히 고용주가 구직자 정보를 온라인으로 검색할 때 그렇다. 아이들에게도 해를 끼친다. 이러한 검색 방식으로 구직 활동에 방해받는 자녀뿐만 아니라 어떤 이유로든 자신의 이름이나 특정 인종과 관련된 이름이 범죄와 연관된 것으로 검색되는 아이들도 피해를 입는다.

아이들이 세상을 이해하고, 세상이 어떻게 돌아가는지 궁금해하는 지식에 검색 엔진이 미치는 영향을 과소평가해서는 안 된다. 어른과 아이는 세상의 궁금증을 해소하기 위해 도서관과 학교 같은 곳으로 가는 대신 이제는 영리가 목적인 사기업의 알고리즘에 의존한다. 즉, 우리가 검색하는 정보는 오늘날 단 하나의 기업이 지배하고 있다는 것을 의미한다. 바로 구글이다.

2021년 8월 기준, 1초에 구글에서 실행되는 검색 건수는 무려 9만 2525건이었다.[4] 온라인 검색 10건 중 약 9건이 구글에서 이루어지며[5] 따라서 구글은 검색 엔진 수익이 약 90퍼센트를 차지한다.[6] 심란하게도 검색 엔진 사용자의 66퍼센트가 자기가 얻은 검색 결과를 공정하고 편견 없는 정보라고 믿는다. 18~29세 사용자에게서 이 비중은 72퍼센트로 증가한다.[7]

물론 도서관과 학교에서 제공하는 정보에 결코 편견이 없다는 것은 아니다. 우리 모두와 마찬가지로 이러한 기관에서 근무하는 사서, 교사, 관리자는 의식적으로든 무의식적으로든 편견이 있으며, 이러한 편견은 이들과 이들이 일하는 기관이 제공하는 정보에 영향을 미치게 된다. 그러나 구글과 다른 한 가지 중요한 점은 투명성이다. 공공 기관과 그곳에서 일하는 사람들은 그들이 내리는 결정에 책임을 진다. 아울러 그러한 결정이 이루어지는 과정은 투명하며, 투명해야만 한다. 반면에 검색 엔진과 다른 온라인 플랫폼을 구동하는 알고리즘을 만들고 소유하는 기술 기업은 그곳에서 제시하는 정보가 어떻게, 왜 선택되는지를 공개할 법적 의무가 없다.[8]

우리 손에 있는 디지털 기기에 마법과 같은 속도로 나타나는 검색 엔진 결과는 기계가 계산한 결과이기 때문에 인간의 편견과는 분리돼 있을 것으로 보인다. 하지만 사서나 교사와 마찬가지로 알고리즘을 만드는 사람도 자기 창조물에 영향을 미치는 편견이 있다는 점을 기억해야만 한다. 게다가 공익을 위해 근무하는 것이 주 임무인 기관이 아니라 기술 기업에서 일하는 직원들은 수익을 냄으로써 기업의 주된 목표를 달성한다. 페이스북이 공공 광장이 아닌 것처럼 구글은 공공 도서관이 아니다.

예를 들어 구글 검색 엔진을 사용할 때 특정 웹사이트가 결과의 어떤 부분에 나타나는지, 그 기준에는 우리의 검색 기록, 다른 온라인 활동, 기타 구글이 수집한 데이터를 기반으로 우리가 보고자 하는 게 무엇인지, 구글이 '생각하는' 내용도 포함될 수 있다.[9] 검색 결과는 또한 검색 엔진 최적화Search Engine Optimization, SEO 기업이 사용하는 기술에 달려 있다. 검색 엔진 최적화는 인터넷 검색 결과에서 사업체가 상위 자리를 확보할 수 있도록 돕기 위해 고안된 수십억 달러 규모의 산업이다. 검색 엔진 최적화를 위해 지불해야 하는 비용은 저렴하지 않기 때문에 검색 결과는 작은 사업체나 자금난을 겪는 비정부 기구보다는 큰 사업체에 유리하다.[10] 한편 구글의 알고리즘은 구글이 소유하기 때문에 검색 시 우선순위에 오르는 결과물이 어떻게 정해지는지 정확히 알 수 없으며, 따라서 결과물이 타당한지도 알기 어렵다.

구글에서 정보를 검색할 때 제일 위에 나타나는 결과물은 보통 우리가 입력하는 검색어에 대한 광고 입찰에 성공한 기업의 광고다. 2020년, 구글은 광고 수익으로 약 1470억 달러(약 195조 원)를 창출했는데, 대부분 잠재 광고주들에게 검색어를 경매해 얻은 수익이다.[11] 하지만 앞에서 설명한 것처럼 광고 다음에 나와 우리가 찾는 정보를 제공해주어야 하는 '자연 검색 결과Organic Search Result'도 객관적인 순위로 나열되지 않는다. 구글에 경제적으로 이롭도록 나열되는지도 모른다. 〈월스트리트저널〉에 따르면 "구글은 소규모 기업보다 대규모 기업에 더 유리하도록 검색 알고리즘을 변경했다. 주 광고주인 이베이eBay Inc.를 위해 최소한 한 번은 알고리즘을 변경했다. 그러한 조치를 취하지 않는다는 공개적인 입장과는 반대로 말이다. 이 분야에 정통한 사람들에 따르면, 구글은 아마존이나 페이스북과 같은 몇몇 주요 웹사이트를 검색 결과에서 더 상단으로 끌어올린다고 한다.[12]

사피야 우모자 노블은 《구글은 어떻게 여성을 차별하는가》에서 더 직설적으로 설명한다. "구글은 검색을 자신의 경제적 이익에 맞게 편향하고, 어떤 대가를 치르더라도 시장 지배력을 강화한다."[13] 노블이 구글의 검색 엔진 알고리즘이 인종차별을 되풀이하는 방법을 조사하게 된 동기는 2011년에 구글에서 '흑인 소녀'라는 검색어를 입력한 경험에서 비롯되었다. 상단에 나온 결과물은 포르노그래피였다. 노블은 검

색어와 연관된 광고뿐만 아니라 자연 검색 결과에도 포르노그래피가 나오는 것을 발견했다.[14]

이는 단순한 문제가 아니다. 4년 후에는 구글 검색창에 '흑인 십 대 세 명'을 입력하면 결과물 가장 상단에 피의자 사진이 나온다고 소셜 미디어와 주류 언론에서 보도하는 일이 있었다. 반면에, '백인 십 대 세 명'을 검색하면 백인 아이들의 평범한 사진이 나왔다.[15] 정확성보다 이익을 중시하는 검색 엔진의 잠재적 위험성을 보여주는 가장 충격적인 사례는 2015년에 일어났다. 사우스캐롤라이나주 찰스턴에 있는 교회에서 주일 예배 중에 딜런 루프Dylann Roof라는 사람이 아프리카계 미국인 9명을 살해한 사건이었다. 루프는 법정 안팎에서 자신을 그 끔찍한 행위로 이끈 것이 십 대 시절 구글에 '백인을 공격한 흑인 범죄'를 검색했을 때 시작됐다고 주장했다. 루프 앞에 제일 먼저 나열된 결과물은 예를 들어, 경찰이나 FBI에서 발표한 범죄율 통계 자료가 아니었다. 가장 위에 나타난 내용은 백인 우월주의자들의 선전으로 가득한 사이트였고, 루프가 수사관에게 진술한 것처럼 살인의 이유는 '그것으로 충분했다'.[16]

대중의 강력한 항의에 응한 구글은 이러한 유해한 결과와 사실과 다른 설정을 고쳤지만, 이런 식으로 눈에 띄는 문제만 해결하는 접근 방식은 더 큰 문제를 해결하는 데 완전히 실패했다. 2020년, 한 감시 단체는 기업의 광고를 어떤 검색어에 연결해야 하는지 결정하는 데 도움을 주는 기능이 여전히 '흑인 소녀'라는 문구를 (그리고 '아시아 소녀', '라틴계 소녀'라는 문구) 포르노그래피 결과물과 연결한다고 보고했다.[17] 그러나 인종차별적인 검색 결과는 구글의 문제가 아니라 순전히 사회 편견이 반영되었다는 게 구글의 공식적인 입장이다.[18] 정말 그럴까? 엄청나게 높은 구글 이용 비율과 구글이 자사 제품을 교육 플랫폼으로 학교에 마케팅한다는 사실을 고려한다면, 구글의 검색 결과가 사회의 편견을 반영함과 동시에 사회의 편견을 만들기도 한다고 할 수 있지 않을까? 일간 신문 〈USA투데이〉 기자 제시카 구인Jessica Guynn은 '흑인 십 대 세 명' 검색 결과를 다음과 같은 틀에서 살폈다.

> 공교육 예산은 줄고 답을 구할 때 기술에 의존하는 경우가 늘어난 탓에 검색 엔진은 어떤 정보를 보여줄지, 어떤 정보가 중요한지를 결정하는 데 그 어느 때보다 더 큰 권력과 힘을 행사한다. 사람들은 구글을 신뢰할 만한 정보 원천으로 여긴다. 하지만 사서나 교사처럼 사려 깊은 존재가 선정하고 관리하지 않는 구글 검색 결과에는 종종 누락되는 것이 있다. 성 고정관념과 인종 편견을 인식하는 시각이다.[19]

조지 플로이드의 사망과 이어진 블랙 라이브스 매터Black Lives Matter, BLM 시위('흑인의 목숨도 소중하다'라는 뜻으로, 흑인 인권 탄압과 인종차별에 반대하는 시위 – 옮긴이)에 반응한 많은 기업처럼 구글은 '인종 평등'을 약속하고, 이를 달성하기 위한 계획을 상세히 설명하는 성명을 발표했다. 계획에는 소수자 고용을 늘리고, 편견 없는 교육에 자금을 투입하고, 흑인 사회에 유용한 제품을 만드는 것과 같은 훌륭한 목표가 포함되어 있었다. 하지만 성명에는 검색 알고리즘이 인종차별을 영구화하거나 조장하지 않도록 구글이 앞으로 어떤 조치를 취할 것인지는 언급되지 않았다.[20] 뉴욕대학교 AI 연구원 메러디스 브루사드 Meredith Broussard는 〈뉴욕타임스〉의 사설에서 이를 잘 설명해주었다.

> "컴퓨터는 수학을 매우 잘하지만 수학은 사회적인 시스템이 아니다. 알고리즘 시스템은 사회적 의사 결정을 내리는 데 반복적으로 실패한다. 알고리즘은 혐오 발언을 효과적으로 감시하거나 감지할 수 없고, 공공 지원 프로그램의 사회 복지사를 대체할 수 없으며, 범죄를 예측할 수 없다. 또 어떤 구직자가 다른 구직자보다 더 적합한지 판단할 수 없으며, 효과적으로 얼굴 인식을 할 수 없고, 에세이를 채점하거나 교사를 대체할 수 없다."[21]

나는 브루사드의 말에 완전히 동의한다. 한편 구글이 '흑인 소녀'의 검색 결과를 수정한 것에서 알 수 있듯이 알고리즘을 살짝 고치면 인종 편견을 바로잡을 수 있으며, 따라서 애초에 이런 편견이 담긴 결과가 나오는 것을 막을 수 있었다.[22]

여기까지 글을 쓰는 동안 내 부엌 식탁 위에는 여전히 작고 귀여운 호랑이 얼굴 모양을 한 에코 닷 키즈 에디션이 있다는 것이 떠올랐다. 아마존이 알렉사의 검색 기능을 통해 아이들의 질문에 답을 주고 숙제를 도와줄 수 있다고 홍보했기에, 나는 노블이 구글 검색창에 한 것과 비슷한 질문을 알렉사에게 해보기로 했다. 물론 알렉사는 평서문에는 반응을 보이지 않고 명령문에만 반응을 보이는 듯해서 실험 방식이 같지는 않다. "알렉사, 흑인 소녀가 뭐야?" 나는 이렇게 물었다. 우아하게 표현하지 못했다는 것은 인정한다. 하지만 당시 내가 떠올릴 수 있는 가장 나은 질문이었다. 알렉사가 해준 유일한 답변은 〈흑인 소녀Black Girl〉는 J. E. 프랭클린J. E. Franklin이 쓴 연극이라는 내용이었다. 나는 다시 물었다. "알렉사, 아프리카계 미국인 소녀는 뭐야?" 어떤 답을 기대하며 이런 질문을 했는지는 모르겠지만, 알렉사가 해준 답을 기대한 건 분명히 아니었다. 알렉사는 이렇게 답했다. "조지타운 대학교 홈페이지(Georgetown.edu)에 따르면, 아프리카계 미국인 소녀는 청소년 사법 제도의 관리를 받는 인구 중 가장 빠르게 증가 중인 집단이야." 알렉사에게 '아프리카계 미국인 소년'은 뭐냐고 묻자 이렇게 답했다. "교육 잡지인 〈에듀케이션 위크〉 홈페이지(Edweek.org)에 따르면, 대부분의 소년은 아프리카계 미국인인데 그중 많은 아이가 독서와 학습에 어려움을 겪어." 알렉사는 아이인 척하는 나에게 아프리카계 미국인 아이들이 '질이 나쁜' 아이들이거나 공부를 힘들어한다고 알려주었다.

이런 답변은 흑인 아이에게 직접적으로 큰 충격을 줄 수 있다. 다른 아이들에게는 인종차별을 조장하는 해로운 고정관념이 심어지거나 유지된다. 어른이 사용하는 기술이 이런 검색 결과를 낸다고 하더라도 매우 끔찍한데 숙제를 도와줄 수 있는 기술이라며 어린이를 직접 겨냥하는 기업의 제품이라면 훨씬 더 나쁘다. 오늘날의 아이들이 인종, 성별, 성적 취향, 종교 등 온갖 종류의 정보를 검색한다고 상상하는 것은 무리가 아니다. 구글과 알렉사가 제공하는 정보가 아이들의 자기 인식과 세계관에 어떤 영향을 미칠까? 아마존은 아이들을 알렉사에 더욱 빠져들게 하려고 노력 중이다. 그리고 아마존은 아이의 글 읽기를 돕는다고 주장하는 새로운 기능을 도입했다.[23]

물론 인종차별을 장려하고 주입하는 알고리즘이 발견된 플랫폼은 검색 엔진만이 아니다. 소셜 미디어 사이트 또한 책임이 있다. 인스타그램을 소유하고, 미투Me Too('나도 성범죄 피해자'라는 뜻으로, 사회 관계망을 통해 피해자들이 연대하고 범죄를 고발하는 운동-옮긴이)와 블랙 라이브스 매터와 같은 사회 정의 운동을 촉발하여 때때로 찬사를 받아온 메타를 보자.[24] 이러한 활동도 해왔지만 메타는 오랫동안 혐오 발언을 장려하고, 백인 우월주의 단체의 성장을 방치한 것으로 격렬한 비난을 받기도 했다.[25] 조지 플로이드가 살해된 지 일주일 만에 살인이 가짜였다고 주장하는 동영상은 130만 명의 페이스북 사용자들에게 전해졌는데, 대부분 자신을 백인 우월주의자라고 밝히는 사람들이 운영하는 그룹에서 퍼뜨린 영상이었다.[26]

소셜 네트워크와 다른 인기 있는 기술 플랫폼이 부추기는 인종차별이 어떻게 상업주의와 연결되는지 이해하려면, 알고리즘은 자신만의 편견이 있다는 것과 더불어 이익 창출이 최우선인 대기업에서 일하는 사람들이 만든다는 것을 기억할 필요가 있다. 틱톡, 인스타그램, 페이스북, 유튜브처럼 광고에 기반한 소셜 네트워크의 수익은 기업이 얼마나 광고에 투자할 의향이 있는지에 달려 있다. 그리고 기업의 투자 규모는 이런 네트워크가 우리의 관심을 얼마나 끌 수 있는지 그리고 얼마나 오래 붙잡을 수 있는지에 달려 있다. 결국 광고로 운영되는 사이트를 우리가 더 많이, 더 오래 사용할수록 사이트에 삽입된 광고에 더 많이 노출되고, 그 사이트는 더 많은 수익을 얻는다.

편견을 조장하는 소셜 미디어

그렇다면 우리는 왜 계속 이런 사이트를 방문해 스크롤을 오르락내리락하는 걸까? 우리를 강력하게 유인하는 동기로는 분노, 불안, 외로움, 핵심 신념 강화가 포함된다. 한편 우리가 소셜 미디어에서 클릭할 때마다, '좋아요'를 누를 때마다, 또는 이모티콘을 올릴 때마다 이런 활동은 우리 스크린에 어떤 뉴스, 정보, 광고가 보여질지 영향을 미친다. 스크린에 다음으로 보이는 내용은 진실이나 사회적 정의, 인류를 위한 최선에 기반한 것이 아니라 우리의 관심을 사로잡고 붙잡을 가능성이 있는 것에 기반해 마련된다.

물론 주요 소셜 미디어 사이트들은 십 대와 어른만을 위한 것으로 알려졌기에, 진실이나 정확성보다 이익을 선택한 사용자의 기록이나 편견이 어린아이에게는 영향을 미치지 않을 것으로 생각할 수도 있다. 하지만 십 대 초반이나 심지어 더 어린아이들은 수년 동안 유튜브, 스냅챗, 틱톡, 인스타그램, 페이스북과 같은 사이트를 이용해왔다.[27] 어른들처럼 아이들도 정보를 구할 때 소셜 미디어를 찾는다.[28] 그리고 어른들이 그러는 것처럼 아이들도 세상에 자신을 드러내기 위해 소셜 미디어를 사용한다. 엄선한 셀카 사진 등을 올리는 것으로 말이다. 하지만 아이들이 보여주는 자신의 모습이 그들의 진짜 모습과 꼭 같지는 않다. 인스타그램과 스냅챗을 비롯한 소셜 미디어 플랫폼에서는 사용자에게 자신을 '아름답게 꾸밀' 수 있는 도구를 제공하는데, 이는 많은 면에서 문제가 된다. 이미 외모를 의식하는 어린 소녀들에게 이러한 도구는 자신의 외모가 용납되지 않는다는 메시지를 보낸다. 그리고 유감스럽게도 이런 편집 도구에는 피부색을 밝게 하는 기능이 포함돼 있어 인종차별 문제나 어두운 피부에 대한 편견을 악화시킨다.[29] 디지털상에서 피부를 밝게 하는 기능이 없다고 해도 사회에서 심각한 문제가 된 색에 대한 편견은 소셜 미디어에 깊숙이 자리 잡았다. 한 예로 2021년 트위터에서는 이미지 미리 보기용으로 사진을 다듬는 알고리즘*이 어두운색 피부의 사람보다 밝은색 피부의 사람을 선호하는 것으로 드러났다.[30]

새로운 기술에 내재된 인종차별이 더욱 해로운 이유는 기업이 현실 세계의 사람, 장소, 사물, 사건의 서사를 만들어 수익을 창출하는 과정에서 수익성이 높은 출처의 콘텐츠를 우선시하기 때문이다. 이들은 우리가 원하거나 '좋아요'를 누른 정보를 제공하지만 그것이 반드시 가장 정확하거나 진실한 것은 아니다. 장난감 제조 기업과 텔레비전, 영화와 같은 '옛' 엔터테인먼트 기술 기업 등 어린이 놀이가 이루어지는 가상세계에서 이익을 얻는 기업들도 인종차별을 조장하는

* 트위터 알고리즘은 더 젊고 날씬한 사람을 선호하는 것으로도 나타났다.

서사를 만들어온 오랜 역사를 가지고 있다.*

2019년 8월, 나는 멕시코 티후아나시에 있는 대형 백화점에서 장난감 쇼핑을 하게 되었다. 이민자 인권 보호 단체인 '알 오트로 라도 Al Otro Lado'에서 국경 인권 프로젝트를 진행했는데, 일주일간 자원봉사를 한 마지막 날이었다. 나는 봉사 시간을 대부분 커뮤니티 센터에서 아이들을 돌보며 보냈다. 아이들의 부모가 변호사와 대변인을 만나는 동안 나는 그들이 점점 더 엄격해지는 미국 망명 절차를 성공적으로 밟을 수 있기를 바라며 아이들을 돌보았다. 그 기간에 동료 자원봉사자가 소셜 미디어에 이 아이들에게 장난감을 사줄 수 있는 기부금을 모금한다는 내용을 올렸다. 모금에 응해준 동료의 친구들과 가족 덕분에 나는 곧 변호사가 될 미시간대학교 학생 두 명과 장난감 쇼핑을 하러 가게 되었다. 둘은 짜증이 날 정도로 엄격한 조건에 맞는 장난감을 찾는 나를 매우 친절하게 대했으며, 심지어 내게 고마워하기까지 했다. 우리는 작지만 튼튼한 탁자, 의자 세트 2개, 많은 미술 재료, 전기나 건전지를 쓰지 않으며, 대부분 상표명이 없는 장난감을 골랐다. 법대 학생들이 큰 아이들이 가지고 놀 게임을 고르는 동안 나는 인형 진열대로 향했다. 중남미 국가이기 때문에 피부색이 짙은 인형을 적어도 몇 개는 쉽게 찾을 수 있을 거라 생각했다. 하지만 내 짐작은 틀렸다. 진열된 모든 인형은 백인을 본떠 만든 인형이었다. 실망을 가라앉힌 후

* 여기서 하는 토론은 장난감, 기술, 기타 전자 매체에 집중하고자 한다. 물론 어린이용 책에도 인종 관련 고정관념이 담겨 있지만, 책은 다루지 않겠다. 더 많은 정보는 다음 자료에서 확인할 수 있다. Roy Preiswerk, The Slant of the Pen: Racism in Children's Books (Geneva: World Council of Churches, 1981).

나는 다시 진열된 제품을 살피며 갈색이나 검은색 머리카락 인형을 찾아보기로 했다. 하지만 또다시 실패했다. 머리카락이 없는 아기 인형을 제외하면 대부분 금발이었다. 커뮤니티 센터에서 내가 만난 아이들이나 근처를 오가며 본 아이들과 조금이라도 비슷하게 생긴 인형은 없었다.

편향된 장난감이 아이들에게 미치는 영향

우리가 아이들에게 들려주는 이야기와 사주는 장난감은 단순한 오락 이상이다. 이야기나 장난감은 사회과학자들이 '물질문화'라고 부르는 문화의 중요한 구성 요소다. 물질문화란 한 사회에서 인간이 만든 우세한 유형 창조물의 총합을 말한다. 한 사회의 물질문화는 그 사회의 가치, 규범, 선호, 금기 등을 반영하고 동시에 영향을 미친다. 아이들이 자신과 타인을 보고 경험하는 방식을 포함해 주변 세계를 이해하는 방식에 깊은 영향을 미친다.[31]

오늘날 텔레비전 프로그램, 앱, 비디오 게임, 소셜 네트워크, 책 등을 포함한 어린이용 이야기 상품과 앞서 언급한 미디어와 종종 연결되는 장난감 대부분은 소수의 대기업이 대량 생산하고, 홍보하고, 유통하며, 어린이 수백만 명이 어쩌면 수십억 명이 이 제품들을 소비한다. 어린이용 이야기 상품에는 누가 힘이 있거나 없는지, 아름답거나 추한지, 용감하거나 비겁한지, 선하거나 악한지, 똑똑하거나 어리석은지, 강하거나 약한지, 심지어 누가 보이고 보이지 않는지 같은 교훈이 깊이 내재되어 있다. 의도했든 의도하지 않았든 어린이용 이야기와 장난감에는 인종과 민족을 비롯해 여러 사회적 편견이 만연하다.*

어린이가 인종과 민족을 보는 태도에 상업 문화가 미치는 영향력을 이해하려면, 어린이가 '색을 보지 못한다'라거나 '인종과 민족을 인식하지 않는다'라는 생각은 잘못됐다는 것을 염두에 둬야 한다. 아이들은 생후 몇 년 동안 인종 간의 차이점을 파악한다.[32] 그리고 사려 깊은 어른이 개입하지 않는다면, 자신이 속한 집단을 포함해 여러 인종과 민족에 지배적인 사회적 태도와 위상을 받아들이고 그것을 평생 유지한다.[33]

미국을 비롯한 제1세계 국가에서는 기술에 어린이들의 여가가 점령당해서 아이들이 손으로 직접 체험하며 가지고 노는 장난감의 힘과 영향력이 쉽게 무시된다. 하지만 함께 활동한 중남미 아이들에게 줄 갈색 피부 인형을 구할 수 없었던 내 경험은 사소하지 않다. 인형은 사람의 형태를 취하기 때문에 본질적으로 인형이 나타내는 사람은 분명한 메시지를 전달한다. 토니 모리슨Toni Morrison은 그의 강렬하고 고통스러운 중편 소설인《가장 푸른 눈》에서, 어린 흑인 소녀들이 크리스마스 선물로 받은 흰 피부에 금발인 인형과 텔레비전에 등장하는 흰 피부에 금발인 연예인으로 상징되는 사회의 이상적인 아름

* 논의의 목적에 맞게 여기서는 인종과 민족에 초점을 맞추고자 한다. 물론 이 둘은 성별, 성적 취향, 능력 등을 대하는 태도에도 영향을 미친다.

다움과 선함을 마주했을 때, 그들이 느끼는 분노와 갈망을 자세히 묘사했다.

나는 대학에서 인종, 성별, 상업 문화의 변화를 가르치며, 자신을 흑인 라틴계로 여기는 친구이자 동료와의 대화에서 《가장 푸른 눈》을 떠올렸다. 동료는 1980년대에 하얀 피부의 바비 인형으로 가득한 동네 케이마트Kmart 진열대에서 갈색 피부의 히스패닉 바비 인형을 발견했을 때 얼마나 기뻤는지 얘기했다. "어렸을 때부터 난 바비 인형이 예뻐야 한다고 생각했어요. 그 히스패닉 인형은 매우 화려했죠. 게다가 피부색은 내 피부색과 같았어요. 그 인형을 보면서 언젠가 나도 아름답고 화려해질 수 있겠다고 생각했던 게 기억나요. 그 전엔 그런 생각을 못했어요. 얼른 유치원에 인형을 가져가고 싶어졌죠! 한 번도 바비 인형을 가진 적이 없었거든요. 백인 친구들은 만날 백인 바비 인형을 가지고 유치원에 왔어요. 나도 내 가족인 듯, 나를 닮은 예쁜 바비 인형이 있다는 걸 애들한테 얼른 보여주고 싶었어요." 동료의 이야기는 다층적이다. 수십 년 동안 동료와 나를 비롯한 많은 활동가는 바비 인형처럼 불가능한 몸매를 가진 패션 인형이 여자아이들의 인식에 미치는 부정적인 영향을 글로 쓰며 목소리를 내왔다. 마텔이 바비라는 브랜드를 소개한 지 20년 후, 제품 라인에 히스패닉 바비를 추가했다고 해서 오랜 기간 바비에 내재된 성적 연상과 물질주의적인 메시지가 없어지는 것은 아니다. 그리고 솔직히 오랫동안 여성에 대한 남성의 환상을 대표해온 바비 인형 라인에 제품이 하나 더 추가된 것이 정말 좋은 일인지 잠시 의문이 들었다. 하지만 우리가 전반적인 상업 문화와 특히 바비 인형을 어떻게 생각하든, 어린 시절 내 동료가 히스패닉 바비 인형을 통해 기쁨을 느꼈다는 사실을 존중하는 것은 중요하다. 어린이를 대상으로 한 기업 마케팅으로 생긴 갈망을 어린이에게 책임을 묻는 것은 불공평하다. 그렇긴 하지만 우리는 기업이 여성성 또는 남성성의 전형적인 인식이나 인종과 민족 인식에 유해한 편견을 심고 유지시킨 것에 대해 책임을 물을 수 있고, 또 물어야 한다. 히스패닉 바비 인형이 출시되었을 때 라틴계 인구가 많이 찾는 매장에서 주로 이 제품을 만날 수 있었다는 점은 시사하는 바가 크다.[34] 내가 간 티후아나 매장의 구매 담당자는 히스패닉 아이들도 백인 인형을 원할 거라고 생각했을 것이다. 또 마텔의 고위층은 백인 아이들이 히스패닉 바비 인형을 원하지 않을 거라고 생각했을 것이다. 누군가는 백인 어린이에게 백인 바비 인형만 마케팅하는 것이 수익적으로 합당하다고 판단했을 수도 있다. 하지만 이는 백인 피부가 인간의 기본적이고 지배적인 특징이라는 그릇되고 왜곡된 메시지를 전달할 수 있다. 또한 1980년에 생산된 히스패닉 바비와 흑인 바비는 백인 바비와 똑같은 틀로 제작해, 라틴계 어린이의 조상인 아메리카 대륙 원주민의 특징과 아프리카인에게서 물려받은 흑인 어린이의 얼굴 특징이 반영되지 못했다. 이로써 아메리카 원주민과 아프리카인의 신체적 유산을 본질적으로 지워버렸다. 마텔이 흑인 소녀와 여성의 얼굴과 비슷한 특징을 가진 흑인 바비 라인을 출시하기까지는 28년이 걸렸다.[35]

지난 수십 년간 활동가 단체의 압력으로 상업 기업의 대량 판매 제품에서 다양한 인종과 민족을 묘사하는 방식에 의미 있는 변화가 일어났다. 하지만 한 흑인 아버지가 내게 말한 것처럼 "예전보다는 나아졌지만 여전히 제 아이나 우리 가족과 닮은 장난감을 찾는 것은 어려운 과제"다. 델리에서 어린아이들과 오랫동안 활동해온 동료인 암리타 자인Amrita Jain은 인도의 사정도 마찬가지라고 한다. "물론 인도에 있는 아이들은 대부분 인형을 살 형편이 아니에요. 하지만 장난감 가게에 가보면 인형은 대부분 백인이죠. 인도 문화를 나타내는 옷을 입은 인형이 몇 개 있어도, 인형의 피부는 밝은색이고 유럽인처럼 생겼어요." 자인은 인도의 활동가들이 인도를 변화시키고 있지만, 문제는 여전하다고 말한다. "발리우드(인도의 영화 산업을 가리키는 말로, 봄베이와 할리우드의 합성어 – 옮긴이) 영화에서 로맨틱한 내용의 여주인공 역은 오늘날까지도 대부분 피부가 밝은 편인 여성이 맡아요. 인도에서 흰색은 아직도 아름다움과 연결되죠."

어린이에게 대중적으로 판매되는 문화 상품에 오랫동안 특정 인종을 누락하여 생긴 해악은 백인을 기본이 되는 또는 선호되는 인종으로 만들고, 다른 모든 인종을 지워버렸다. 어린이는 자신이 소비하는 장난감과 미디어에 자기 모습이 표현될 때 인정받는다고 생각하며, 자신을 나타내주는 대상을 전혀 볼 수 없거나 자신이 아주 미미하게만 표현될 때는 존재를 침해당했다고 생각하게 된다. 자기 인종이나 민족을 왜곡하거나 과장하거나 명백히 거짓으로 묘사하는 경우를 마주할 때도 아이들은 피해를 입는다. 즉 장난감과 엔터테인먼트 산업에서 인종과 관련한 피해를 끼치는 것은 인종의 부재만이 아니다. 특히 미국은 다른 일부 국가와 마찬가지로, 어린이용 대량 생산 장난감과 엔터테인먼트에 주로 백인 캐릭터를 등장시키는 동시에 아프리카, 아시아, 아메리카 원주민 혈통을 가진 사람들을 비하하는 고정관념을 만들고, 그것으로 대량 마케팅한 불편한 역사가 있다. 어린이 장난감과 엔터테인먼트가 어떻게 인종적 고정관념을 반영하고, 강화하고, 동시에 뿌리내리게 하는지, 그 강력한 근거는 두 명의 고고학자가 쓴 책에 고스란히 나와 있다. 크리스토퍼 바턴Christopher Barton과 카일 서머빌Kyle Somerville은 《미국의 인종화된 장난감 역사Historical Racialized Toys in the United States》라는 책에서 1865년 노예제 폐지 이후부터 1930년대까지 대량 생산된 장난감을 다룬다. 바턴과 서머빌은 이렇게 말한다. "비백인의 인종화되고 인종차별당한 이미지를 묘사하는 물질문화는 개인이 작업한 결과가 아니라 수백만 명이 제조하고, 광고하고, 소비하는 대량 생산품의 결과다."[36]

바턴과 서머빌이 책에서 다룬 장난감은 인종 분리 정책을 합법화하고, 해방된 노예의 권리를 억압하기 위해 특별히 고안된 법률과도 연결된다. 이 장난감들은 주로 흑인을 대상으로 한 린치(법적 절차 없이 폭력을 가하는 것 - 옮긴이)와 기타 폭력 행위를 연상시키지만, 다른 인종과 민족도 공격하던 미국의 노예 해방 이후 시기에 생산된 것이다.[37] 당시에 일어난 사건을 몇 가지만 나열하자면 백인 우월주의 단체 큐클럭스 클랜Ku Klux Klan, KKK의 결성과 부활(1866년, 1915년),[38] 미국 오클라호마주 털사시에서 백인 폭군들이 흑인 거주지를 기습해 수백 명이 피해를 입은 털사Tulsa 인종 대학살(1921년),[39] 동등한 시설을 제공한다면 인종 분리를 허용해도 된다고 법제화한 대법원 판결인 플레시Plessy 대 퍼거슨Ferguson 사건(1896년)[40] 등을 들 수 있다. 이러한 역사를 고려해보면, 《미국의 인종화된 장난감 역사》에 실린 172개의 인종차별적 장난감 중 83퍼센트가 흑인을 비하하는 이미지를 담고 있는 것은 비극적이지만 놀랍지는 않다. 나머지 17퍼센트는 대부분 아메리카 원주민이나 아시아인을 비하하는 이미지를 보인다. 뜻밖에도 아일랜드 이민자를 차별하는 메시지를 담고 있는 장난감도 두 가지가 있다. 영국이 아일랜드 식민 지배를 정당화하기 위해 아일랜드 원주민을 비인간적인 존재로 묘사했는데, 이러한 묘사가 대서양을 건너 미국으로 이동했다는 사실을 알 수 있었다.[41]

이 장난감들은 시어스Sears, 몽고메리 워드Montgomery Ward 같은 회사에서 가정에 우편으로 카탈로그를 보내는 식으로, 당시에 유행하던 대량 마케팅 수법을 활용해 수백만 명의 어린이에게 판매되었다.[42] 의도적이었든 아니었든 이 장난감들은 흑인의 인간성을 축소하거나 부정함으로써 백인 아이들에게 인종차별의 정당성과 백인의 우월성을 주입하는 데 기여했다. 인종차별이 심했던 당시에 이런 장난감을 가지고 노는 것은 많은 백인 어린이가 흑인을 접하는 유일한 경험이었다.

미디어로 옮겨진 편견들

노골적으로 인종차별을 하는 장난감의 제작과 판매는 1930년대에

줄었을지 모르나 이후 수십 년간 어린이와 가족을 대상으로 하는 인기 영화 및 텔레비전 프로그램에는 인종 편견이 계속해서 등장했다. 인기 많은 디즈니 영화에는 특정 인종을 비하하는 편견이 자주 나온다. 〈피터 팬〉의 아메리카 원주민, 〈덤보〉의 흑인, 〈레이디와 트램프〉의 아시아인, 〈알라딘〉의 아랍인 등 그 예는 많다. 디즈니의 스트리밍 서비스 디즈니+가 2019년에 출시되었을 때, 디즈니는 일부 영화에 터무니없이 약한 면책 조항을 추가해 인종차별적인 묘사가 있다는 사실을 인정하지 않았다. "이 프로그램은 원작 내용 그대로 제공됩니다. 현시대에 맞지 않는 문화적 묘사가 포함되어 있을 수 있습니다." 이는 "그렇게 느끼신다니 유감입니다."라는 거짓 사과와 같은 면책 조항이다. 2020년, 전 세계적으로 인종차별을 규탄하는 시위가 벌어지자 디즈니는 급히 다양성에 대한 약속을 선언하는 다른 기업들에 동참해 다음과 같이 면책 조항을 변경했다.

> 본 프로그램에는 특정 인물이나 문화에 부정적 묘사 또는 부적절한 대우가 포함되어 있습니다. 이러한 고정관념은 그 당시에도 그리고 지금도 옳지 않습니다. 해당 콘텐츠를 제외하기보다 그러한 콘텐츠가 사회에 미친 해로운 영향을 인정하고, 거기에서 배우며 건설적 대화를 나눔으로써 보다 포용적인 미래를 함께 만들어나가고자 합니다.[43] (디즈니+에 올라온 문제가 있는 콘텐츠를 한국어 자막으로 재생할 때 동영상 시작 전에 실제로 나오는 문구다.-옮긴이)

콘텐츠를 시청하는 사람이 어린아이라면 이러한 면책 조항은 무용지물이다. 이런 영화를 보는 많은 아이는 글을 읽지 못하고 혼자서 영화를 보는 경우도 많다. 또한 부모가 어린 자녀와 인종과 편견에 대해 편안하게 이야기할 수 있을 것 같지도 않다.[44] 한편 이렇게 고정관념화된 이미지에 노출되면 의식적인 편견보다는 무의식적인 편견이 생기는 피해를 입을 수 있다. 예를 들어 백인 어린이는 이런 식으로 다른 인종을 처음 대하게 되고, 유색인종 어린이는 자신의 인종이나 민족에 부정적인 묘사를 이렇게 처음 접할 수 있다. 이런 영화들을 OTT 서비스로 여전히 볼 수 있다는 것은 매년 수백만 명의 어린아이들이 이런 영화를 보고, 이런 작품이 디즈니에 수익을 가져다주며, 영화에 담긴 인종적 편견이 유지된다는 것을 뜻한다.

물론 엔터테인먼트 산업에 인종차별이 만연한 나라는 미국만이 아니다. 2006년《TV 광고 아이들》이 브라질에서 출간되자 나는 강연을 하러 브라질에 갔다. 리우데자네이루에 도착한 날 행사 진행자가 어린이용 텔레비전 교육 프로그램 제작자와의 미팅을 주선해줬는데, 제작자는 리우데자네이루에서 가장 빈곤한 지역에 사는 아이들이 만든 멋진 애니메이션을 보여주었다. 이어서 제작사에서 만든 어린이용 애니메이션 영화도 보게 되었다. 영화에는 작은 흑인 캐릭터가 등장했는데, 캐릭터의 얼굴은 흑인 남성을 비하하는 전형적인 특징을 담고 있었다. 이 캐릭터의 튀어나온 입술이나 벌레처럼 생긴 눈은 개미핥기 같은 영화에 등장하는 많은 숲속 동물과 닮아 있었다. 캐릭터의 행동 또한 흑인 남성을 업신여기는 이미지를 재현했다. 어리석거나 비겁한 모습을 번갈아가며 보이거나 비굴한 얼굴로 복종하는 모습을 그렸다.

무언가 코멘트를 해야 한다는 생각이 들었지만 낯선 나라에 온 첫날이었기 때문에 당시에는 바로 내 주장을 내세우지 못했다. 대신 생각할 시간을 충분히 확보하여 내가 우려하는 바를 이메일에 적었다. 특정 인종을 비하하는 고정관념을 아이들이 영화로 보게 되는 것이 걱정된다고 말이다. 제작자는 내게 보낸 답장에 영화 내용은 브라질의 민간 전설을 묘사한 것이라고 설명했다. 숲에 살면서 밀렵꾼과 숲에 해를 끼치는 모든 사람에게서 동식물을 보호하는 정령에 관한 전설이라고 했다. 브라질 열대우림이 위협받는 오늘날에 특히 긍정적인 메시지를 전해주는 이야기다. 하지만 이 이야기를 재구성해 전하려고 할 때 흑인을 비하하고 편견을 심어주는 캐릭터를 포함할 필요는 없다. 브라질에 있는 동료들에 따르면 미국, 인도와 마찬가지로 브라질에서도 활동가들이 기업의 인종차별 문제를 해결하도록 강제하는 데 진전을 보였다고 한다. 내가 이 영화를 접한 것은 15년 전 일이지만, 이 영화가 유튜브에 올려진 것은 2017년이며 지금까지도 제작사 웹사이트에 올라와 있다.

나는 민화나 전설을 통해 한 나라의 문화를 전승하는 것이 얼마나 중요한지 잘 안다. 또한 오늘날의 부모와 조부모가 자신들이 어렸을 때 보던 디즈니 영화와 관련된 향수를 이해하고, 그 작품들을 새로운 세대와 함께 나누고 싶어 하는 마음에 공감한다. 하지만 그 영화들이 유해한 고정관념을 전달하는 수단이 된다면 영화의 가치를 재고해야 하고, 어린아이들에게 영화를 계속해서 보여줄 때 어떤 결과를 낳을지 고려해야 한다. 추상적인 사고를 할 수 있는 고학년 아이들은 영화를 인종차별에 관해 이야기하는 계기로 삼을 수 있다. 하지만 그보다 더 어린아이들에게는 이미지의 힘이 그 어떤 가능한 토론도 덮어버릴 것이다.

신중하게 개입하지 않는다면 어린아이들은 인종과 민족에 대한 가치관에 사회적 통념을 그대로 받아들일 가능성이 크다. 가족과 공동체에서 누구와 무엇을 접하는지에 따라 편견을 키우게 될 것이다. 아이들이 장난감을 가지고 놀거나 전자기기로 미디어를 접하는 시간을 고려해본다면, 장난감과 미디어 역시 자신과 타인에 대한 아이들의 태도와 신념에 영향을 미치는 것은 당연하다.

이를 염두에 두면 다른 어떤 것보다 이윤을 우선시하는 기업 입장에서 제품이 지닌 암묵적 또는 명시적 편향을 해결하는 것은 우선순위가 될 수 없다는 점을 기억해야 한다. 기업이 일으킨 변화가 수익에 해로운 영향을 미친다면 그 변화를 유지할 거라고 기대해서는 안 된다. 아울러 어린이 장난감과 미디어를 제작하고 마케팅하는 어른들 역시 한때 사회적 편견을 흡수했던 어린이였기 때문에 그들이 만드는 모든 것은 그러한 편견을 지속할 가능성이 크다.

나는 다른 글에서 어린이를 대상으로 하는 기업들이 "소비가 또래들에게 인정받는 길"이라는 잘못된 메시지를 전달함으로써 본능적으로 소속되고자 하는 어린이의 욕망을 악용하는 방식에 관해 서술한 적이 있다.[45] 또래의 따돌림으로 상처받은 아이에게는 특히 해로운 메시지다. 인종이나 민족과 같은 바꿀 수 없는 특성 때문에 따돌림을 당한 아이들에게는 더욱 잔인한 메시지다. 히스패닉 바비 인형을 가졌던 동료의 오래 전 경험이 이를 말해준다. "나한테도 바비 인형이 생기니까 백인 아이들이 나와 인형 놀이를 하는 걸 좋아하게 되었어요. 하지만 그 아이들이 나를 좋아한다는 인상을 받은 적은 한 번도 없어요. 바비 인형이 생겼어도 그 아이들은 나를 진심으로 대하지 않는다는 것을 알았어요. 아이들의 집에 초대받아서 놀다가 자고온 적은 없어요. 그들이 나를 한 사람으로서 관심을 표현한 적도 없었고요. 게다가 내 머리카락을 보고 상처를 주는 말을 하기도 했죠."

우리는 소비로 인종차별에서 벗어날 수 없다. 히스패닉 바비를 갖게 되면서 동료가 유치원에서 경험한 다른 아이들과의 교류는 겉으로만 나아졌다. 하지만 특정한 인형, 장난감, 기기 또는 그 어떤 제품을 구입했다고 해도 동료가 그 유치원에서 겪은 뿌리 깊은 편견을 바꾸지는 못했을 것이다. 오늘날에도 그렇듯, 편견을 바꾸려면 유치원 선생님들이 스스로는 물론 돌보는 아이들과 가족에게도 변화를 일으키기 위해 노력하는 등 사회 각계각층에서 의식적이고 지속적인 노력이 필요하다.

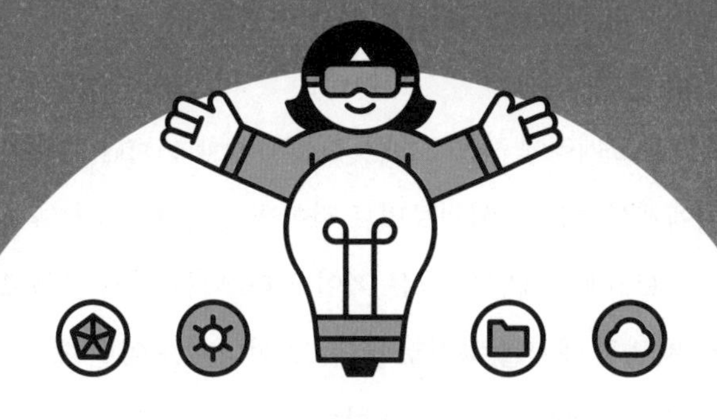

09

학교에 무료로 제공되는 브랜드 학습 자료

아이들을 미래의 소비자로 여기는 곳이 아니라 아이들의 필요를
가장 중요하게 받아들이는 곳이 한 군데는 있어야 한다.
오늘날 미국 사회에서 그런 곳은 학교가 유일하다.

- 매리언 네슬Marion Nestle, 《식품정치》 저자

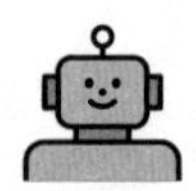

무료를 가장한 잠재 고객 확보

메릴랜드주 몽고메리에 사는 7학년(우리나라 중학교 1학년 – 옮긴이) 학생의 어머니에게서 주니어 어치브먼트 파이낸스 파크Junior Achievement Finance Park를 아느냐는 메일을 받은 적이 있다. 나는 알지 못했고, 우리는 전화로 자세한 얘기를 하기로 했다. 그 어머니는 이런 얘기를 들려주었다. "아들 학급에서 현장 체험 학습을 갔는데 제가 인솔을 맡았어요. 파이낸스 파크는 일종의 가짜 도시에요. 그곳에는 전국 및 지역 브랜드 로고가 붙어 있는 가짜 매장이 있죠. 파이낸스 파크는 전국 곳곳에 지점이 있는데, 제 아들 학급에서 다녀온 곳에는 캐피털원Capital One, 가이코Geico, 웰스파고Wells Fargo, 폭스바겐Volkswagen, 그리고 지역 기업 몇 군데와 공공 서비스 기업 몇 곳이 있었어요. 기업의 매장 안으로 들어가면 홍보 팸플릿이 있고요." 그 어머니는 설명을 이어갔다. "입장하면 아이들에게 아이패드를 주고 가상의 인물, 집, 수입, 가족, 연봉을 지정해줘요. 아이들은 아이패드로 대출을 받거나 자동차를 구입하거나 보험에 가입하는 방법을 알아내죠. 예산 짜는 법을 배우는 거라던데요, 애들은 내내 아이패드만 쳐다보고 있더라고요. 그럴 거면 뭐 하러 수업 시간을 빼서 애들을 그곳까지 데리고 간 건지 이해가 되지 않더라고요. 이 체험 학습의 목적은 도대체 뭘까요?"

좋은 질문이다. 이 체험 학습은 6주 동안 학생들에게 돈 관리 방법을 가르치는 교내 프로그램의 하이라이트다. 파이낸스 파크를 방문하면 학생들이 "다양한 예산 범위를 배우고, 예산을 짜고, 구매 결정을 내리고, 비용을 지불하는 법"을 습득할 수 있다고 홍보한다.[1] 하지만 주니어 어치브먼트 측에서 잠재적 기업 '파트너'를 대상으로 한 프레젠테이션에 한 번만 참석해봐도 이 체험 학습의 목적은 브랜딩, 즉 미래의 성인에게 평생 브랜드 충성도를 심는 또 다른 기회라는 것을 분명히 알 수 있다.

연간 2만 5000달러를 지불하는 파크 입주 기업에는 다음과 같은 혜택이 제공된다.

- 후원하는 해마다 약 만 명의 학생, 교사, 기업 및 지역사회 지도자들에게 눈에 잘 띄는 매장 간판 설치
- 원할 경우 브랜드와 어울리는 색상으로 매장 페인트 색을 바꾸거나 가구 또는 평면 스크린 같은 장비 설치 등 매장 외부와 내부 브랜드화
- 약 7000명의 중고등학생에게 매장 앞에서 정보 자료를 배포할 수 있는 기회
- 학생들이 예산 시뮬레이션을 하는 동안 아이패드 스크린에 회사 로고 표기[2] (아울러 후원사는 "시뮬레이션 중 조사 및 구매 단계에서 아이패드에 저장된 소프트웨어 콘텐츠 설정을 기업에 맞게 바꿀 수 있다. 후원사 조직에 실제로 있는 업무 중 10~12가지를 시뮬레이션에 도입하는 것도 포함된다."[3])

최근에 자녀의 학교를 방문한 적이 있는가? 아이들은 〈캐리비안의 해적〉, 〈정글북〉, 〈도리를 찾아서〉 등 디즈니 저작권이 있는 교육 자료로 자연을 배우고 있을지도 모른다.[4] 어쩌면 쉘석유주식회사나 브리티시 페트롤리엄과 같은 다국적 석유 및 가스 기업의 시각으로 에너지 생산과 소비를 배울 수도 있다.[5] 전자담배 기업인 쥴이 주최한 중독을 주제로 한 강연에 참석했을 수도 있다.[6] 아이들의 독서를 향한 동기부여가 동네 피자헛의 공짜 피자 유혹 덕분에 생겨날 수도 있다.[7] 또는 학교 선생님들이 봉사하는 (지역 맥도날드 매장에서 하룻밤 근무하고 학교 기금을 모으는 행사인) '맥티처스 나이트McTeachers' Nights'에 학생과 학부모가 꼭 참석해야 한다는 부담을 받을 수도 있다.[8]

아이들이 학교에서 디지털 기술을 접할 수 있는 것은 구글이나 아마존 또는 애플 같은 빅테크 기업의 지원 때문일 수도 있다. 이 기업들은 아이들의 개인정보를 수집해 수익을 창출하고 번창하는 비즈니스 모델을 운영하고, 자사 하드웨어의 브랜드 충성도를 높이는 데 목표를 둔다. 온갖 종류의 기업이 자사 제품을 학교에 공급하려고 부단히 노력하는 것은 전혀 놀랍지 않다. 마케팅 관점에서 학교는 아이들을 공략하기에 이상적인 장소니 말이다.

실제로 교내 광고는 아이들이 다른 곳에서 접하는 마케팅보다 훨씬 더 효과적일지도 모른다. 학생은 학교 안에서 어쩔 수 없이 기업의 홍보를 보고 듣게 되지만 학교는 학생에게 특별한 곳이기도 하다. 아이들이 학교에 품는 감정이 긍정적이든 부정적이든 상관없이, 아이들은 학교에서 배우는 것이 자신에게 좋을 것이라는 믿음이 있다. 적어도 아이들은 학교와 연관된 어른들이 그곳에서 일어나는 모든 일을 아이들에게 좋은 일이라 여기고 있다고 생각한다. 이러한 '선함'의 기운은 학교가 지지하거나 광고하는 모든 제품에까지 확장된다.

또한 학부모는 자녀의 미래 성공에 학교가 필수라고 여기므로, 그들의 마음에 학교는 특별한 비중을 차지한다. 학부모는 교사를 교육에 대해 잘 알고, 진심으로 자기 자녀의 이익을 최우선으로 생각하는 사람이라고 생각한다. 교사나 교직원이 넌지시 또는 드러내놓고 권장하는 모든 것은 '선함'이라는 옷을 입고 있기 때문에 학생과 학부모 모두 학교 내 광고에 특히 취약해진다.

학교에 다니는 아이들을 대상으로 한 마케팅은 오래전부터 있어왔다. 미국에서는 공립 학교가 생긴 이래로 기업이 학생을 마케팅 대상으로 삼아왔다. 1929년, 전미교육협회는 교사들에게 기업에서 제공하는 '무료' 수업 자료를 받는 것에 주의를 주는 보고서를 발표했다. 협회는 기업 유인물이 학습에 필수적인 경우에만 학교에서 사용해야 한다고 강조했다.[9] 이후 이러한 대립 입장은 10년간 유지됐다. 한쪽에는 급성장하는 소비자 보호 운동이 있었고, 한쪽에는 소비재 제조사와 광고업계가 있었다.[10] 하인즈, 제너럴모터스, 허쉬 같은 기업 입장에서 보조 교육 자료를 제작하는 것은 미래의 소비자에게 자사 제품을 홍보하는 한 방법이 되었다. 하지만 광고업계는 더 큰 목표가 있었다. 그들은 학생이 광고와 기업 가치를 교육 경험의 일부로 받아들이도록 설득하려 했다.[11] 소비자 운동가들을 반미주의자로 낙인찍고 더 온

건한 소비자 단체와 협력함으로써 재계는 교육 자료에 상업적 이익이 개입하지 않도록 막으려는 노력을 단념시킬 수 있었다.[12] 그 10년이 끝날 즈음에는 기업 다섯 곳 중 한 곳이 학교에 수업 자료를 후원하고 있었다.[13]

기업이 노리는 최적의 시장, 학교

교내 광고는 1990년대에 본격적으로 확산했지만 그 토대는 로널드 레이건 대통령 재임 시절인 1980년대에 마련되었다. 1983년, 레이건 정부의 교육부는 미국 학교 현황 보고서를 발표했다. 여러 제안 중에서도 "위험에 처한 국가"라는 제목의 보고서는 기업이 학교 운영에 참여해야 한다고 촉구했다.[14] 동시에 연방 정부는 주 정부 프로그램에 배정된 예산을 삭감하기 시작했고, 학교를 포함한 공공 서비스를 민영화하는 방안에 주목하기 시작했다.[15]

사실 연방 지원금은 학교 지원금에서 큰 부분을 차지한 적이 없었다. 학교는 대부분 해당 주와 도시, 마을, 카운티에서 예산을 지원받는다.[16] 이러한 공교육 자금 제도는 부유한 지역사회 위주로 유리하기 때문에 본질적으로 불공정하다. 저소득층 학생과 유색인종 학생이 대부분인 학교는 다른 학교보다 주 정부 및 지방 정부 지원금을 적게 받는다.[17] 미국진보센터Center for American Progress에서 실시한 조사에 따르면, 약 450만 명의 저소득층 아이가 다니는 학교는 같은 학군에서도

더 부유한 학교보다 학생당 1200달러 정도를 덜 지원받는다.[18]

공립 학교가 재정적으로 어려움을 겪으면 기업들은 업계에서 자금 부족을 해결해주는 여러 종류의 파트너십을 학교 앞에 흔들어 보인다. 어린이에게 제품을 판매하려고 경쟁하는 기업 입장에서 예산이 부족한 학군은 어떤 곳이든 선물이나 마찬가지다. 겉으로는 어려움을 겪는 학교에 필요한 현금, 물품, 장비, 서비스를 제공하고, 실제로는 명명권을 확보해 학교 운동복에 자사 브랜드를 표기하고, 행사를 후원하는 등 홍보할 기회를 얻는다.[19] 재정적으로 어려움을 겪는 학교가 기업 마케터에게 도움을 요청하는 것은 흔한 일이다. 하지만 학생이 마케팅 대상이 된다고 해서 줄어드는 학교 예산을 전부 보충할 수는 없다.[20]

교내 마케팅이 학교 금고에는 크게 기여하지 못하지만, 기업에는 도움이 된다. 광고주들은 교실, 스쿨버스, 카페테리아, 체육관에 있는 학생들을 대상으로 홍보할 때 얻게 되는 이점을 오랫동안 장황하게 설명해왔다. 20여 년 전에 교내 광고에 열광했던 한 마케터는 이렇게 선언했다. "마케터들은 모든 길이 결국 학교로 통한다는 것을 깨달았다."[21] 다른 광고주는 교내 광고의 매력을 이렇게 설명했다. "광고주는 아무 때나 화장실에 갈 수 없고, 수업에서 선생님이 정해준 조를 바꿀 수 없고, 옆에서 외치는 엄마의 잔소리를 귀찮아하고, 어른들이 닌텐도 게임을 못하게 하는 아이들의 마음을 사로잡는다."[22] 1995년, 미국소비자동맹Consumers Union이 학교 상업주의 관련 보고서 제목을 "포로로 잡힌 아이들Captive Kids"이라고 붙인 것도 바로 이 때문이다.[23]

광고 도입으로 학교 예산이 많이 증가했다고 하더라도 교내 마케팅이 학생들에게 온갖 악영향을 끼치는 것은 분명하다. 예를 들어, 정크푸드 광고와 어린이의 건강에 해로운 식습관이 연관되어 있는 점을 고려할 때,[24] 코카콜라, 펩시, 맥도날드와 같은 거대 식품 기업이 여전히 학교에서 일상적으로 광고하는 것은 비양심적이라고 할 수 있다.[25] 게다가 광고가 아이들의 학습에 미치는 영향은 특정 제품이 미치는 잠재적 유해성보다 더 크다.

콜로라도주립대학교 연구 교수인 앨릭스 몰나르Alex Molnar는 수십 년간 학교 내에서 기업이 미치는 영향력을 추적해왔다. 교육을 상업화하면 "단순히 제품과 서비스를 광고하는 것으로 기업에 이익이 될 뿐만 아니라 기업 아이디어를 전파할 수 있는 무대를 제공받음으로써 기업에 이익이 된다."라고 몰나르는 주장한다.[26] 포로로 잡힌 학생을 고객 삼아 홍보하면, 기업은 "안녕과 행복의 주요 원천으로 소비를 장려하는 더 폭넓은 이념적인 메시지"를 전달할 수 있다.[27] 교내 광고는 이러한 메시지를 전달하는 효과적인 수단처럼 보인다.[28]

학교 상업화를 어떻게 생각하느냐는 공교육의 근본적인 목적을 어떤 시각으로 바라보느냐에 따라 달라질 수 있다. 내 신념은 학교를 비판적 사고, 호기심, 창의성, 친절, 사회적 책임 등 민주적인 시민에게 필요한 기술과 특성을 육성하고 우선시하는 곳이라고 본 20세기 초 철학자이자 교육자인 존 듀이John Dewey의 신념과 일치한다.[29]

듀이의 교육철학은 광고의 효과를 높이기 위해 최초로 심리학 원리를 이용한 심리학자 에드워드 버네이스Edward Bernays와* 백화점계의 거물 에드워드 파일린Edward Filene 등 동시대 사람들의 교육철학과는 완전히 대조되었다. 버네이스는 "대중의 조직화된 습관과 의견을 의식적이고 지능적으로 조작하는 것은 민주주의 사회에서 중요한 요소"라며 광고를 일종의 교육으로 인정했다. 그는 "사회의 보이지 않는 메커니즘을 조작하는 사람들이 정부를 구성하는데, 이것이 바로 우리나라를 진정으로 통치하는 권력이다."라고 주장했다.[30] 파일린은 공교육(그는 공교육을 '대중교육'이라고 불렀다)의 진정한 목적이 더 좋은 제품을 대량 생산하기 위해 순종적인 노동력을 양성하고, 공장에서 생산된 제품이 무엇이든 소비자들이 의심 없이 구매하도록 하는 것이라고 믿었다.[31] 이들 중 아무도 대중이 비판적으로 또는 독립적으로 사고하도록 교육하는 데는 관심이 없었다. 이들과 듀이의 의견이 불일치한 것은 한 세기 전 일이지만, 학교에서 아이들의 교육에 기업이 영향을 미쳐도 되는지, 미친다면 얼마나 미쳐야 할지는 오늘날 논쟁의 핵심이다.[32]

예를 들어, 교내 마케팅이 (민주적인 시민 의식을 장려하기 위해 고안된) 듀이의 교육 비전을 어떻게 훼방하고, (학생들을 효율적인 노동력과 헌신적인 소비자로 양성하려는) 파일린과 버네이스 같은 사업가들의 비전을 어떻게 장려하는지는 쉽게 확인할 수 있다. 나이키, 코카콜라, 펩시 같은 기업에게 기금을 받고 광고 공간을 내주는 학교의 학생들은 운

* 버네이스는 프로파간다 또는 선전이라고 했지만, 이는 지금 우리가 광고 또는 마케팅이라고 부르는 것을 가리키는 표현이었다.

동화 생산으로 일어나는 노동 관행이나 환경에 미치는 영향, 탄산음료와 패스트푸드 마케팅이 어린이 건강에 미치는 영향을 비판적으로 평가하는 데 덜 적극적일 가능성이 크다.[33] 학생들이 교실에서 겉으로 무엇을 배우든지 간에 학교라는 환경에 광고를 들여오는 것만으로도 영리와 비영리, 시민과 상업, 사실과 과대 광고 사이의 경계가 은밀하게 흐릿해진다. 이렇게 상업화된 학교는 의도했든 의도하지 않았든 학생들이 의심 없이 광고를 보고, 무분별한 소비를 일상생활의 일부로 받아들이도록 길들인다.

기업 홍보의 장이 되어가는 학교

나는 학교에서 광고를 절대로 하지 말아야 한다고 생각한다. 특히 학습이 상업화되면 아이들이 제대로 기능하는 민주주의를 보호하고 유지하기 위해 필요한 기술과 특성을 습득하는 데 방해가 된다는 점이 우려된다. 이런 기술과 특성에는 학생들이 사실에 근거한 정보에 접근할 수 있도록 하고, 비판적으로 사고할 수 있는 도구를 제공하고, 표현의 자유를 키워주고, 배움을 향한 사랑을 북돋아주고, 개인의 권리와 더 큰 공동체의 권리 사이에서 균형을 유지하는 등 복잡한 민주주의의 난제에 대처하는 방법을 배우는 것이 포함된다.

그렇기 때문에 나는 온라인과 오프라인에서 기업이 제공하는 교육자료가 걱정된다. 깔끔하게 만들어진 이러한 자료는 선불로 비용을 낼 필요가 없으며, 교육위원회를 거치지 않고 교사에게 직접 오기 때문에 자금이 부족한 교실에서는 신의 선물처럼 보일 수 있다. 기업에서 제공하는 교육 자료는 비용이 들지 않는다고 해도, 엄밀히 무료는 아니다. 특정 관점을 육성하는 데 수익이 달려 있는 기업이나 산업 전체가 자금을 지원하여 만든 교육 자료는 학생들에게 제공해야 할 사실에 기반한 균형 잡힌 정보가 아닌 경우가 많다.

내가 페어플레이에서 근무할 때, 리싱킹스쿨Rethinking Schools이라는 공교육을 지지하는 비영리 단체에서 연락이 왔다. 대형 청소년 출판사인 스콜라스틱이 초등학교 4학년에게 다양한 에너지 자원을 가르치기 위해 《에너지 합중국United States of Energy》이라는 책자를 배포한다고 말이다. 뭐가 문제였을까? "미국 석탄 산업의 힘, 약속, 자부심"[34]을 증진하는 게 사명인 미국석탄재단American Coal Foundation이 교재 제작 비용을 부담했다는 점이다.

페어플레이와 리싱킹스쿨은 지구의벗Friends of the Earth(세계 3대 보호 단체 중 하나 – 옮긴이)을 비롯한 여러 환경 보호 단체와 함께 스콜라스틱이 에너지 교재 배포를 중단하도록 설득하는 캠페인을 시작했고, 결국 성공했다.[35] 우리의 노력은 〈뉴욕타임스〉에 보도되었다.

스콜라스틱에서 발간한 자료에 따르면, 석탄은 미국의 50개 주 중 절반에서 생산되며, 미국은 전 세계 석탄 자원의 27퍼센트를 보유하고, 24시간 가동되는 약 600개의 석탄 발전소가 미국에서 생산되는 전기의 절반을 공급한다. 하지만 자료에는 석탄 채굴과 연소가 일으키는 부정적인 영향이 포함되지 않았다. 애팔래치아산 정상이 채굴로 사라졌고, 아황산가스·수은·비소가 방출되며, 유독성 폐기물, 광산 사고, 폐 질환이 발생한다는 사실은 나와 있지 않았다.[36]

나는 우리의 성공이 자랑스럽다. 스콜라스틱은 석탄 산업 자료를 삭제했을 뿐만 아니라 기업이 후원하는 교재에 더 엄격한 제한을 두기로 약속했다. 하지만 더 큰 노력이 필요하다. 오늘날 화석연료업계는 과학, 기술, 공학, 수학 등의 융합교육이라는 명목으로 에너지 자원과 환경 관련 수업 자료를 계속해서 배포하고 있다. 이러한 자료는 업계의 기득권을 홍보하고, 화석연료 산업이 초래할 수 있는 잠재적 피해를 부정하거나 과소평가하려고 만들어졌다. 학생들은 쉘석유주식회사에서 제공하는 자료로 수압 균열법을 배울 수 있다.[37] 브리티시 페트롤리엄에서 제작한 멕시코만 기름 유출 사고를 다루는 온라인 동영상을 시청할 수도 있다. 이는 한편으로는 인간이 어떻게 환경에 나쁜 영향을 미칠 수 있는지를 설명하지만, 다른 한편에서는 해결책으로 자연 보호 구역과 동물 횡단 표지판만 제시하는 데 그치거나 환경 보호, 대체 에너지 지원, 지구 온난화 등을 언급하는 것은 생략한다.[38]

석유가 경제의 상당 부분을 차지하는 오클라호마주 학교에서 일어나는 일을 보면 더 걱정된다. 2017년 기준으로 유치원에서 12학년까지 교사 1만 4000명이 오클라호마 에너지자원위원회Oklahoma Energy Resources Board, OERB에서 만든 과학 커리큘럼을 사용하는데, 이

위원회는 오클라호마주에 있는 석유 및 가스 기업들에게서 자금을 지원받는다.[39] 브리티시 페트롤리엄에서 만든 자료와 마찬가지로, 오클라호마 에너지자원위원회에서 제작한 자료에는 석유 추출 및 정제 과정에서 발생하는 폐해가 전혀 포함되어 있지 않다. 다른 곳은 한 학년만 화석연료 기업의 시각을 통해 과학을 접하는 반면, 오클라호마에 있는 교사 1만 4000명이 가르치는 아이들은 화석연료 소비의 위험과 이점에 관한 솔직하고 사실에 기반한 평가를 접하지 못한 채 고등학교를 졸업하게 된다.

자사의 금전적 이익을 확대하려고 교육 자료를 만드는 데 노력하는 또 다른 화석연료 대기업에는 억만장자 찰스 코크Charles Koch가 이끄는 코크 인더스트리즈Koch Industries도 있다. 코크 인더스트리즈는 미국 최악의 환경 오염 기업으로 꼽힌다.[40] 따라서 학교 과학 교재에서 인간이 환경 파괴에 미치는 영향을 축소하고, 기후 변화라는 현실을 부정하려는 노력에 이 대기업이 연계되어 있다는 사실은 전혀 놀라운 일이 아니다. 코크에서 자금을 지원받는 하트랜드연구소Heartland Institute는 2017년 기후 변화를 부정하는 책인 《과학자들이 지구 온난화에 동의하지 않는 이유Why Scientists Disagree About Global Warming》를 미국 전역의 과학 교사 2만 5000명에게 무료로 보냈다. 미국 내 모든 과학 교사에게 한 권씩 보내겠다는 의도를 보인 셈이다.[41]

코크 인더스트리즈는 찰스 코크가 설립하고 찰스코크재단Charles Koch Foundation이 일부 자금을 지원하는 권리장전연구소Bill of Rights

Institute에서 고등학교 역사, 윤리, 행정, 시사 교재를 제작하고 배포하는 일도 지원한다.[42] 권리장전연구소의 자료[43]를 훑어보니 자유, 개인의 권리, 개인의 덕목, 작은 정부(제한된 정부라고도 함_편집자)의 이점을 강조하는 내용을 확인할 수 있었다. 물론 이는 아이들이 배워야 할 중요한 개념이자 미국 민주주의의 기본 요소다. 하지만 이와 균형을 이루는 중요한 요소, 즉 공교육을 보장하고, 사회적 약자의 권리를 보호하고, 사회적·경제적 불평등을 완화하고, 직원의 복지와 환경에 해를 끼치는 기업 행동을 규제하는 등 큰 정부가 주는 이점은 찾을 수 없었다. 이 개념들이 빠져 있는 것은 예상할 만한 일이다. 곧 유권자가 될 학생들에게 자유, 개인의 권리, 개인의 책임, 작은 정부에 주로 초점을 맞추도록 교육하는 것은 반정부, 반규제적 관점을 갖도록 하는 것이기 때문이다. 이토록 불균형하게 민주주의를 소개함으로써 코크 인더스트리즈는 책임 있는 노동 및 환경 관행을 의무화하는 법과 규정에 구애받지 않고 막대한 수익을 창출할 수 있는 혜택을 얻는다.

물론 화석연료업계만 이런 것은 아니다. 다른 산업의 많은 기업 역시 자사의 브랜드 충성도를 높이고, 자사의 제품이나 관행이 미칠 수 있는 잠재적인 피해를 무시하거나 최소화할 수 있도록 교육 자료를 제작한다. 기업은 대중의 비판을 완화하기 위해 기업이 일으켰다고 비난받는 문제에 대응하는 교육 자료를 개발하여 제공한다. 예를 들어 2014~2016년, 맥도날드는 패스트푸드의 장점을 내세우는 학교 기반 영양 프로그램을 배포했다. 이 프로그램은 학부모, 교사, 활동가들의 공개적인 비판으로 회사가 프로그램을 중단할 수밖에 없게 되

자 비로소 끝이 났다.[44]

디스커버나 비자 같은 신용카드 회사는 모든 학년의 학생들에게 금융 이해력을 높여준다는 자료를 배포했다. 디스커버의 자료는 중학생과 고등학생에 맞춰져 있고, 비자의 자료는 유치원부터 대학교에 다니는 학생까지 아우른다.

디스커버의 교육과정인 "금융 성공으로 가는 길Pathways to Financial Success"은 "중고등학생이 자신의 금융 미래를 스스로 관리할 수 있는 능력을 키워줄 것"이라고 주장한다.[45] 나는 중학생인 척하며 "일상에서의 구매 생활"이라는 단원을 공부해보았다. 이 단원은 신용카드를 사용하는 것이 신용을 쌓는 좋은 방법이라고 가르친다. 신용카드는 직불카드보다 도난에 더 잘 대응할 수 있다고도 알려준다. 신용카드는 매달 잔액을 전부 갚지 않으면 이자가 부과된다고도 한다.[46] 하지만 알려주지 않는 것도 있다. 신용카드 회사가 부과하는 이자율은 종종 과도하게 높은데 카드 사용자는 매달 최소 금액만 내기를 '원한다'는 부분이다. 카드 회사가 돈을 버는 방식이다. 카드 사용자가 카드 대금을 늦게 내거나 내지 않으면 카드 회사는 엄청난 연체료를 부과한다. 디스커버는 결제가 누락될 때마다 보통 27달러를 부과하고, 결제되지 않은 지난 구매 내역 연체료는 이자와 함께 복리로 불어나며, 추가로 누락된 대금에도 연체료가 붙는다는 것 또한 알려주지 않는다.[47]

다음으로 유치원생인 척하며 비자가 제공하는 자료 중 가장 어린 아이를 대상으로 제작된 자료를 살펴보기로 했다. 만 4~7세 어린이를 대상으로 한다는 점을 감안할 때 이 자료는 신용카드를 팔려고는 하지 않아 다행이었다. 하지만 어린아이보다 비자에 더 이익이 되는 행동과 가치를 장려하는 내용이 담겨 있었다. 첫 번째 단원은 "돈이 필요할 때"를 다루며 간식과 장난감을 사려면 돈이 '필요하다'고 가르쳐주었다. 물론 맞는 말이다. 하지만 건강에 좋은 음식과 집, 의료 서비스 등 생활에 필수적인 부분에 돈이 필요하다는 점은 빼놓고 있다. 생필품을 사는 것이 간식이나 장난감보다 재정적으로 우선되어야 한다는 점도 알려주지 않는다. 사실 돈 관리에서 가장 기본적이고 중요한 가르침인 필요와 욕구를 구분하는 문제는 전혀 언급하지 않았다.

필요와 욕구의 차이를 이해하는 것이 어린이들에게 득이 된다는 내용은 난해한 주제가 아니다. 인터넷에서 간단하게 검색만 해봐도 교육, 금융, 육아 전문가들과 부의 대가인 워런 버핏Warren Buffett의 조언을 얻을 수 있다.[48]

하지만 비자에서 마련한 어린이를 위한 금융 이해력 교재에는 전문가의 조언이 빠져 있고, 그 이유는 쉽게 알 수 있다. 아이들에게 필요와 욕구를 구별하도록 교육하면 충동적인 소비를 줄이고, 부채를 줄이고, 더 많은 돈을 저축하는 평생 습관을 기르게 되어 비자 수익에 위협이 되기 때문이다.

두 번째 단원인 "지출 계획 세우기"도 이어서 읽어보았다.[49] 봉투 세 장을 잘라 붙이고 각각 지출, 저축, 선물이라고 적도록 되어 있었다. 저축하는 목적은 '나중에 쓸 돈이 더 많도록' 하기 위해서며, "새로운 물건을 살 돈이 충분하지 않으면 돈을 더 저축한 후 살 수 있다."라고 되어 있다.[50] 선물 봉투에 넣은 돈으로 결국 뭘 해야 하는지는 교재에 나와 있지 않기 때문에 배울 수 없었다. 자료에 선물 항목을 형식적으로 포함한 것은 유아 교육자, 가족 재정 자문가, 사회 정의 옹호자들이 가진 신념, 즉 돈의 목적으로 소비와 저축 외에 나눔도 가르쳐야 한다는 것을 반영한 결과라고 볼 수 있다.

비자의 경영진과는 달리 어린아이들의 경제 교육에 재정적 이해관계가 없는 전문가들은 아이들이 모은 현금을 나누기, 저금하기, 사용하기로 표기한 세 봉투에 나눠 보관하고, 돈을 어디에 기부하거나 나눠주고 싶은지를 포함해 모은 돈을 어떻게 사용할 것인지 아이들과 이야기하는 것이 중요하다고 강조한다.[51] 어린아이들은 사회적 책임, 불평등, 자선 활동의 의미를 이해하지 못할 수도 있다. 그렇지만 내가 유치원에서 가르칠 때 우리 반 아이들은 나눔의 개념과 중요성을 이해했고 열심히 실천하려고 했다.

비자에서 마련한 교사용 가이드 중 "지출 계획 세우기" 단원에는 돈을 나누기, 저금하기, 사용하기로 구분하는 개념을 아이들에게 소개하는 것이 목적이라고 나와 있다. 하지만 단원 내용은 선물 봉투를 만드는 것보다 돈을 사용하거나 '쓸 돈이 더 많아지도록' 저금하기에 집중되어 있었다. 신용카드 회사에 무엇이 수익을 가져다주느냐 하는 관점에서 본다면, 돈이 아이들에게 소비와 개인적인 욕구 충족에 절대적으로 필요하다고 가르치는게 타당할 것이다. 하지만 아이에게 무엇이 최선이냐는 관점에서 본다면, 이는 불충분한 메시지이며 잠재적으로 해로운 메시지다. 인도주의적 사회에서 너그러움이나 관대함이 매우 중요하다는 메시지는 자료에서 완전히 빠져 있다. 아이들은 자신을 위해서만이 아니라 세상을 더 좋고 공정한 곳으로 만들 수 있도록 돈을 사용하는 법을 배워야 한다. 그러나 에너지 공급 기업에서 제작한 과학 자료와 마찬가지로, 비자와 디스커버에서 제작한 금융 자료는 개인의 소비를 장려하는 재무 관리 철학만을 전달한다.

그렇게 나는 다른 종류의 소비에도 관심을 갖게 되었고, 임파서블푸드Impossible Foods를 발견했다. 식물성 대체육을 공급하는 임파서블푸드가 학교에 자리를 잡고 있다는 게 흥미로웠다. 임파서블푸드는 여러 주의 학교 카페테리아에서 기업 상표가 그려진 작은 깃발이 달린 임파서블 버거를 시험 삼아 판매하면서 알려지기 시작했다. 나는 특히 임파서블푸드 CEO인 패트 브라운Pat Brown의 말에 주목했다.

> "학교는 아이들의 식습관을 형성하는 데 중요한 역할을 할 뿐만 아니라 기후 변화와 그 근본적인 원인에 초기 교육을 제공하는 데도 중요한 역할을 합니다. 변화를 주도하는 세대가 식물성 육류에 접근할 수 있도록 장벽을 낮추는 데 전국의 전 학년 학군과 협력하게 되어 매우 기쁩니다."[52]

나는 학교에서 지구 온난화의 근본적인 원인을 반드시 가르쳐야 한다고 믿으며, 대규모 공장식 축산업이 환경에 해롭다는 것도 잘 안다. 하지만 이 인용문을 읽고 단순히 학교에서 임파서블 버거를 제공하는 것만으로 아이들에게 기후 변화를 교육할 수 있을지 의문이 들었다. 그러던 중 임파서블푸드가 교육 자료를 제작할지도 모른다는 생각이 들었다. 이 예상은 맞았다. 그리고 문제가 되었다. 고기 맛이 나는 가짜 육류 제품을 생산하는 방식은 논란의 여지가 있기 때문이다. 환경운동가들은 유전자 변형 콩을 사용하는 것에 우려를 표했고,[53] 식품 안전 전문가들은 유전자 조작 콩이 건강에 미치는 영향에 대해 의문을 제기했다.[54] 교육 자료에 유전자 변형 대두를 둘러싼 논란도 다룰 것인지 물었지만, 임파서블 마케팅 담당자는 대답을 회피했다.

나는 학교에서 기후 변화의 이면에 숨어 있는 과학을 가르치는 데 찬성한다. 또한 건강과 환경을 위해 사람들이 소고기를 훨씬 덜 먹도록 권장하는 편이다. 임파서블푸드에서 밝힌 교육 자료의 취지에는 동의하지만, 학생들을 고객으로 전환하는 데 재정적 이해관계가 있는 이 기업이 지구 온난화의 원인과 해결을 비판적으로 생각하도록 장려하는 교재를 만들 수 있을지는 의문이 든다.

기업이 만드는 교육 자료

디지털 기술의 발전은 기업이 학교에 교육 자료를 배포하는 방식을 변화시켰다. 이러한 플랫폼의 제작자와 소유자는 교육 자료도 만든다. 2017년 여름, 빅테크 기업과 다른 거대 산업 종사자들은 자신들이 일으키는 문제를 해결하기 위한 교육과정을 함께 만들었다. 구글이 3~7학년 학생들을 대상으로, 구글 버전의 "디지털 시민 의식과 안전"을 가르치려고 고안한 학교 기반 수업과 활동인 Be Internet Awesome('올바르게 인터넷 사용하기'로 번역되나 한국어 홈페이지 beinternetawesome.withgoogle.com/ko_kr/에도 원 프로그램명을 한국어로 번역하거나 음역하지 않았기 때문에 영문 그대로 표기한다.-옮긴이)을 개시한 때다.[55]

개시 시기는 우연이 아니다. 디지털을 향한 소비자들의 사랑에 힘입어 승승장구하던 기술 기업들은 전례 없는 대중의 비판에 직면하게 되었다. 지난 몇 년 동안 허위 정보, 사기, 사생활 침해, 각종 디지털 중독, 사이버 폭력, 어린이에게 노출된 음란물 등을 조장한다며 업계의 책임을 촉구하는 일이 크게 증가했다.

악평을 받는 빅테크 기업이 구글만은 아니지만(예를 들어, 메타는 2016년 미국 대통령 선거에서 러시아의 개입을 가능하게 했다는 이유로 격렬한 비난을 받았다), 2015년에 구글은 변호 단체들이 연방거래위원회에 제출한 3건의 제소 대상이 되어 세간의 주목을 받았다. 이 중 하나는 맥도날드나 바비 같은 브랜드의 엔터테인먼트 동영상으로 위장한 광고, 광고와 콘텐츠의 불분명한 경계, 사용자가 제작한 것처럼 보이지만 사실은 장난감 제조업체에서 자금을 지원하는 언박싱 동영상 등 어린이를 대상으로 불공정한 허위 마케팅을 하는 유튜브 관행과 관련된 소송이었다.[56]

또 다른 항의 내용은 유튜브 키즈의 부적절한 콘텐츠였다. 〈월스트리트저널〉 블로그 포스트에 따르면, 변호 단체는 유튜브 키즈에서 "만화에서의 노골적인 성적 표현, 소아성애나 마약과 관련한 농담, 칼 저글링, 배터리 산 맛보기, 올가미 만들기 같은 활동과 가정 폭력, 포르노, 아동 자살 등과 관련된 성인들의 토론"을 발견했다.[57] 세 번째 소송에서는 구글이 학교에 무료로 제공하는 앱 제품군인 앱 포 에듀케이션Apps for Education을 사용해 학생의 개인정보를 침해하는 관행을 폭로했다. 에듀케이션 위크는 구글이 "앱 포 에듀케이션 도구 모음을 사용하는 수백만 명의 학생이 구글 지도나 유튜브 같은 다른 구글 애플리케이션을 이용할 때 이들을 추적해 확보한 정보를 가지고 행동 프로필을 생성함으로써 자발적인 학생 개인정보 보호 서약을 위반했다."[58]라는 이유로 제소되었다고 보도했다.

Be Internet Awesome은 구글 특유의 색상과 그래픽으로 멋지게 디자인된 다섯 가지 주제와 화려한 네 가지 비디오 게임으로 구성되어 있다. Be Internet Awesome에서는 다른 사람과 무언가를 공유하는 것에 주의하고, 안전한 비밀번호를 만들고, 온라인 괴롭힘이 일어나지 않도록 조심하고, 괴롭힘을 목격하면 신고하고, 누군가가 속이거나 사기 행각을 벌이려고 하면 이를 알아차리고, 온라인에서 불편한 일이 발생하면 무슨 일이든 어른에게 알리도록 아이들을 가르친다. 이러한 내용은 그 자체로는 괜찮지만 비자, 디스커버, 코크 인더스트리즈가 제작한 교육 자료와 마찬가지로 누락된 부분이 문제가 된다.

예를 들어, 구글은 개인정보 보호 문제를 개인 책임이라는 제한된

틀 안에서만 다룬다. 무슨 뜻일까? 온라인에서 개인정보가 침해된다면 어떤 경우든 모두 사용자의 잘못이라는 소리다. 온라인에 무엇을 올리는지, 누구와 공유하는지에 주의를 기울인다면 개인정보는 안전할 것이라는 얘기다. 구글은 오늘날 상업 미디어의 자명한 이치를 굳이 언급하지 않는다. 바로 우리는 고객이 아니라 제품이라는 사실이다. 이 표현은 원래 텔레비전과 관련해서 처음 생겼다.[59] 온라인 행동, 이메일 주소, IP 주소, 오프라인 위치까지 기술업계가 우리를 추적할 수 있는 역량은 매우 강력해 졌다. 따라서 온라인에서 무언가를 무료 할 수 있다면, 그 대가가 개인정보 형태로 제공되고 있다는 사실을 아이들에게 가르치는 것은 그 어느 때보다 중요해졌다. 또한 구글과 같은 기술 기업이 사용자에게서 일상적으로 수집하는 방대한 양의 개인정보로 막대한 수익을 올린다는 중요한 정보는 교육 자료에 나오지 않는다. 구글은 수집한 데이터를 모아 사용자 프로필을 생성하고 이를 마케터에게 판매하면, 마케터는 맞춤형 광고를 내보내는 것으로 사용자를 착취한다. Be Internet Awesome에 대한 비판 중 하나는 "이 프로그램은 조직의 데이터 유출로 발생하는 위험을 무시하고, 구글과 같은 조직을 신뢰하는 것이 건전한 인터넷 안전 전략인 것으로 묘사된다."라는 점이다.[60] 어떠한 개인정보도 기업과 공유하면 해킹될 수 있다는 실제적인 위험은 언급하지 않았다.

온라인 개인정보 보호에 반쪽짜리 진실만 가르치는 이 자료는 아울러 어린이에게 중요한 다른 정보도 생략한다. 다양한 종류의 기술 중독에 대한 언급은 없으며, 아이들이 디지털 기기 사용 시간을 줄이고 대신 다른 수많은 활동에 참여하는 것이 건강한 성장에 도움이 된다고는 암시조차 하지 않는다. 아이들이 바깥에서 많은 시간을 보내거나, 운동을 하거나, 독서를 하거나, 혼자서 또는 친구와 함께 놀거나 하는 활동은 아이들의 성장에 유익하고 만족스러운 것으로 입증되었다.

구글은 "Be Internet Awesome" 교육과정 소개문에 "국제교육기술협회International Society for Technology in Education, ISTE는 Be Internet Awesome의 '독립 기관 감사'를 완료했으며, 학생들이 이 프로그램을 2021 국제교육기술협회 표준으로 삼아 새로운 프로그램을 준비하는 리소스로 사용하도록 인정했습니다. Be Internet Awesome은 철저하고 완벽한 준비 차원에서 국제교육기술협회의 표준 준수 마크를 획득하기도 했습니다."라고 자랑스럽게 언급해두었다.[61]

구글이 국제교육기술협회의 많은 기업 회원 중 하나이며, 연례 콘퍼런스의 골드 스폰서로서[62] 9만 5000달러(약 1억 2700만 원)를 지속적으로 후원하고 있다는 점은[63] 자료에서 언급하지 않았다. 국제교육기술협회가 자금 조달을 기술 기업에 의존한다는 점을 감안하면, 기술 자료에 객관적인 감사가 이루어졌을 가능성은 거의 없다고 봐야 한다. 구글이 국제교육기술협회의 회원사이자 연례 콘퍼런스의 주요 후원사라는 사실은 '독립 기관 감사'라는 표현을 의미 없게 만든다. 구글은 또한 기술 및 통신 기업과 관련 업계 조합으로 구성된 또 다른 기관인 가족온라인안전연구소Family Online Safety Institute, FOSI의 회원사이며, 그곳에 자금을 지원한다.[64] Be Internet Awesome을 시작했을 때, 이 프로그램을 공개적으로 지지하면서 동시에 구글에서 자금을 지원받은 조직은 국제교육기술협회와 가족온라인안전연구소만이 아니었다. 구글을 후원사로 둔 미국학부모교사연합National Parent Teacher Association도 마찬가지였다.[65]

우리가 같은 공동체로서 학교에서 아이들에게 가르쳐야 할 정보를 어떻게 선택할지 결정하는 것은 이 책의 범위를 훨씬 넘어서는 복잡하고 어려운 작업이다. 모든 교육과정 개발자, 교과서 집필진 또는 모든 종류의 교육 자료 제작자는 아이들에게 제공하기로 선택한 정보와 그 정보를 제시하는 방법에 영향을 미치는 가치와 관점을 가지고 있다. 역사학자이자 교육자인 하워드 진Howard Zinn은 "예나 지금이나 정의가 왜곡된 세상에는 '중립적인' 또는 '객관적인' 사실이란 존재하지 않는다."라고 말했다.[66] 즉 우리가 학생들에게 가르치려고 선택하는 내용은 중립적이지 않으며 아이들에게 무엇을 가르치는지가 중요하다는 뜻이다.[67]

내가 기업 후원을 받아 제작된 교육 자료를 주제로 글을 쓰는 목적은 학교 교육과정에서 진보적 관점이 우세해야 하는지 보수적 관점이 우세해야 하는지 또는 어떤 사실을 포함하거나 포함하지 말아야 하는지를 고민하기 위해서가 아니다. 영리 목적의 의제가 학생들에게 가르치는 내용에 영향을 미칠 때의 해악을 논의하기 위해서다. 수익을 내고 유지하는 것을 최우선으로 하는 기업과 아이들의 교육과 복지를 만들고 유지하는 것을 최우선으로 하는 학교 간의 갈등은 피할 수 없다. 특히 기업이 생산하는 제품의 사용이나 제조의 부정적인 결과를 거의 인식하지 못하는 고객에게 의존해 수익을 내는 산업에서는 더욱 그렇다.

화석연료 산업은 지구 온난화와 오염을 일으키는 인적 원인에 대해 알지 못하게 함으로써 이익을 얻는다. 이러한 원인을 이해하고 우리가 할 수 있는 일은 무엇인지 아는 것은 환경 파괴가 미치는 피해를 정면으로 마주하게 될 아이들에게 필수적이다. 패스트푸드와 정크푸드 기업의 수익은 건강에 해로운 식품을 무분별하게 소비하는 데 달려 있다. 생명을 위협하는 비만과 제2형 당뇨병에 걸릴 위험에 처한 어린이들은 영양에 대한 사실 중심의 정보가 필요하다. 신용카드 회사의 수익은 고객에게 미납 요금이 남아 계속해서 이자가 발생해야 늘어난다. 점점 더 현금이 없는 세상에서 자라면서 신용카드 빚의 위험에 처한 청소년들은 갖고 있지 않은 돈을 쓸 때의 유혹과 그 대가를 이해할 필요가 있다. 광고주에게 개인정보를 판매하여 수익을 창출하는 빅테크 기업은 개인정보 보호 정책을 크게 생각하지 않는 사용자를 필요로 한다. 강력한 개인 맞춤형 광고에 노출되어 있는 어린이는 자신의 개인정보가 언제 어떻게 도용되고 악용되는지 자세히 파악해두어야 해를 입지 않을 수 있다.

아이들이 교실에서 직접 배우는 것과 학교 환경에서 흡수하는 것은 우리 사회의 가치를 반영하고 형성한다. 민주주의 국가에서 학교에서 가르치는 내용에 대한 의견 충돌은 피할 수 없다. 그러나 학교가 기업의 이윤 확대를 위한 수단이 되어 아이들이 비판적 사고력을 키울 중요한 기회를 박탈당하는 것은 피할 수 있다.

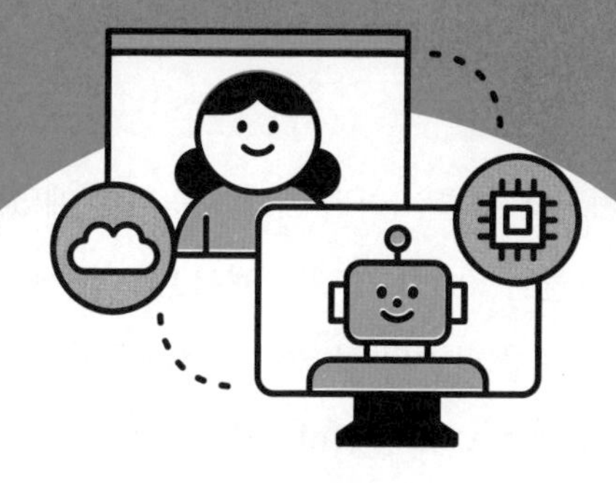

10

빅테크, 에듀테크 이름으로 학교에 가다

내 아이들의 선생님이 수업에서 '구글'이란 단어를 몇 번이나 쓰는지
궁금하다. '과제'나 '독후감'은 이제 'Google Docs'가 되었고
과제 수행을 위해 하는 조사는 이제 'Googling'이라고 부른다.
고유 명사가 동사가 됐다는 것은 시장을 독점했다는 뜻이다.

- 리사 클라인Lisa Cline, 학생 데이터 프라이버시 프로젝트
Student Data Privacy Project 공동 설립자

에듀테크의 등장

육아 웹사이트에 기고를 하는 기자와 이야기를 나눌 때였다. 대화 도중 기자가 어린 아들 둘을 키우고 있다고 해서 나는 주제를 바꿔 기자 가족이 겪은 어린이 대상 마케팅 경험을 물었다. "프로디지Prodigy라고 들어보셨어요?" 기자가 내게 물었다. 나는 들어본 적이 없었다. "선생님이 여덟 살인 제 아이한테 추천해준 건데요, 무료 온라인 수학 게임이라며 아이가 집에서 공부할 수 있도록 앱을 설치하라고 하셨어요. 아내와 나는 아이들의 디지털 기기 사용 시간을 제한하고 있지만 선생님이 추천한 게임이고 수학 게임이니까 괜찮을 거라 생각했죠. 하지만 아이가 집에서 게임을 시작한 바로 그날에 프리미엄 버전을 사달라고 하더라고요. 물론 게임 앱은 무료로 다운받을 수 있죠. 하지만 아이가 게임을 할 때마다 프리미엄 버전을 다운받는 것이 더 좋은 이유를 알려주는 광고가 떠요. 프리미엄 버전은 당연히 무료가 아니고요."

학교 내 기업 마케팅의 빈도와 효과는 점점 더 강력해지고 정교해지는 미디어 기술과 밀접한 관련이 있다. 내가 어렸을 때인 1950년대에는 학교에서 '교육' 영화를 가끔 볼 수 있었다. 1954년까지 미국 제조업협회National Association of Manufactures에서 350만 명이 넘는 학생에게 제공해준 영화 상영 횟수는 6만 건이었다. 미국가스협회American Gas Association에서는 학생들에게 샌드위치 만드는 법을 가르쳐주었다. 가스레인지에 약한 불을 켜고 중탕으로 참치, 버터, 우유, 치즈를 섞어 참치 레어비트Rarebit를 만들어 구운 빵에 올려 먹는 샌드위치였다.[1] 쉘석유주식회사는 화석연료의 중요성과 안정성을 알려주는 교육 영화를 제공했다.[2] 제너럴일렉트릭은 허드슨강에 독성 물질인 폴리염화바이페닐을 버렸지만, 자사가 기술 감독을 담당한 영화 〈클린 워터Clean Water〉를 전국 학교에 배포해 스스로 수질 오염의 적으로 자리매김했다.[3]

기업들은 엔터테인먼트와 커뮤니케이션 기술이 발전함에 따라 학교 내에서 광고할 수 있는 더욱 확실한 방법을 찾았다. 1989~2018년,[4] 미국 전역 수천 개 중학교와 고등학교에 재학 중인 수백만 명의 학생들은 2분 분량의 광고가 포함된 12분짜리 케이블 뉴스 프로그램인 채널원 뉴스Channel One News를 매일 시청해야 했다.[5] 이 뉴스는 학교 전용으로 제작된 것이었다.

지금은 없어졌지만, 채널원 사례는 두 가지 이유로 중요하다. 학교에서 학생들에게 매일 광고를 노출한 최초의 방송이었다. 이러한 지속성 덕에 연구자들은 콘텐츠의 품질과 광고의 영향력을 평가할 수 있었다. 학교에서 보내는 시간 중 12분간 뉴스를 보는 것이 교육적 가치가 있는지 의문이 제기되었다.[6] 그런데 광고에 할애된 2분은 놀라울 정도로 효과적이었다. 미주리대학교에서 실시한 연구에 따르면, 학생들은 광고를 기억할 뿐만 아니라 몇몇은 광고 관련 꿈도 꿨다.[7] 다른 연구에서는 채널원에서 광고하는 제품에 대한 선호도가 높아진 것으로 나타났다. 더욱 우려스러운 점은 상업 광고에 깔린 물질주의적 메시지를 학생들이 받아들이도록 광고가 영향을 미쳤다는 것이다.[8] 채널원을 매일 시청해야 했던 학생들은 이와 같은 주장에 더 동의하는 경향을 보였다. "돈이 전부다. 돈이 많은 사람은 적은 사람보다 행복하다. 명품 브랜드가 차이를 만든다. 좋은 차가 학교보다 중요하다."*

오늘날 디지털 기반 에듀테크업계에서 활용하는 침입과 설득의 마케팅 전략에 비하면 이러한 기업 후원 영화와 채널원은 구식으로 여겨질 수 있다.

교육 기술 비즈니스 관련 글을 쓸 때 한 가지 어려움 점은 '에듀테크'라는 용어가 대략 세 가지 범주로 나눌 수 있는 광범위한 제품과 서비스를 포괄한다는 데 있다. 예를 들어, 구글의 'Workspace for Education'과 같은 시스템은 주로 교실 관리를 체계화하고 간소화하는 도구로 마케팅된다. 이러한 시스템은 학생이 디지털 방식으로 과제를 수행하고 제출할 수 있는 도구를 제공한다. 또한 교사가 학생의 진도를 확인하고, 학부모와 소통하고, 성적과 출석 같은 학생의 개인정보를 저장하는 등 여러 업무를 할 수 있게 해준다. 변호 단체에서 오랫동안 지적해온 것처럼 기술 기업이 학생의 개인정보에 접근할

* 연구진은 채널원을 틀어주는 학교에 다니는 학생과 채널원을 틀어주지 않는 학교에 다니는 학생을 비교했다. 인종 및 민족 구성, 사회경제적 지위, 상업용 텔레비전 접근성이 비슷한 지역사회에 속해 있는 학교가 연구 대상이었다. 이렇게 유사성을 확보해, 채널원 시청 여부가 학생들에게 미쳤을 영향을 객관적으로 평가할 확률을 높였다.

때 학생이 입게 되는 큰 피해는 개인정보 침해다. 학생 정보는 광고주에게 팔거나 경찰 또는 기타 기관과 공유할 수 있는 귀중한 상품이 된다.[9]

에듀테크 산업의 또 다른 범주에는 유치원생과 같은 어린 학생에게 각각 아이패드나 크롬북 같은 하드웨어를 배포하는 관행이 있다. 미디어 이론가인 크리실리아 벤포드가 '하드웨어 덤핑'이라고 부르는 문제에 대해 많은 글이 작성되었다. 예를 들어 아이들에게 아이패드나 크롬북을 나눠주는 행위만으로도 학업 성과가 향상될 것이라는 기대에 의문을 제기하는 내용이었다.[10] 실제로 학업 성과가 올라간 것은 아니다.

경제협력개발기구가 전 세계 수백만 명의 고등학생을 대상으로 조사한 결과, 학교에서 컴퓨터를 많이 사용하는 학생들은 "사회적 배경과 학생 인구 통계를 고려하더라도 대부분의 학습에서 성과가 훨씬 떨어진다."라고 나타났다.[11] 최근 실시한 전 세계 설문조사에 따르면, 독해·수학·과학을 배울 때 교사만 기술을 보조 도구로 사용하는 수업에서 학생들이 가장 좋은 결과를 내는 것으로 나타났다.[12] '모든 과목 또는 대부분의 과목에서' 태블릿을 사용하는 미국 학생들은 교실에서 태블릿을 전혀 사용하지 않는 학생들보다 평균 한 학년 정도 낮은 읽기 점수를 받았다. 대부분의 수업 시간에 태블릿을 사용하는 일부 주 학생들의 점수는 그보다도 더 낮았다.[13]

언제, 어떻게, 어느 정도 사용할 것인지 명확한 계획 없이 무작정 기기를 나눠주는 것은 학생들을 교육하는 효과적인 수단이 될 수 없다.

하드웨어 덤핑의 주 수혜자는 기기와 운영 체제를 제조하는 애플과 구글 같은 기업이다. 일례로 구글은 크롬북당 관리 수수료로 30달러를 부과하는데[14] 이는 구글이 얻는 이익의 일부일 뿐이다. 구글이 얻는 가장 큰 혜택은 수백만 명의 학생들이 졸업하기 수년 전부터 구글의 운영 체제와 제품을 사용함으로써 평생토록 유지될 수도 있는 브랜드 충성도다. 시장조사 기관인 퓨처소스컨설팅Futuresource Consulting에서 에듀테크 애널리스트로 근무 중인 마이크 피셔Mike Fisher가 〈뉴욕타임스〉와의 인터뷰에서 말한 것처럼 "고객이 어렸을 때부터 특정 기업의 운영 체제를 사용하게 된다면 해당 기업은 자사 브랜드 충성도를 앞서 확보할 수 있고, 이 충성도는 잠재적으로 평생 유지될 수 있다."[15]

학습에 접목되는 디지털 기술

에듀테크에는 점점 더 늘어나는 디지털 게임과 (여덟 살 아이 아버지 기자를 매우 짜증 나게 만들었던) 수학 게임 앱인 프로디지 같은 '개인 맞춤형 학습 도구'가 포함된다.[16] 이런 앱과 '학습 게임'은 아이들에게 수학부터 읽기까지 모든 것을 가르친다고 주장하지만, 그 효과를 문서화하거나, 학생과 교사 간 상호작용 시간과 빈도를 줄이는 대신 이런 도구로 대체해도 되는지 알려주는 독립적인 연구 결과는 거의 없다.[17]

2020년에 페어플레이가 발표하고, 나를 포함해 교육, 건강, 유아 분야의 전문성을 갖춘 단체와 개인이 서명한 성명서에는 이렇게 적혀 있다. "양질의 교사 주도 수업이 지닌 가치는 연구로 잘 드러난다. 온라인 개인 맞춤형 학습 프로그램이 학업 성과를 향상한다는 업계의 주장을 뒷받침하는 신뢰할 만한 연구 결과는 없다. 시험 점수는 오르지 않는다. 중퇴자 비율은 감소하지 않는다. 졸업률도 증가하지 않는다."[18]

프로디지는 오늘날 어린이를 대상으로 하는 많은 학습 제품 중 하나에 불과하지만, 큰 인기를 얻었기 때문에 자세히 살피는 것이 좋겠다. 이 게임은 캐나다 기업에서 제작했는데 최근 프로디지게임Prodigy Game에서 프로디지에듀케이션Prodigy Education으로 사명을 변경했다. 이 기업은 2019년 캐나다에서 '가장 빠르게 성장하는 기업'으로 선정되었다.[19] 프로디지에듀케이션의 보도자료에 따르면, 현재 전 세계 5000만 명의 학생과 150만 명의 교사가 이 앱을 사용한다.[20] 같은 보도자료에 적힌 프로디지에듀케이션의 사명은 "전 세계 학생이 모두 배움을 사랑할 수 있도록 돕는 것"이다.[21] 이 게임은 아이들의 수학 학습에 도움이 되는 '재미있는' 방법으로 자리 잡았기 때문에, 학교에서 이 게임을 추천하고 교사가 교실에서 아이들이 이 게임을 하도록 허용하는 것으로 보인다.

이번 장을 집필하면서 나는 다양한 나이대의 다른 학생인 것처럼 학년, 이름, 국가를 바꿔가며 프로디지를 이용해봤다. 프로디지는 해리포터(마법사, 지팡이, 주문!), 포켓몬(사랑스러운 작은 캐릭터를 나만의 반려동물로 선택!), 포트나이트(배틀! 상대를 공격해서 이기자! 친구들과 함께 플레이! 댄스!) 등 인기 있는 어린이 미디어 콘텐츠 요소를 결합한 게임이다. 또한 간헐적 보상, 사용자가 지정 가능한 아바타, 레벨 올리기, 가상 아이템 등 아이들의 관심을 사로잡고 유지하는 것으로 입증된 설득형 디자인 기술이 다수 적용되었다.

프로디지는 마법사나 다른 다양한 캐릭터와 대결하는 내용이다. 그러면서 플레이어는 주어진 옵션 중에 머리카락, 피부, 눈동자 색을 선택해 아바타를 꾸미거나 마법 무기를 고르거나 이상한 춤을 배우는 데 시간을 할애하기도 한다. 낮은 등급의 포트나이트라고 할 수 있다.

잠깐! 그렇다면 수학은 언제 배운다는 걸까? 플레이어가 대결할 때 수학 문제를 풀어야만 승리하는 것은 맞다. 하지만 수학이 게임에 합쳐진 형태는 아니다. 2019년에 내가 처음 프로디지 게임을 했을 때 가장 먼저 눈에 띈 것은 수학 문제를 지우고 사회나 과학 또는 다른 과목 문제로 대체해도 될 것 같다는 점이었다. 나는 프로디지에듀케이션이 나중에는 수학을 넘어 다른 분야로 제품을 확장할 것으로 생각했다. 그리고 실제로 그렇게 되었다. 2021년 10월, 프로디지는 2022년 버전인 프로디지 잉글리시Prodigy English를 홍보하기 시작했다.[22]

나는 아이들에게 수학을 가르치는 전문가가 아니기 때문에 미시간-디어본대학교 수학교육학 명예 교수인 리타 루벤스타인Rheta Rubenstein에게 프로디지를 사용해봐달라고 부탁했다. 루벤스타인은 이런 코멘트를 해주었다. "수학은 게임과 완전히 별개일 뿐만 아니라 이해하기, 관계 찾기, 추론하기, 새로운 문제 풀기, 자기 주장 방어하기 등 학생이 실제로 수학을 배우는 데 도움을 줄 만한 활동이 전혀 없습니다."[23] 게다가 프로디지가 수학을 잘 가르친다고 해도 비즈니스 방식은 여전히 문제가 있다.

공립 학교에서 프로디지를 사용할 때 특히 문제가 되는 것은 기술 마케터들이 '부분 유료화Freemium(제품이나 서비스의 기본 기능은 무료이나 프리미엄 기능을 추가하려면 비용을 지불하는 비즈니스 모델로, '무료'를 뜻하는 'Free'와 'Premium'이 합쳐진 단어다. - 옮긴이)'라고 부르는 운영 방식 때문이다. 이 앱은 완전히 무료인 것처럼 홍보하지만 게임 중간에 반복해서 나타나는 광고와 유인물로 수익을 내며, 부모가 유료 '프리미엄' 버전으로 업그레이드해주면 훨씬 더 재미있게 게임을 즐길 수 있고, 훨씬 더 빠르게 다음 레벨로 올라갈 수 있다고 설득한다. 프로디지의 프리미엄 버전으로 업그레이드 해달라고 '내 부모'에게 조르라는 압박은 내가 아바타를 선택하자마자 시작됐다. "바로 7일간 무료 멤버십"에 가입하라고 재촉하는 팝업 광고로 나타나기도 하고, 딸랑거리는 음악과 함께 재잘거리는 목소리로 프리미엄 버전을 구입하면 얻을 수 있는 기능을 알려주는 애니메이션 동영상이 재생되기도 했다. "많은 아이템이 들어 있는 월간 멤버십 상자를 눌러 50퍼센트 더 빠르게 레벨을 올려요…. 멋진 장비도 얻고, 휠 돌리기 횟수도 추가되고, 모든 반려동물도 꾸밀 수 있고, 멋진 구름도 타고 다닐 수 있어요. 바로 지금 부모나 보호자에게 업그레이드를 도와달라고 하세요."[24]

페어플레이의 동료들은 연방거래위원회에 제출한 항의서에 이렇게 지적했다. "프로디지를 사용하는 19분 동안 보게 된 멤버십 광고와 다른 플레이어들과 교류하거나 쇼핑할 때 나타나는 광고는 16개였던 반면, 수학 문제는 4개만 나왔습니다. 수학에 집중할 기회를 하나 얻을 때마다 광고를 4개나 봐야 했던 셈입니다."[25]

게임을 계속할수록 업그레이드 압박은 커졌다. 광고는 업그레이드해달라고 부모를 조르면, 더 멋진 아이템을 얻게 될 뿐만 아니라 '레벨업'도 더 빨라진다고 했다. 대결에 도움이 되는 마법 주문을 얻기 위해 레벨을 더 높여야 한다는 메시지를 받을 때마다 더 빨리 레벨을 올리고 싶다는 마음이 들었다. 가상의 별이 가득 담긴 항아리를 주면서 며칠 안에 멤버십을 구매하지 않으면 별이 사라질 거라는 메시지를 받기도 했다. 이런 식으로 구매를 권하는 일은 계속되었다. 처음 프로디지를 시작했을 때, (내가 가장한) '아이'에게는 전혀 알려주지 않았지만 '내 부모'를 성공적으로 설득해서 업그레이드할 경우 부모가 알게 되는 사실은 프리미엄 계정을 사용하면 한 달에 4.99달러에서 8.95달러의 비용이 든다는 것이다. 즉, 아이당 매년 59.88달러에서 107.40달러를 지불해야 한다는 말이다.[26] 하지만 2021년 8월, 프로디지는 가격 인상을 했고, (이제 레벨업 멤버십으로 이름이 바뀐) 프리미엄 멤버십 비용은 월 구매인지 연 구매인지에 따라 일 년에 74.95달러 또는 119.40달러가 되었다.[27] 프로디지에듀케이션은 또한 연간 99.95~179.40달러가 드는 새로운 요금제인 프로디지 얼티밋Prodigy Ultimate을 추가했다. 프로디지 얼티밋은 "재미와 학습을 극대화하는 데 도움이 되는 가장 포괄적인 요금제"라고 선전한다.

유료 상품으로 변신하는 개인 맞춤형 학습 앱

프로디지는 부모에게 업그레이드해달라고 조르는 수백만 명의 아이들에게 의존하기도 하지만 부모에게 직접 부담을 주기도 한다. 부모용 포털에는 "프리미엄 회원은 더 많은 수학 문제를 풀 수 있으며, 레벨을 올리고 특별 보상을 받는 과정으로 몇 달 안에 자기 학년 수준을 뛰어넘는다."[28]라는 프로디지 측의 주장이 올라와 있다. 그러나 이를 보여주는 명백한 증거는 없다.

프로디지 웹사이트에는 이 게임이 수학 교육에 효과가 있는 증거로 존스홉킨스대학교의 연구 결과를 인용한 문구가 눈에 띄게 강조되어 있다. "프로디지 사용 증가와 학생의 표준 수학 평가 성취도 향상은 유의미한 상관관계를 보였다."[29] 그러나 실제 연구를 들여다보면, "한 학생이 표준 평가 점수에서 1점을 더 얻으려면 프로디지에서 약 888개의 문제를 풀어야 한다."[30]라고 되어 있다. 다 풀려면 시간이 아주 많이 걸리는 양이다. 문제당 평균 1분씩만 할애한다고 해도 14.5시간 이상 프로디지에서 게임을 해야 하는데, 이는 새로운 반려동물과 장비를 얻고, 주문을 선택하고, 수학과 관련이 없는 다른 활동에 참여하는 시간을 포함하지 않고 계산한 것이다. 그러니 1점을 올리려면 종일 프로디지를 해야 할 수도 있다.

프로디지는 부모를 대상으로 한 홍보 자료에 이 앱을 사용하는 아이들이 수학 공부를 좋아할 것이라고도 주장한다.[31] 나는 프로디지가 다른 어떤 프로그램보다 아이들의 수학 학습에 더 효과적이라거나,

프로디지를 하는 아이들이 수학을 좋아하게 된다는 연구 결과를 찾을 수 없었다. 그래서 프로디지에듀케이션의 고객 지원 부서에 전화해 관련한 연구 결과가 있는지 물었다. 그런 연구 결과는 없었다. 예상한 바였다. 아이들이 수학을 즐기는 법이나 수학의 쓸모와 우리 일상 활동과의 연관성을 경험하도록 도울 방법은 많다. 연령에 따라 블록 쌓기, 설문조사 하기, 자신과 다른 사람 또는 주변 사물 관찰하기, 모형 만들기 등을 할 수 있다. 숫자, 측정, 도표, 눈금, 수 개념을 알아야 경험할 수 있는 활동들이다.

프로디지에서 수학 문제를 푸는 것이 전투에서 승리하는 방법이기는 하지만, 사실 이 게임에서 수학은 게임을 재미있게 즐기기 위해 거쳐야 하는 과정이다. 아이들은 프로디지에서 수학이 푸딩 속에 감춘 약이라는 메시지를 얻을 수도 있다. 즉, 약을 먹는 것처럼 수학을 공부하는 것은 매우 힘들기 때문에 그보다 훨씬 더 흥미로운 것에 둘러싸여 있어야 받아들일 수 있다고 여긴다. 프로디지로 아이들이 수학을 좋아하게 되었다고 해보자. 학교에서 수학 수업을 강화하는 가장 좋은 방법이 프로디지가 되면 어떻게 될까? 부모가 업그레이드 버전을 구입하도록 아이들을 조르게 만드는 데에만 집중하는 프로디지의 비즈니스 모델은 여전히 학교에서 사용하기에 부적합하다. 한 교사가 제품 리뷰에 남긴 것처럼 말이다. "멤버십에 가입하라고 팝업이 계속 뜨는데 정말 싫다. 기업이 돈을 벌어야 한다는 것은 알지만 멤버십을 살 형편이 안 되는 학생도 많은데 그런 학생을 계속해서 광고로 공격하면 학생의 기분만 상할 뿐이다."[32]

문제는 부모가 부담할 수 없을지도 모르는 업그레이드 상품 팝업 광고에 아이들이 지속적으로 노출될 때다. 이때 아이들이 느끼는 상처나 당혹감은 어른들의 상상을 훨씬 뛰어넘는다. 프로디지는 아이들이 부모를 설득해 멤버십을 구매하도록 부러움과 수치심도 부추긴다. 프로디지는 형태를 바꾼 소셜 네트워크 같아서 플레이어는 다른 플레이어를 볼 수 있다. 반짝이는 배지를 보고 누가 더 많은 권한을 가진 유료회원인지 아닌지 확인할 수 있다. 또한 다른 회원들은 어떻게 더 많은 포인트를 획득하고, 더 많은 가상 아이템을 획득하는지도 확인할 수 있다. 특히 잔인하게도 프리미엄 회원이 구름을 타고 떠다니는 것을 보면서 비회원은 흙바닥을 터벅터벅 걸어야 한다.[33] 프로디지는 한 교실 안에서 학생들을 여러 계층으로 나누기도 한다. 조시 골린이 다음과 같이 말했다. "더 나쁜 것은 누가 멤버십이 있고, 누가 멋진 아이템을 얻었는지 모두가 볼 수 있다는 거죠. 이러한 불평등은 아이들에게 좋은 것보다 이익을 우선시하게 만드는 가장 분명한 사례입니다."[34]

프로디지는 학교에서 상업적으로 운영되는 에듀테크 앱과 게임의 존재감이 점점 커지는 현상을 잘 드러낸다. 물론 팬데믹 동안 수백만 명의 아이들이 듣는 수업이 완전히 온라인으로 전환되었고, 따라서 프로디지와 같은 프로그램 활용은 크게 늘었다. 하지만 코로나로 휴교령이 내려지기 전에도 에듀테크는 호황을 누렸다. 2019년 에듀테크 시장은 미국에서만 283억 달러(약 38조 원)를 벌어들였다.[35] 같은 해 갤럽 조사에 따르면, 3~12학년 학생 중 89퍼센트가 일주일에 적어도 며칠은 학교에서 에듀테크 제품을 사용한다고 했다.[36] 같은 조사에서 학생의 절반이 디지털 기기 사용량에 만족하며, 42퍼센트는 더 자주 사용하고 싶다고 답했다. 물론 아이들은 자신에게 좋을 수도 있고 좋지 않을 수도 있는, 또는 교육과 학습에 훌륭한 도구가 될 수도 있고 되지 않을 수도 있는 많은 것들을 좋아한다. 갤럽에 따르면 교사, 교장, 행정 직원을 포함한 교직원들은 디지털 교육 도구를 적극적으로 받아들였지만, 교실에서 디지털 교육 도구의 사용을 지지하는 비율은 교사보다 교장과 행정 직원들이 훨씬 더 높았다.[37]

설문조사에 참여한 교직원 대부분이 디지털 기술에 갖는 열정은 근거를 뒷받침하는 지식에서 생긴 것이 아니었다. 조사 결과에 따르면, 교사 10명 중 3명 미만이 디지털 학습 도구가 주는 효과에 대한 정보가 충분하다고 답했다. 절반 정도만 그 효과를 어느 정도 안다고 답했고, 약 4분의 1은 정보가 거의 없거나 전혀 없다고 했다.[38] 한편 과학 기술 잡지 〈MIT 테크놀로지 리뷰〉에 실린 에듀테크 효과에 대한 평가에 따르면, 디지털 기술을 향한 교직원들의 열정은 누그러뜨릴 필요가 있다고 한다.[39]

마케터는 사회 트렌드나 움직임을 파악하고 이를 설명하는 단어를 조합하여 판매하려는 제품에 대해 구매자의 관심을 끄는 데 매우 능숙하다. 1970년대 초, 환경운동가들이 자연과 관련된 또는 자연을 지지하는 표현으로 사용한 '그린Green 친환경'을 예로 들어보겠다. 환경운동이 지지를 받게 되자 마케팅 전문가들은 기업에 "점점 늘어나는 친환경 소비자 군단의 충성도를 확보"하는 것이 좋을 거라고 충고하기 시작했다.[40] 친환경 또는 그린은 환경에 해로운 영향을 미치는 것으로 악명 높은 화석연료 기업과 항공사에서도 흔히 사용하는 마케팅 유행어로 변모했다. 이렇게 오용되다 보니 1986년에 제이 웨스터벨드Jay Westerveld라는 환경과학자는 '그린워싱Greenwashing'이라는 단어를 만들었다. 이는 제품이나 관행이 환경 친화적이지 않은데도 환경 친화적이라고 광고하는 기업의 행태를 지칭했다.[41]

에듀테크 제품을 조사하면서 '개인 맞춤형 학습'이라는 용어를 계속 접하게 되자 나는 그린워싱이 자꾸 떠올랐다. '개인 맞춤형 학습'이라는 용어는 아이들이 스스로 사용할 수 있도록 설계된 프로디지와 같은 에듀테크 프로그램을 마케팅하는 데 활용되는 문구다. 이 용어는 어린이 학습에 디지털 기술 활용을 극대화하는 데 사용된다. 그렇게 함으로써 학습 과정에서 교사의 역할을 최소화하거나 심지어 지워버리기까지 한다.

그러나 아이들이 에듀테크 자료를 사용하든 사용하지 않든 효과적인 '개인 맞춤형' 또는 '개인별' 학습에 교사가 필수적인 역할을 한다는 연구 결과가 있다.[42] 《보상으로 내리는 처벌Punished by Rewards》과 기타 교육 관련 책을 쓴 알피 콘은 심리학과 정신건강 전문 웹사이트인 〈사이콜로지 투데이〉에 다음과 같이 게재했다. "진정한 개인 학습을 위해서는 아이의 고유한 필요와 관심사를 반영해 아이에게 맞는 지적 활동을 마련할 수 있으며 어린이를 잘 알고 돌볼 수 있는 교사가 있어야 한다."[43]

사실 '개인 맞춤형' 또는 '개인별' 학습은 에듀테크보다 수십 년 앞서 나왔다. 그린이나 친환경과 마찬가지로 이 표현 또한 사회 운동(진보적인 교육의 이론과 실천을 위한 운동)을 악용하는 마케팅업계의 관행으로 변질되어 원래 의미와 거의 관련이 없는 정반대의 제품을 판매하는 데 사용되었다.

'개인 맞춤형 학습'의 의미는 "아이들은 타고난 학습 욕구가 있으며 아이마다 가장 잘 배우는 방법이 다르다.", "아이들은 정보로 채워지기를 조용히 기다리는 빈 그릇이 아니라 능동적이며 타고난 호기심을 가진 탐구자다."라는 연구의 결론과 실천에 뿌리를 둔다.

진보적인 교육에서 말하는 개인 맞춤형 학습과 관련된 두 가지 개념이 특히 눈길을 끌었다. 하나는 '지식 구성Constructing Knowledge'이고, 다른 하나는 '의미 만들기Making Meaning'다. 지식 구성은 아이들이 학습에 적극적으로 참여하고, 학습한 내용이 새로운 정보를 접할 때 이해를 쌓는 토대가 되는 모습을 떠오르게 한다. 한편, 의미 만들기는 마주치는 모든 것을 이해하고, 파악하고, 관련 지으려는 인간의 의욕을 가리킨다. 교육에서 의미 만들기는 아이들이 개념을 깊이 이해하여 한 맥락에서 배운 내용을 다른 맥락에서 발생하는 문제에 적용할 수 있을 때 실질적이고 유용한 학습이 이루어진다는 것을 의미한다.[44]

아이들이 지식을 구성하고 의미를 만들어가는 과정을 경험하고 싶다면, 이제 막 말을 배우는 어린아이들과 잠시 시간을 보내며 아이들이 세상을 만나는 모습을 관찰해보기를 바란다. 어린아이들은 사고 과정을 자주 말로 풀어낸다. 좀 더 나이가 든 아이라면 속으로 혼자서 풀어내는 과정이다. 내 딸아이는 한창 말을 배울 무렵에 검정 올리브를 처음 보았다. 아이는 올리브를 한참 살피더니 고개를 들고 말했다.

"이건 포도가 아니야!" 아이는 새로운 것(올리브)을 마주했고, 스스로 그것이 무엇인지 알아야 한다는 압박을 느꼈다. 아이는 22개월여 동안의 인생 경험에서 단서를 찾으려 했고 마침내 알아냈다. 그것이 무엇인지(올리브)는 몰랐지만 적어도 그것이 무엇이 아닌지(포도)는 알아낸 거였다!

나는 놀이 기반 유치원에서 아이들을 가르치면서 개인 맞춤형 학습에 대한 이해를 높일 수 있었다. 그리고 딸이 놀이 기반 유치원에 다니면서 얻은 경험으로 개인 맞춤형 학습이 지닌 가치를 더 강하게 믿게 되었다. 내가 가르친 유치원이나 딸이 다닌 유치원에서 아이들은 책, 미술용품, 블록, 모래, 물, 분장 옷 같은 재료를 활용하며 각자의 관심사를 각자의 속도에 맞게 탐색할 수 있는 특별 활동을 할 수 있었다. 재료를 가지고 무엇을 할지는 아이들의 흥미와 성향에 따라 결정되었지만, 교사가 언제든 함께하며 조언하거나 감독하거나 한발 물러나 관찰하면서 아이들이 자신의 경험을 되새길 수 있도록 도와주었다.

콜로라도대학교 국립교육정책센터National Education Policy Center에서 2019년에 발표한 보고서에는 에듀테크 버전으로 개인 맞춤형 학습이 이루어진다는 주장에 대한 전반적인 비난이 실려 있다. "영향력 있는 프로그램에는 교육에 도움이 될 거라는 의심스러운 가정이 내재되어 있으며, 기술업계는 이기적인 이유로 이 프로그램을 옹호한다. 학생의 개인정보가 심각한 위협을 받고 있으며 연구를 위한 지원은 부족하다."라고 보고서에 기술되어 있다.[45]

프로디지에 내재된 '교육에 도움이 될 거라는 의심스러운 가정'을 생각하다 보니, 게임화 또는 게임화한 학습이라는 재미를 강조한 현상으로 생각이 바로 옮겨졌다. 게임화는 비디오 게임에 들어가는 중독성 있는 기능을 학교에서 가르치는 과목에 적용한 것이다. 여기에는 배지, 레벨, 디지털 상품, 경쟁, 다양한 보상 등이 포함된다.

재미를 강조하는 에듀테크 마케팅

게임화한 에듀테크 제품은 오늘날 수익성이 높은 사업이다. 전 세계적으로 게임 기반 학습은 2021년 110억 달러에서 2026년에는 297억 달러를 벌어들일 것으로 예상된다.[46] 게임화 교육을 지지하는 사람들은 아이들이 비디오 게임을 좋아하고, 한 번에 몇 시간 동안 게임에 관심을 지속한다는 근거를 종종 제시한다.[47] 따라서 아이들을 스크린에 집중하게 하는 게임 기능을 교실 수업과 학습에 적용하는 것이 합리적이라고 주장한다. 또한 이러한 제품은 게임이고, 게임은 놀이를 의미하므로, 놀이가 지적 탐구와 문제 해결, 추론, 문해력, 사회적 기술, 창의력, 자기조절과 같은 삶을 풍요롭게 하는 중요한 능력의 기초가 된다는 주장과, 이 논리를 제품에 연결하는 것도 마케팅 면에서 합리적이라고 말한다.[48]

한 가지 분명한 점은 교육 제품이 경쟁이나 가상의 상금 같은 외부 동기에 크게 의존하게 되면 아이들에게 경험의 가치를 무시하도록 가르치고 획득의 가치만 조장하는 결과를 낳는다는 것이다. 반면에 아이들의 학습, 성장, 발달을 촉진하는 놀이는 그 자체로 보상이 되며 깊은 만족을 얻는 경험이 된다. 실제 놀이가 기반이 되는 학습으로 아이들은 세상이 흥미로운 곳이며, 세상을 탐구하고 무언가를 알아내는 것이 그 자체로 흥미롭고 가치 있는 일임을 배울 수 있다.

에듀테크 기업은 자사 제품을 '재미있다'고 치켜세우며 놀이와 연결시키려고 한다. 예를 들어, 유튜브에 올라온 프로디지 광고는 "수학 공부를 재미있게 만들어줄 거예요!"라고 자신 있게 말한다.[49] 사실 개인 맞춤형 학습과 마찬가지로 '재미'는 게임화한 에듀테크 제품의 마케팅 요소로 작용한다. "학습을 재미있게"라는 문구는 에듀테크 마케팅에서 "게임화: 지니얼리Genially로 재미있게 공부하기"[50]나 "칸아카데미Khan Academy: 학습을 재미있게 만들기"[51] 같은 다양한 모습으로 반복해서 등장한다. "학습을 재미있게"라는 문구를 변형해서 활용하면 매출을 높일 수는 있겠지만, 아이들의 학습과 아이들이 수용할 수 있는 재미에 문제가 될 수 있다.

《옥스퍼드 영어 사전》에서는 재미를 "가벼운 쾌락, 즐거움 또는 기분 전환, 시끌벅적한 유쾌함 또는 즐기기, 오락."으로 정의한다.[52] 나는 아이들의 행복에 재미가 대단히 중요하다고 생각한다. 팬데믹 초기에 아이들에게 오드리 덕과 이야기 나누기 활동을 시작한 것도 스트레스가 많은 시기에 순수하게 웃을 기회를 마련해주고 싶었기 때문이다. 하지만 이러한 온라인 대화가 가져다준 즐거움이 계속해서 샘솟는 기쁨, 에너지, 희망의 원천이 되어 나 역시 팬데믹으로 시달리던 스트레스를 극복하는 데 도움이 될 것이라고는 예상하지 못했다.

재미는 좋지만 학습이 항상 가벼워야 한다든가, 기분을 전환해주어야 한다든가, 오락 거리여야 하는 것은 아니다. 재미의 반대말이 지루함이라는 생각은 잘못되었다. 학습은 재밌기도 하지만 힘들어도 보람을 느끼고 몰입할 수 있다. 아기가 걸음마를 배우거나, 어린이가 자전거를 타거나 아니면 다른 어떤 재주를 익힐 때 보이는 집중과 추진력을 목격한 적이 있는가? 자전거 타는 것을 배우려다가 넘어지는 것이 재미있다고 표현할 수는 없겠지만, 아이들에게 자전거 타기는 중요하기 때문에 넘어져도 다시 자전거에 올라타 배우기를 시도한다. 배움이 즐길 거리나 오락 거리일 때만 할 만한 가치가 있는 것이 아니라 의미가 있을 때도 할 만한 가치가 있다.

"학습을 재미있게" 같은 에듀테크의 마케팅 문구가 학습 과정을 왜곡하기도 하지만, 내가 살펴본 에듀테크 앱과 게임 콘텐츠 역시 5장에서 설명한 것과 마찬가지로 허위 내용으로 홍보되고 있다. 이러한 게임에서 재미를 느끼는 것은 박수, 환호, 별빛 소나기와 같은 특수효과 또는 가상의 상품과 같은 외부 보상에 달렸다. 이는 아이들이 학교에 있을 때조차 소비주의를 심어주는 것으로, 에듀테크 마케터에게는 좋은 메시지지만 아이들에게는 형편없는 인생 교훈이 된다.

물론 디지털 기술을 사용하여 의미 있는 학습을 촉진할 수도 있다. 코딩이나 실제로 로봇을 설계하고 제작하는 활동처럼 아이들이 진정으로 무언가를 만들거나 제작할 수 있게 하는 앱은 이를 가능하게 해준다. 〈공익을 위한 심리과학〉 저널에 실린 기사는 "심리과학에 따르면 앱을 사용하는 어린이가 고도로 집중한 채 학습 자료를 적극적으로 공부하고, 주변 요소에 방해받지 않고 자기 삶과 관련된 의미 있는 경험을 하고, 명확한 학습 목표를 제공하는 맥락에서 새로운 자료를 중심으로 다른 사람들과 양질의 방식으로 상호작용 할 때" 앱이 의미 있는 학습을 촉진할 수 있다고 설명한다.[53]

내용 자체는 좋다고 본다. 하지만 이 기사는 영리 목적의 에듀테크 산업이, 즉 정의 그대로 학생보다 수익을 우선시하는 이 산업의 핵심 문제를 다루지 않았다. 예를 들어, 어떤 앱은 이러한 기준을 모두 충족하지만 프로디지처럼 부분 유료화 설정으로 수익을 창출한다면 어떨까? 수익이 광고나 인앱 구매로 발생한다면? 교사, 학부모, 관리자가 학업 성취도를 모니터링할 수 있도록 한다는 명목으로 학생 데이터를 수집하고, 기업이 개인정보를 다른 기업에 판매하고, 개인정보를 구입한 이 기업은 행동 맞춤형 광고로 아이들을 공략하거나 전략적으로 마케팅하기 위해 또 개인정보를 사용한다면?

가상현실과 증강현실 기술이 발전함에 따라 에듀테크는 점점 더 아이들의 관심을 끌어내는 방향으로 나아갈 것이다. 교육자들은 예를 들어 선사 시대를 가상으로 표현한 세계에 아이들을 투입해 가르치는 것이 가능해진 환경에 이미 열광하고 있다.[54] 안타깝게도 에듀테크 도입에 따른 대중의 담론은 이러한 앱이 정확히 어떻게 수익을 창출하는지, 이러한 기능이 아이들에게 어떤 피해를 줄 수 있는지에 관해서는 설명을 생략하는 경향이 있다. 학생이 탐험하는 가상세계는 누가 소유할까? 이러한 세계에도 간접 광고가 들어 있을까? 학생의 개인정보는 보호될까? 가상세계에서 이루어진 학생의 활동 데이터도 수집될까? 수집된 데이터는 어떻게 처리될까?

팬데믹으로 에듀테크를 충분히 생각할 시간도 없이 전 세계 학교가 서둘러 원격 교육에 돌입하면서 이 기술을 활용하기로 결정을 내렸다. 충분히 이해할 만한 상황이었다. 하지만 정상적인 상황에서는 교사, 학교 관리자, 교육청을 포함한 우리 모두가 건전한 회의론을 가지고 에듀테크 제품에 접근하는 것이 아이들에게 최선의 이익이 된다.[55] 학교에서 사용하는 모든 자료와 마찬가지로 에듀테크 프로그램, 플랫폼, 기기에는 영리를 목적으로 아이들을 착취하는 어떠한 기능도 없어야 한다.

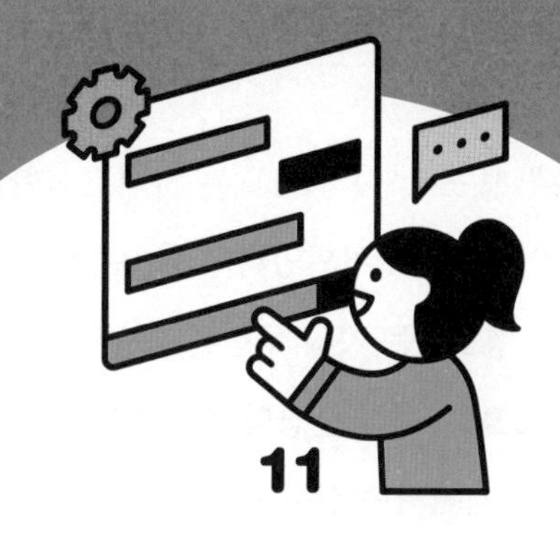

11

어떻게 아이들을 지킬 것인가

어린이가 성인과 동일한 권한과 정보, 자유를 가지며
따라서 상품과 서비스 계약을 자유롭게 체결할 수 있는
합리적인 소비자라고 생각할 사람은 아무도 없을 것이다.
그렇기 때문에 어린이 대상 광고는 어른들의 이익을 위해 어린이를
대상으로 벌어지는 일종의 부도덕한 전쟁이라고 할 수 있다.

- 알렉스 몰나르Alex Molnar, 페이스 보닌저Faith Boninger,
〈미국 학교의 상업적 변화〉 연구원

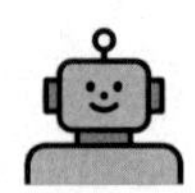

어린이 대상 마케팅을 멈춰야 하는 이유

2014년, 소설가 러셀 뱅크스Russell Banks는 하버드신학교의 잉거솔 강좌Ingersoll Lectures 강연자로 초청되었다. 1893년에 시작된 이 강연의 주제는 "불멸"이다. 뱅크스는 자칭 무신론자이기 때문에 흥미로운 초청이었다. 그는 종교 또는 영적 신념의 맥락에서 불멸을 주제로 하는 대신 우리의 사후 세계에서 중심이 될 어린이들에 대해 아름답고 신랄하게 이야기했다. 특히 우리가 만든 상업화된 문화에 아이들이 몰입되어 받는 피해로 인해 우리 종의 생존까지 우려되는 상황을 이야기했다.[1]

과소비와 지구 훼손 간의 연관성을 고려할 때, 실존적 의미에서 사후 세계로 어린이를 바라보는 시각은 마케터의 조종으로부터 어린이를 보호해야 하는 이유를 극명하게 보여준다. 이외에도 지금 당장 어린이를 보호해야 하는 이유는 많다. 이 지면에서는 주로 상업화된 문화가 아이들의 관계, 가치관, 학습에 미치는 해악에 초점을 맞추었다. 하지만 마케터들이 어린이에게 자유롭게 접근할 수 있도록 허용하는 것은 소아 비만, 성 상품화, 청소년 폭력, 미성년자 음주 및 흡연 등 오늘날 어린이들이 직면하는 다른 여러 가지 문제에도 영향을 미치는 것으로 입증되었다. 오늘날 어린이 엔터테인먼트, 여가 활동, 교육에 미치는 기업의 영향력은 너무나 광범위해서 부모가 힘들게 번 돈으로 아이들의 마음을 사로잡기 위해 수십억 달러를 지출하게 한다. 이러한 산업에서 아이들을 보호해야 하는 부담을 부모만 감당해야 한다는 것은 불공평하고 동시에 비현실적이다.

그렇다고는 해도 부모는 자녀와 함께할 수 있는 중요한 역할이 있으며, 12장에서는 부모가 할 수 있는 일을 제안하겠지만, 진정한 해결책은 시스템적인 변화에 있다.

우리는 기업이 아이들의 어린 시절을 장악하는 것을 끝내야 한다. 그렇지 않다고 주장하는 사람도 있겠지만, 아이들을 꾀어서 수익을 창출하는 기업이 스스로 멈추기를 기대해서는 안 된다는 것을 역사는 분명히 말해준다.[2]

흡연과 심장병, 각종 암 사이의 연관성이 입증되었지만 거대 담배 기업은 계속해서 어린 세대를 표적으로 삼는다.[3] 거대 식품 기업도 마찬가지다. 2006년, 소아 비만에 대한 경각심과 어린이를 대상으로 한 식음료 마케팅을 규제해야 한다는 목소리가 높아지자 식음료업계는 함께 모여 어린이 대상 정크푸드 마케팅을 중단하겠다고 서약했다.[4] 이후 15년이 지났지만 바뀐 것은 많지 않다. 지금도 정크푸드 광고는 어린이를 집중적으로 공략한다.[5] 빅테크도 다르지 않다.

특정 사회적 문제의 근원은 종종 더 깊은 시스템적 문제에서 비롯된다. 오늘날 어린이를 향한 상업적 공격은 기업 권력의 확대와 정부 규제의 약화, 공립 학교·공원·놀이 공간 지원 감소, 디지털 기술의 빠른 발전, 미디어 소유권의 통합에 협조하는 정부 정책과 연관되어 있다. 그렇기 때문에 우리는 빅테크와 어린이 대상 마케팅으로 돈을 버는 기타 산업의 착취에 어린이들이 더 취약해지는 광범위한 사회정치적 문제를 다루어야 한다.

정치자금 개혁은, 즉 기업이 무제한으로 자금을 지원할 수 있도록 허용하는 현재의 관행을 바꾸는 일은 어린이 대상 마케팅을 포함한 모든 정부 정책에 대한 기업의 부당한 영향력을 억제할 수 있다. 유치원 및 방과 후 프로그램을 포함해 공립 학교에 적절한 자금을 지원하면, 학교가 재원 때문에 기업 광고에 의존하거나 교실에서 기업 후원을 받은 교육 자료를 사용할 가능성을 줄일 수 있다. 아이들이 밖에서 놀고 자연에서 시간을 보낼 수 있도록 안전하고 접근하기 쉬운 야외 공간을 만들고 유지하면, 실내에서 기기를 사용하는 시간을 줄일 수 있다.

미국에서는 두 가지 유형의 법률이 기술 기업의 아동 착취를 막는 데 도움이 될 수 있다. 현재 미국에는 없는 개인정보 보호법과 아동의 권리를 보호하는 적절한 법률이다. 사실 미국은 현재 유엔아동권리협약을 비준하지 않은 유일한 국가다.[6]

어떤 사회 변화든 대개 변화하기 위한 첫 번째 단계는 여론을 바꾸는 것이다. 페어플레이가 결성되고 나서 최근까지만 해도 어떤 종류의 법안도 통과될 가능성은 거의 없었다. 우리는 국회의원들을 만나고 연방거래위원회에 불만을 제기하기도 했지만, 우리가 중점을 두는 부분은 어린이 대상 마케팅의 최악의 사례를 부각시켜 지지를 이끌어내는 것이었다. 앞서 언급했던 관능적인 춤을 춘 팀을 본떠 만든 해즈브로의 인형 출시를 막고,[7] 디즈니가 〈베이비 아인슈타인〉 비디오를 교육용으로 마케팅하는 것을 막는 등[8] 대부분의 노력은 기업 캠페인에 집중되었다. 그리고 스쿨버스에 상업용 라디오 방송을 내보내는 기업을 폐쇄하고,[9] 맥도날드가 학생 성적표에 광고를 게재하는 것을 막는 등[10] 여러 성공을 이루었다. 이제 시대가 바뀌었다. 페어플레이와 기타 변호 단체는 여전히 기업 캠페인을 전개하지만, 이제는 기술 기업이 어린이를 공략하는 방식을 규제하려고 노력하는 전국 및 주 단위의 입법자들과 적극적으로 협력하고 있다.[11]

전 세계에서 처음으로 어린이 대상 마케팅의 일부 심각한 형태를 제한하려는 변호 단체의 노력에 긍정적인 신호가 나타나고 있다. 호주 경제 신문인 〈오스트레일리안 파이낸셜 리뷰〉의 헤드라인에서 "마침내 세계가 빅테크에 맞붙었다!"라고 선언한 것처럼 말이다.[12] 물론 여기서 핵심 단어는 '맞붙었다'이다. 전 세계 각국 정부가 아마존, 구글, 메타 같은 기술 대기업의 힘을 제한하기 위한 조치를 취하고 있지만, 기업 역시 이에 맞서고 있기 때문이다.[13]

한걸음 진전된 각국의 어린이 보호 법안들

어린이와 관련된 기술에 관한 가장 희망적일 수도 있는 소식은 영국에서 들려왔다. 2002년 영국 의회는 그해 9월에 법으로 제정되어 1년 후에 발효된 '연령 적합 설계 규약Age-Appropriate Design Code'을 도입했다. 이 규약은 "아동이 접근할 가능성이 있는 온라인 서비스를 설계하고 개발할 때 아동의 이익을 최우선으로 고려해야 한다."라고 규정한다.[14] 특히 중요한 점은 아동을 18세 미만의 모든 사람으로 정의하여 청소년뿐만 아니라 어린 아동도 보호했다는 것이다.

무엇이 아이들에게 가장 이로운지를 기업의 결정에만 맡기지 않는 것 역시 매우 중요하다. 이 규약은 "아동이 접근할 가능성이 있는 온라인 서비스"를 제공하는 기업에 엄격한 기본 환경 설정을 요구한다.[15] 규약 내용에는 무분별한 데이터 공유를 막고 개인정보를 보호하기 위한 강도 높은 제한 기준이 포함된다. 이러한 제한은 무엇보다도 어린이의 행동과 개인정보를 개인 맞춤형 광고에 사용하는 것을 방지하는 데에 목적을 둔다. 또한 기업이 특정 콘텐츠에 참여를 연장하라고 아이들에게 푸시 알림을 보내지 않도록 한다. 아울러 어린이가 온라인에 게시하는 모든 콘텐츠는 자동으로 비공개로 설정되므로 친구들만 볼 수 있다.

기업보다 어린이를 우선시하는 기본 설정을 요구하는 규약은 어린이의 승리를 의미한다. 하지만 '기본 설정'이라고 해서 그대로 반드시 유지된다는 의미는 아니다. 아이들이 기본 설정을 변경할 수도 있기 때문이다. 예를 들어, 소셜 미디어에 올린 게시물을 다른 사람들도 볼 수 있도록 공개 설정을 바꿀 수 있다. 그러나 이보다 훨씬 더 광범위하고 잠재적으로 우려스러운 일은 기업 역시 기본 설정을 바꿀 수 있다는 점이다. "기업은 아이를 위한 최선의 이익을 고려해 설득력 있는 이유"가 있을 때 기본 설정을 변경할 수 있다. 현재로서는 이러한 가능성이 실제로 어떤 결과를 불러올지 알 수 없다. 예를 들어, 기본 설정을 변경하는 것이 아이에게 어떻게 최선의 이익이 될 수 있는지를 기업이 어떤 식으로 주장할지 알 수 없다. 또한 영국 정부가 '아이를 위한 최선의 이익'이 무엇이라고 해석할지, 이 규칙이 얼마나 엄격하게 시행될지도 알 수 없다. 하지만 우리는 아이들을 기술, 미디어 및 마케팅 기업의 착취에서 보호하려 할 때 기업의 자율 규제에 의존하는 것이 효과가 없다는 점을 안다. 이 이유만으로도 영국이 연령 적합 설계 규약을 도입한 것은 아동 보호를 위한 중요한 진전이라고 할 수 있다.

국제적인 관점에서 이 규약은 대단히 중요하다. 영국에 거주하는 어린이에게 온라인 제품을 제공하는 기업이라면, 이 기업의 소재지가 영국이 아니더라도 이 규약이 적용된다. 엄격한 개인정보 보호 기준을 기본 설정으로 정해둔다고 해서 어린이 대상 광고가 사라지는 것은 아니다. 그러나 개인의 관심사와 취약성을 수집한 데이터를 활용하진 않으므로, 어린이가 쉽게 조작당할 가능성은 줄어든다. 규약을 따르는 기업은 예를 들어, 흡연이나 음주에 취약한 어린이를 식별하여 이러한 행동이나 기타 건강에 해로운 행동에 관심을 유도하는 식으로 광고하거나, 어린이의 감정 상태에 대한 정보를 광고주와 공유할 수 없다.

이 규약을 가장 먼저 도입한 국가는 영국이지만 다른 국가에서도 이러한 조치를 취하기 시작했다.[16] 미국에서는 2000년에 어린이 온라인 사생활 보호법이 발효되었다. 이 법에 따르면, 만 13세 미만의 어린이를 대상으로 하는 웹사이트는 어린이의 개인정보를 수집 또는 사용하거나 해당 정보를 제삼자와 공유하기 전에 부모의 동의를 얻어야 한다. 하지만 안타깝게도 이 법안은 지금 시대와 맞지 않는다. 어린이 온라인 사생활 보호법은 구글, 스냅챗, 틱톡과 같은 거대 기술 기업이 어린이를 감시하고 수집한 데이터로 수익을 창출할 수 있는 역량을 키우기 이전에 제정된 법이다. 조지타운법학대학의 앤절라 캠벨Angela Campbell 명예교수는 최근 미 의회에서 다음과 같이 증언했다. "1998년 어린이 온라인 사생활 보호법이 도입됐을 당시에는 유튜브도, 소셜 미디어도, 스마트폰도, 어린이 침실에 설치된 스마트 스피커도, 인터넷에 연결된 장난감도 없었습니다."[17]

내게 캠벨 교수는 숨은 영웅이다. 20년이 넘도록 캠벨은 조지타운대학교 공공 대표 연구소 학생들과 무보수로 일하면서 페어플레이를 비롯한 비영리 단체들이 수많은 민원을 제기할 수 있도록 지원했다. 기술 및 미디어 기업이 아동을 착취하는 것을 막기 위해 법적 권한을 사용할 것을 촉구하는 내용이었다. 실제로 연구소에서는 1996년에 불공정하고 교묘한 마케팅으로 어린이를 표적으로 삼은 한 기술 기업의 웹사이트를 최초로 제소하기도 했다. 이 사건은 결국 의회가 '어린이 온라인 사생활 보호법'을 제정하는 계기가 되었다. 캠벨은 2020년에 연구소에서 은퇴했지만, 그가 시작한 일은 지금도 이어지고 있으며, 어린이에게 영향을 미치는 미디어 및 기술 관련 법률에 대한 핵심 전문가로 활동하고 있다.

캠벨은 2021년 의회 증언에서 또 다른 해묵은 문제를 들추었다.

어린이 온라인 사생활 보호법 자체가 아니라 변화를 가져올 만큼 엄격하게 시행하려는 의지가 부족하다는 점을 지적한 것이다.

> “어린이 온라인 사생활 보호법 불이행이 만연합니다…. 실제로 어린이 온라인 사생활 보호법이 시행된 21년 동안 연방거래위원회는 집행 소송을 34건만 진행했는데, 대부분 소규모 기업을 상대로 한 조치였습니다. 모두 소송 없이 동의 명령에 따라 합의되었고요. 합의는 피고가 법을 준수하고, 연방거래위원회에 주기적으로 보고서를 제출하는 것으로 끝나는 경우가 많았습니다. 연방거래위원회가 민사 벌금을 부과한다 해도, 어린이 온라인 사생활 보호법 준수를 장려하기에는 턱없이 부족했습니다.”[18]

환경이 변화하고 있다는 것은 어린이와 어린이 변호 단체에 희망적인 소식이다. 기술 기업이 어린이를 착취하는 방식을 크게 제한하는 여러 법안이 처음으로 의회를 통과했다. 이 법안들이 법으로 제정될지는 또 다른 문제지만 법안이 존재한다는 사실만으로도 큰 진전이라고 본다. 법안이 의회에 넘겨졌다고 해서 최종 단계에 다다른 것은 아니지만, 중요한 사회 변화를 알리는 신호임은 분명하다. 온라인에서 아이들이 이용당하는 데 대중의 분노가 커지자 마침내 입법자들이 이를 억제할 방법을 모색했다. 그리고 빅테크 기업의 어린이 착취를 제한하기 위한 입법적 노력이 사상 최초로 현직 미국 대통령의 분명한 지지를 받고 있다. 2022년 국정연설에서 조 바이든Joe Biden

대통령은 온라인 개인정보 보호 강화, 어린이 대상 광고 금지, 기술 기업의 어린이 개인정보 수집 금지 등을 촉구했다.[19] 이를 염두에 두고 법안들이 통과하면 어떤 성과를 거둘지 살펴볼 필요가 있다.

어린이를 완벽하게 보호하는 단 하나의 법안이 있다면 가장 좋겠지만 전반적으로 현재 검토 중인 법안들도 인상적이다. 하원에서 논의 중인 '취약한 아동 및 청소년 정보 보호 법안'은 영국의 연령 적합 설계 규약을 반영해 어린이의 복지가 웹 디자인의 주요 고려 사항이 되도록 규정하고, 18세 이하의 청소년까지 보호 대상을 확대하며, 어린이가 사용할 가능성이 있는 모든 웹사이트에 이 제한을 적용하도록 규정한다.[20] 이 법안은 어린이의 행동과 개인정보를 수집한 데이터를 활용하여 어린이를 대상으로 광고하는 것을 전면적으로 금지한다. 아울러 법안에서 명확하게 다루지 않은 영역은 어린이의 복지를 어떻게 보장할지 정확히 결정할 수 있도록 연방거래위원회에 권한을 부여했다.[21] 물론 연방거래위원회가 어떤 결정을 내릴지는 알 수 없다. 현재 연방거래위원회 위원장인 리나 칸Lina Kahn은 거대 기술 대기업에 규제를 촉구한 전력이 있다.[22] 역사상 처음으로 빅테크 기업이 더 이상 미국에서 어린이와 청소년의 사생활을 침해하고, 개인정보를 영리 목적으로 악용하는 권한을 누리지 못하게 될 수도 있다.

'어린이 온라인 보호 법안'은 양당에서 상원에 발의했기 때문에 향후 추이가 기대된다. 이 법안은 어린이를 대상으로 하는 사이트에 독립 외부 감사를 제공하고, 기술 회사가 웹사이트를 설계할 때 어린이의 복지를 최우선적으로 고려하도록 한다. 또 어린이에게 해를 끼치는 행위에 대해 기술 회사에 책임을 물을 수 있도록 주 법무장관과 연방거래위원회에 권한을 부여하고, 모든 기본 설정을 어린이를 가장 보호하는 수준으로 설정하도록 요구한다.[23]

또 다른 법안인 '어린이 인터넷 설계 및 안전 법안'은 16세 미만의 어린이와 청소년을 대상으로 하는 부도덕한 기술 마케팅을 제한하는 법안으로,[24] 어린이를 노골적으로 겨냥한 플랫폼뿐만 아니라 인스타그램이나 스냅챗처럼 어린이가 많이 사용한다는 사실을 무시하는 플랫폼도 포함한다.[25] 이 법안이 통과되면 자동재생, 푸시 알림, 무한 스크롤, 밤새 잠을 설치게 하는 스냅챗의 연속 재생을 금지하여, 온라인에 무한정으로 접속하도록 설계된 기술에서 어린이와 청소년을 보호할 수 있다. 또한 〈라이언의 장난감 리뷰〉에 언박싱 동영상을 올리는 것처럼 인플루언서 마케팅을 금지하여, 콘텐츠로 위장한 교묘하고 교활한 마케팅에서 아이들을 보호할 수 있다. 이 법안은 콘텐츠뿐만 아니라 웹사이트의 설계에도 적용되기 때문에 "어린이와 청소년을 위한 웹사이트가 폭력적이고, 부적절하며, 위험한 콘텐츠를 확대하는 것을 금지"한다.[26] 아울러 어린이를 위한 상업적 목적이 없는 교육 콘텐츠와 "스크린 기반 미디어 및 콘텐츠가 어린이에게 미치는 영향"을 주제로 하는 학술 연구에 자금도 지원된다.

주 정부 역시 빅테크와 엔터테인먼트 산업에 맞서고 있다. 미국 전역의 주 의회는 온라인에서 아동의 개인정보를 보호하고, 기술 기업이 온라인에서 수집한 개인정보를 판매하지 못하도록 하는 법안을 통과시켰거나 검토 중이다. 현재 29개 주와 워싱턴 D.C.에서는 영유아 보육 기관에서 2세 미만 아동의 스크린 사용 시간을 제한하거나 금지한다.[27] 그리고 미네소타주 의회는 유치원에서 개인 스크린 기기 사용을 제한하는 법안을 검토 중이며, 이 법안은 양당에서 지지를 받고 있다.[28]

또한 주 및 국가 차원으로 학교에서 미디어 리터러시Media Literacy(사용자가 다양한 매체에 접근하여 매체를 평가하고 조작하고 제작할 수 있는 능력 – 옮긴이)를 가르치도록 하는 여러 법안이 발의되었다.[29] 나는 아이들이 미디어 메시지의 숨은 의미를 알아차리고, 빅테크의 마케팅 기법을 식별하는 방법을 배우는 것이 가치가 있다고 생각한다. 하지만 한 가지 주의할 점도 있다. 미디어 리터러시도 중요하지만 스크린 기반 마케팅에서 아이들을 보호하는 데 아이들에게만 의존할 수는 없고, 의존해서도 안 된다. 기업의 관행을 제한하지 않고, 미디어 리터러시에만 초점을 맞추는 것은 가해자를 놔두고 피해자를 비난하는 것이나 다름없다. 아이들이 어른들의 미디어 기술 및 엔터테인먼트 기업의 조작에 얼마나 취약한지를 감안한다면, 아이가 자신을 스스로 보호할 거라 기대하는 것은 공정하지도 합리적이지도 않다.

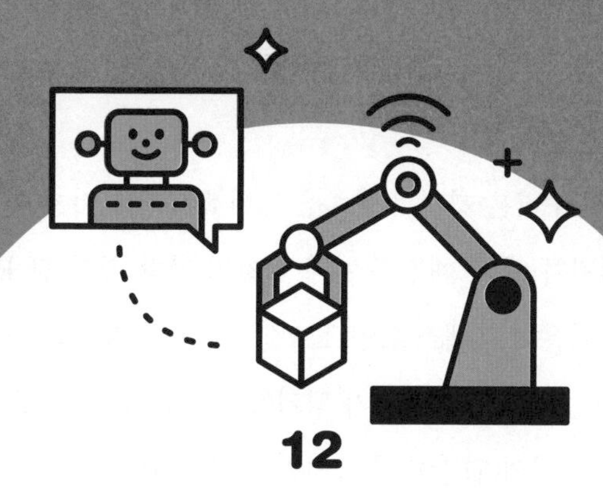

12

저항 육아: 빅테크와 대기업을 저지하기 위한 제안

아이가 사용할 디지털 기술을 찾는 일은 버거울 수 있다. 사실 아이가 학습을 지속하거나 따라잡거나 선행하는 데 앱이 필요하지는 않다. 부모는 스크린 사용 시간을 제한하거나 "안 돼."라고 말할 수 있는 전적인 권한이 있다.

- 레이철 프란츠Rachel Franz, 페어플레이, 〈안전하고 현명하고 편안하게 : 미취학 자녀를 위한 디지털 기술 선택 가이드〉 제안자

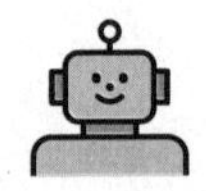

육아의 어려움

아이를 키우면서 수많은 기쁨과 만족을 느끼겠지만, 육아가 어렵다는 것은 의심의 여지가 없다. 재정 문제나 일자리 압박, 부부 간 불화, 가족의 질병 등과 같은 스트레스 요인으로 삶이 복잡해지면 육아는 더욱 힘이 든다. 우리는 최고의 양육자가 되기를 열망할 수 있고 또 그래야 하지만, 현실이 우리의 열망을 충족시키지 못할 때를 대비해 스스로 그 부담을 떨쳐낼 줄도 알아야 한다. 오늘날 어디에나 우리와 아이의 관심을 사로잡고, 유지하고, 수익을 창출하려고 고안된 매혹적인 디지털 기술이 존재한다는 것은 양육자에게 생긴 유례 없는 스트레스다.

빅테크와 대기업이 아이들에게 해를 끼치는 가장 일관되고 교활한 방법은 태어날 때부터 디지털 기기로 유인해 계속 사용하게 하고, 생각 없는 무비판적인 소비자가 되도록 훈련시키는 것이다. 휴대전화와 태블릿, 기타 디지털 기기는 (그 자체로 좋든 나쁘든) 인간의 행동에 영향을 미치는 강력한 도구다. 디지털 기술 사용이 어린이와 가족에게 해로운 영향을 미치게 되는 이유는 업계의 보편적인 수익 창출 전략에 있다. 여기에는 사생활 침해, 데이터 기반 광고, 무한 스크롤, 우리의 관심을 사로잡아 더 많은 것을 갈망하도록 설계된 다른 조작 기법들이 포함된다. 아이에게 가끔 휴대전화를 쥐여주고 놀게 한다고 해서 아이가 바로 해를 입는 것은 아니다. 문제는 일단 휴대전화를 손에 넣기 시작하면 어른이나 아이나 휴대전화를 사용하지 않는 것이 어려워진다.

생각과 제안을 정리하다 보니, 기술이 어린이에게 미치는 영향에서 부와 환경의 격차가 얼마나 큰 요인으로 작용하는지 다시 한 번 떠올리게 되었다. 내가 제안하는 많은 조언은 안전한 동네에서 적절한 보육 서비스를 받고, 녹지 공간을 이용할 수 있고, 성인 두 명이 자녀를 양육하는 가정에서 훨씬 쉽게 적용할 수 있는 것들이다. 생계를 유지하기 위해 투잡 이상을 뛰어야 하거나, 실직 또는 기타 스트레스로 어려움을 겪거나, 안전한 공원이나 야외 놀이 공간이 거의 없는 동네에 사는 사람은 내 조언을 실행하기가 어렵다. 또한 또래보다 충동 조절을 더 힘들어하는 아이가 있는 것처럼 선천적으로 양육하기가 더 어려운 아이들이 있다. 그렇기 때문에 나는 이렇게 믿는다. 디지털 기술, 장난감, 엔터테인먼트업계가 아이들을 돈벌이 수단으로 삼는 관행은 사회 전체의 문제이며, 이 문제는 사회 변화를 통해서만 해결할 수 있다. 도처에 존재하는 거부할 수 없는 디지털 기술과 아동심리학자와 아동의 발달 취약성을 악용하는 데 수십억 달러를 활용하는 거대 대기업을 한 가족이 혼자서 맞서 싸우는 것은 불가능하다. 이는 결코 공평한 경쟁의 장이 아니며 스트레스를 받는 양육자에게는 특히 더 힘든 일이다. 사회가 변화하는 데에는 시간이 걸리나 가족은 지금 당장 도움이 필요하다.

오늘날 내가 부모한테서 가장 많이 듣는 질문과 우려는 자녀에게 얼마나 그리고 어떤 종류의 디지털 기술 경험을 제공해야 하는지, 몇 살부터 시작해야 하는지다. 이러한 질문에 신중하게 답하려면 어린이의 성장과 발달에 관한 기본적인 이해가 필요하다. 이를 위해 레슬리대학교 아동발달학 명예교수이자 평등한 초기 교육을 위한 비영리 기관인 디펜딩얼리이어스Defending the Early Years의 공동 설립자인 낸시 칼손-페이지Nancy Carlsson-Paige의 조언을 참고한다. 이 장의 마지막에서 확인할 수 있는 '여섯 가지 아동발달 원칙'은 디지털 기기 사용 여부, 사용 방법, 사용 시간, 사용 시기 등 어린아이가 시간을 보내는 방법을 결정하는 데 유용하다.

어린이가 성장하고 학습하고 발달하는 방식에 대한 기본적인 이해와 함께 잠재적인 이점과 해악을 포함해, 디지털 기술과 미디어가 어린이에게 미치는 영향에 관한 연구 결과를 참고하는 것도 도움이 된다. 하지만 이는 두 가지 이유로 문제가 된다. 하나는 바쁜 부모가 직접 연구 내용을 자세히 살펴볼 수 없다는 점이다. 또 다른 이유는 어린이와 디지털 기술 관련 연구가 늘긴 했지만, 아직 초기 단계에 머물러 있다는 점이다. 결국 우리는 두 가지 중에 선택해야 한다. 하나는 연구가 아직 완성되지 않았다는 점을 참고해서 디지털 기술이 유해하다는 확실한 연구 결과가 나오기 전까지 어린 자녀의 기술 사용 시간을 걱정하지 말라고 양육자에게 조언하는 것이다. 다른 하나는 사전예방원칙을 적용하는 것이다. 연구가 아직 완성되지 않았다는 점을 참고해서 디지털 기술이 유익하거나 적어도 해롭지 않다는 확실한 연구 결과가 나올 때까지 어린아이의 기술 접근을 제한하라고 양육자에게 조언하는 것이다.

어린이의 건강과 안녕을 생각하면 후자가 더 합리적이라고 본다. 그렇기 때문에 현재 나와 있는 연구 중에 가장 유용한 권장 사항은 국제 소아 공중보건 단체에서 제공하는 것이라고 생각한다.[1]

전 세계 소아 공중보건 기관들은 만 3세 이하 아이의 스크린 사용을 피하고, 미취학 아동의 스크린 사용 시간을 하루 한 시간 이내로 제한하는 것이 좋다는 데 거의 보편적으로 동의한다. 취학 아동의 경우 하루에 두 시간을 넘지 않도록 권장하는 곳도 있다. 고학년 어린이와 청소년에게는 시간을 더 이상 제한하지 않을 것을 권장하는 곳도 있다. 기관에서는 앞서 권장하는 내용과 별도로 양육자가 아이와 함께 가정생활에서 디지털 기술이 차지하는 역할에 계획을 세우고, 아이가 성장함에 따라 계획을 함께 검토하고 수정할 것을 장려한다. 이렇게 세운 계획을 일관되게 지킬 것과 아이들의 건강한 발달에 도움이 되는 것으로 알려진 활동적이고 창의적인 놀이, 친구 및 가족과의 만남, 독서 등의 활동에 대부분의 시간을 보내도록 하는 것이 중요하다고 강조한다.

해외 기관이 제안하는 내용 중에서 놀라운 것은 영아와 어린 유아에게까지 시간 제한을 제시하지 않은 영국왕립소아과 및 아동건강대학Britain's Royal College of Paediatrics and Child Health의 의견이다. 시간 제한 대신에 "어린이별로 디지털 기기가 얼마나 필요한지, 디지털 기기를 어떻게 사용하는지, 디지털 기기 사용이 신체적, 사회적 활동과 수면을 어느 정도 대체하는지 여부에 따라 가족 안에서 스크린 사용 시간 제한을 협상해야 한다."라는 것이 영국왕립소아과 및 아동건강대학의 주요 권장 내용이다.[2] 이는 비교적 나이가 많은 어린이에게 적합한 것으로 다른 보건 기관에서 발표한 지침과도 유사하다. 하지만 아기, 미취학 아동, 십 대 청소년 간의 발달 차이를 고려하지 않은 채 영아의 스크린 사용 금지와 어린아이의 사용 시간 제한을 권장하지 않은 것은 실망스럽다.

다음에 이어지는 내용은 가정에서 디지털 기술과 상업화된 문화를 다루는 데 필요한 다양한 생각, 제안, 정보다.* 이 책 전반에 걸쳐 내가 초점을 맞춘 신생아부터 아동기, 즉 대략 만 10~11세에 이르는 어린이와 관련한 내용이다. 나는 기술이 유발한 문제에 기술 해결책을 제시하는 것에는 회의적이기 때문에 (고양이한테 생선 가게를 맡긴다는 표현이 떠오른다) 양육자나 아이가 스크린 사용 시간을 관리하는 데 도움을 준다고 설계된 앱이나 앱 리뷰는 하지 않겠다.

아이는 성장하면서 변하기 때문에 먼저 아이의 연령과 발달 단계에 따라 제안을 정리해두었다. 다음으로는 우리 어른이 디지털 기술을 어떻게 사용하는지가 아이에게 영향을 미치기 때문에 우리도 각자 자신의 스크린 사용 시간을 줄여보자고 제안하고 싶다. 또한 가족 전체의 디지털 기기 사용을 고려할 때 적용할 수 있는 몇 가지 제안도 실었다. 마지막으로, 마케팅이 유도하는 파괴적인 행동과 가치관에 아이들이 저항할 수 있도록 돕는 방법도 제시한다.

* 제안에 도움을 준 조시 골린에게 감사한다.

만 3세 이하 영유아

아기가 태어날 때부터 디지털 기술을 간절하게 바라지는 않는다. 아기를 달래고 자극을 주고 얼러야 할 때마다 우리가 스마트폰이나 다른 디지털 기기를 건네주면서 디지털 기기를 갈망하도록 훈련시켰기 때문에 그렇게 된 것이다. 반복해서 디지털 기기를 손에 쥐여줌으로써 우리는 아기가 자신을 스스로 달래고, 즐겁게 노는 법을 배우고, 주변에서 자극을 찾고, 자신만의 즐거움을 만들어낼 기회를 빼앗는다.

아기는 태어날 때부터 엘모나 〈코코멜론〉, 〈퍼피 구조대〉에 등장하는 캐릭터나 다른 브랜드 아이콘을 좋아하는 것도 아니다. 하지만 아기는 친숙한 것에 큰 만족을 얻는다. 미디어 기업이 신생아용 제품에 캐릭터 브랜드를 삽입하는 이유다. 예를 들어, 페파 피그 모빌, 옷, 침구, 장난감에 둘러싸인 아기는 페파의 이미지를 볼 때마다 미소를 짓거나 웃게 된다. 기업이 바라는 것은 아기가 보이는 이런 기쁨의 표정을 보고, 부모나 다른 가족, 친척이 페파의 이미지가 들어간 유아용품들을 구매하게끔 하는 것이다. 즉 페파 피그에 특별한 무언가가 있다는 증거로 해석하도록 만든다. 이렇게 늘어난 구매는 인기 있는 돼지 캐릭터에 영아의 애착이 더해져 더 많은 판매를 유도한다.

- **영아와 어린 유아에게 스크린을 보여주는 일을 피하라.** 멀리 떨어져 있는 어른과의 화상 채팅을 제외하고는 영유아가 비디오, 게임 또는 앱을 사용해야 할 필요도 없고, 이런 활동이 특별히 의미

있지도 않다. 스크린 앞에서 보내는 시간은 안전한 공간에서 모든 감각을 동원해 세상을 적극적으로 탐색하고, 누군가 읽어주는 책을 경험하고, 사랑하는 어른과 유대감을 형성하는 등 두뇌 발달에 도움이 되는 활동에 참여하는 시간을 빼앗는다. 또한 영유아가 스크린 앞에서 보내는 시간이 많을수록 커가면서 스크린을 사용하는 시간이 더 길어질 가능성이 크다.[3] 뒤에 언급할 아동발달 원칙과 수많은 디지털 콘텐츠가 어떻게 습관을 형성하는지를 염두에 두고 적어도 만 2세까지는, 그리고 그 이후로도 화상 채팅을 제외한 디지털 동영상, 게임, 앱, 프로그램을 접하는 시기를 가능한 한 오래 미루기를 진지하게 고려해보길 바란다. 여러모로 생활이 더 편해질 것이다. 아이는 스크린에 의존하지 않고도 자신을 달래고, 즐겁게 보낼 수 있는 내적 자원을 개발할 기회를 갖게 되고, 양육자는 스크린 사용 시간으로 발생하는 불쾌한 갈등을 피하거나 최소한 연기할 수 있다.

• 장난감이 할 수 있는 일이 많을수록 아이가 해야 할 일은 줄어든다는 사실을 기억하라. 아이가 장난감을 가지고 하는 일이 적을수록 그 놀이는 건강한 발달에 도움이 덜 된다는 점도 기억하라. 버튼을 누르면 노래, 춤, 걷기, 말하기 등이 가능한 칩이 내장된 장난감은 피하라. 아이에게 다양한 소리를 퍼붓는 장난감은 영아가 옹알이를 하거나 말을 하거나 노래를 부르거나 어떤 식으로든 소리를 내는 필수적인 기회를 빼앗는다. 저절로 움직이는 장난감은 영아가 작은 자동차를 밀거나 봉제 동물 인형을 움직이면서 소근육을

단련할 기회를 빼앗는다. 버튼을 누르기만 하면 작동하는 장난감은 아이가 세상을 보는 주체성과 능력을 키울 기회를 박탈한다.

- 아기 때부터 책을 함께 읽자. 아기 때부터 책을 읽어주면 여러 가지 이점이 있다는 증거가 많다. 언어의 구성 요소를 발달시키고, 학습도 잘할 수 있도록 준비시키는 데 도움이 된다. 아기를 무릎에 앉히고 그림책을 읽어주는 자세는 아기를 안는 완벽한 경험이 되기도 한다. 책을 읽으며 동시에 안는 것은 부모와 아이에게 놀라운 유대감을 형성한다. 또한 책과 관련된 여러 가지 긍정적인 연상을 이끌어내는 이점도 있다. 아이들에게 책을 읽어줄 때 전자책을 사용한다면 디지털 기능이 없는 것이 좋다. 디지털 기능은 이야기를 이해하는 데 방해되는 것으로 나타났다. 7장에서 설명했듯, 전자책에 디지털 기능이 없다고 해도 전자책보다는 아날로그 책이 문해력 향상에 도움이 되는 대화를 더 이끌어내고, 애정이 담긴 신체 접촉도 더 잘 전달한다는 연구 결과가 있다![4] 도서관과 중고책 서점을 활용하는 것도 방법이다. 그리고 아이들에게 독서는 필수지만, 전자책은 필수가 아니라는 점을 참고하길 바란다. 아이가 혼자서 책을 읽을 수 있게 되었을 때 전자책 리더기를 사주고 싶고 그 비용을 감당할 수 있다면, 독서 기능만 제공하는 전자책 리더기를 선택하라. 게임, 비디오, 소셜 미디어 등 디지털 방해 요소에 즉시 접속할 수 있는 기기로 책을 읽으면 독서에 집중하기가 어려워진다.

유치원 및 보육 기관

유아기는 가족의 가치관을 반영하는 습관, 일과, 활동을 형성할 수 있는 가장 쉬운 시기다. 이 시기는 무엇을 가지고 놀지, 누구와 놀지, 어떻게 놀지 등 아이에게 주어지는 선택지를 형성할 수 있는 가장 좋은 기회다. 공중보건 학계에서 미취학 아동에게 권장하는 일반적인 스크린 사용 시간은 하루 한 시간 이하다. 많은 가정에서는 그보다 적게 또는 전혀 사용하지 않는 것을 선택해야 한다.

- 아이가 디지털 세상에서 성공하려면 유아기부터 디지털 기술을 사용해야 한다는 증거가 없다는 점을 기억하라. 터치 스크린처럼 이미 존재하는 기술은 의도적으로 사용하기 쉽도록 만들어졌기 때문에 오늘날 아이들이 성인이 되었을 때는 이미 구식 기능이 될 가능성이 크다.
- 아이와 함께 부모의 선택과 그 선택의 기반이 되는 가치에 관해 대화를 시작하라. 그리고 아이가 성장하고 발달함에 따라 대화를 이어가도록 하자. 아이가 다른 아이들과 놀기 시작하거나 보육 기관이나 유치원에 다니게 되면 자기 집에는 없는 장난감과 기기를 접하게 된다. 우리 가족의 가치관은 다른 가족과 다를 수도 있고 같을 수도 있다는 점을 알려주는 것이 도움이 된다.
- 아이가 디지털 기술을 사용하는 시간을 줄이는 것보다 늘리는 것이 더 쉽다는 것을 기억하라. 아이에게 스크린 기반 엔터테인먼

트를 소개할 수는 있지만, 한번 시작하면 콘텐츠 사용 시간을 줄이거나 완전히 없애는 것은 어려워진다. 그럼에도 가족 상담 분야에서 일하는 한 심리학자 친구는 부모가 자녀의 스크린 사용 시간을 줄이거나 바꿀 수 있다는 사실을 알고 있는 것이 중요하다고 말한다. 또한 규칙을 바꿔야 한다면, 아이에게 규칙을 세우는 데 실수했으며 왜 규칙을 바꿔야 하는지 설명하라고 조언한다.

- 어린아이들은 발달 면에서 비슷한 점이 많지만 기질, 관심사, 강점, 취약점이 각자 다르다는 점을 기억하라. 아이가 디지털 기기에 어떤 태도를 보이는지 주의 깊게 살펴보라. 기기에서 손을 떼는 것을 힘들어하는가? 아이가 기기를 쓰게 해달라고 할 때 들어주지 않으면 조르거나 떼를 쓰는가? 기기를 사용하고 나서 짜증을 내는가? 디지털 기기를 사용하느라 유익한 활동에 참여하지 못하는가? 이 중 하나라도 해당된다면 아이가 기기를 사용하는 시간을 줄이거나 아예 기기와 떼어놓는 것이 좋다.
- '능동적' 미디어와 '수동적' 미디어를 구분하는 기준에 주의하라. 앱이 처음 등장했을 때 새로운 기술을 지지하는 사람들은 아이들이 화면에서 일어나는 일에 영향을 줄 수 없다는 이유로 텔레비전과 영화를 '수동적' 엔터테인먼트라고 무시했다. 이들은 아이들이 주로 탭, 스크롤 또는 스와이프하는 것으로 화면 콘텐츠에 영향을 줄 수 있다며 소셜 미디어 또는 디지털 앱과 게임을 '능동적'이라고 규정했다. 하지만 이는 오해의 소지가 있는 구분 기준이다. 상호 교류 방식이라고 주장하는 많은 앱은 미리 준비된 선택지를 제

공함으로써 창의적인 놀이를 막고, 아이들의 참여를 능동적이라기보다는 반응적인 것으로 만든다. 반면에 순차적인 이야기 기반의 텔레비전 프로그램이나 영화는 깊은 감동을 불러일으키고, 생각할 거리를 제공하며, 세상을 바라보는 시각을 넓혀주고, 새로운 단어와 개념을 소개하고, 공감을 유도하기도 한다. 다시 말해, 이러한 콘텐츠를 시청하는 것이 반드시 수동적이지는 않다. 공영 텔레비전에서 방영하는 프로그램은 연령에 적합한 양질의 프로그램을 제공해주는 좋은 예다. 하지만 여기에도 광고가 아예 없는 것은 아니다. 아이들이 텔레비전을 보다가 만나게 되는 프로그램의 라이선스를 보유한 장난감, 의류, 액세서리를 사달라고 할지도 모른다.

• 구글 플레이나 애플 앱스토어에서 '교육용'이라고 표시한 앱은 의심하라. 앱 개발자가 직접 앱이 속하는 카테고리를 선택할 수 있으며 이는 심의 대상이 아니다. 실제로 교육용이라고 표시된 어린아이용 앱 대부분은 교육용이 아니다.[5]

• 연령에 적합한 앱과 프로그램을 선택하라.[6] 아이에게 게임과 앱을 알려주기 전에 먼저 플레이해보거나 동영상을 시청해볼 수 있다면 이상적이다. 하지만 현실적으로 양육자 대부분은 아이에게 보여주기 전에 영화나 비디오 전체를 보거나 앱을 플레이할 시간이 없다. 그렇기 때문에 호주어린이미디어위원회와 코먼센스미디어 같은 단체에서 제공하는 앱, 게임, 영화, 텔레비전 프로그램 맞춤 리뷰는 가족에게 유용하다. 호주어린이미디어위원회 리뷰는 전부 무료이며, 코먼센스미디어의 리뷰는 한 달에 3편을 무료로 조회할 수 있다.

• '무료'라고 광고하는 앱은 실제로는 일부 유료일 수 있다는 점을 기억하라. 부분 유료화 앱의 경우 제한된 버전만 무료이며, 아이가 앱을 사용하는 동안 업그레이드 비용을 내거나 인앱 구매를 하라는 강요 메시지를 받을 가능성이 크다. 가능하다면 아이에게 프리미엄 버전 구입 의사 여부를 미리 알려주는 것이 좋다. 이런 경우 업그레이드해달라는 아이의 요청은 거절하더라도, 아이의 욕구가 타당하다는 것을 인정할 필요는 있다. ("네가 정말 업그레이드 버전을 갖고 싶은 건 알지만 그렇게 해주지 않을 거야.") 부분 유료화를 어떻게 생각하는지 그 감정을 공유하기에 좋은 기회이기도 하다. ("프리미엄 버전이 없다고 기업이 의도적으로 사용자의 기분을 나쁘게 하는 것은 매우 부당하다고 생각해.")

• 가능한 한 광고가 없는 앱을 선택하라. 앱 스토어에서는 앱에 인게임 광고나 인게임 구매 여부를 표시해놓는다. 하지만 라이선스를 받은 캐릭터, 심지어 엘모 같은 인기 많은 캐릭터가 등장하는 앱도 사실상 해당 캐릭터의 이미지가 들어간 모든 제품을 광고하는 것이라는 점을 기억해야 한다. 오늘날 어린이 미디어를 즐기는 것이 까다로워진 이유 중 하나는 콘텐츠와 연결되는 많은 프로그램, 앱, 영화뿐만 아니라 브랜드 라이선스를 받은 장난감, 의류, 식품, 액세서리 등을 어린이에게 판매하려고 제작하는 경우가 많아졌기 때문이다.

• 자유롭게 그리기나 작곡하기 등 실제 창작 활동을 장려하는 앱을 선택하라. 많은 앱이 창의력을 키워준다고 주장하지만, 미리 디

자인된 이미지나 작품에 그것을 선택할지 말지만 결정하는 제한된 기능만 제공한다.

초등학생

하루 2시간 이하의 디지털 엔터테인먼트 기술 사용을 권장하는 공중 보건 기관이 있는 반면, 양육자가 아이와 함께 각 가정에 맞는 일관된 기술 사용 계획을 세우도록 권장하는 기관도 있다. 자녀가 유아기를 벗어나면 디지털 기술 사용 결정은 더욱 복잡해진다. 우선 또래의 압력에 더 취약해진다. 게다가 아이들의 사회생활은 점점 더 기술과 밀접해질 가능성이 크다. 학교 공부를 하는 데 온라인 접속이 필요한 경우도 늘어난다.

- 아이에게 스마트폰을 주는 것은 적어도 중학교 때까지 미루는 것이 좋다. 양육에서 스마트폰은 모든 디지털 기기 중에서 가장 해롭다. 우리는 스마트폰을 어디든 가지고 다니며 과도하게 사용한다. 그 과정에서 우리는 빅테크에게 우리가 누구인지, 어디로 가는지, 친구가 누구인지 등 수많은 정보를 제공한다. 그 대가로 우리의 가장 취약한 부분을 노리는 맞춤형 광고에 끊임없이 노출된다. 그리고 스마트폰을 더 많이 사용할수록 우리는 스마트폰에 더 집착하게 된다. 빌 게이츠는 자녀가 중학교 2학년인 만 14세가 되어서

야 스마트폰을 사주었다.[7]

• 아이가 초등학교 저학년일 때부터 스마트폰 문제를 어떻게 할지 고민하는 것이 좋다. 7장에서 다룬 것처럼 만 8세 어린이의 약 20퍼센트가 스마트폰을 가지고 있으며, 이 수치는 앞으로 늘어날 것이라는 충분한 근거가 있다. 자녀에게 스마트폰을 사주기 훨씬 전부터 자녀가 스마트폰을 사달라고 할 가능성에 어떻게 대처할지 계획을 세워두는 것이 좋다.

• 아이의 친구 가족도 스마트폰 장만을 미룬다면 같은 결정을 내리기가 더 쉬워진다. 다시 말해, 숫자에는 힘이 있다. '8학년(한국 중학교 2학년에 해당한다. – 옮긴이)까지 기다리자Wait Until 8th(www.waituntil8th.org)'라는 이름의 단체는 아이의 친구 양육자와 힘을 모아 아이에게 스마트폰 사주는 것을 8학년까지 미루는 데 도움이 되는 다양한 정보와 자료를 제공한다.

• 아이들이 현실 세계에서 친구들과 놀 수 있도록 지원하라. 마인크래프트, 로블록스, 포트나이트처럼 아이들이 친구들과 원격으로 게임하는 디지털 샌드박스 게임은 친구들과 직접 만나서 노는 것을 대체할 수 없다. 우선 사람과의 접촉이라는 인간의 기본적인 욕구를 충족시키지 못한다. 또한 아이들이 실물 블록으로 함께 무언가를 짓거나 우주 생물과 싸우는 시늉을 하며 뛰어다닐 때 이 놀이와 노력은 현금으로 전환되지 않는다. 물론 아이들이 사용하는 장난감이나 도구는 비용이 든다. 하지만 아이들이 실제로 함께 노는 경험으로 지속적으로 수익을 내는 쪽은 없다. 광고가 방해하는 일도 없다.

아이들을 더 효과적으로 겨냥하거나 아이들이 더 오래 플레이하게 하는 방법을 찾기 위해 아이들의 모든 움직임을 추적하는 사람도 없다. 그러나 마인크래프트나 포트나이트 같은 게임을 하는 아이들은 아바타를 꾸미는 장식이나 텍스트에 효과를 입히는 스티커 팩과 같은 디지털 애드온을 구매하라는 압박을 지속적으로 받는다.

• 만 13세 미만 어린이의 접근을 제한한다고 주장하는 인스타그램이나 틱톡과 같은 소셜 미디어 사이트는 청소년과 성인에게도 문제가 될 수 있다. 따라서 어린 자녀의 접근을 막는 것이 가장 좋은 방법이다. 디지털 기술이 많은 편의를 제공하는 것처럼 이러한 사이트 또한 장점이 있기도 하다. 소외된 청소년들이 사회적 관계를 맺는 데 도움을 줄 수 있다. 하지만 많은 문제를 일으키기도 한다. 특히 관심을 끌어 계속 붙들고 있게 함으로써 과도하게 사용되어 청소년의 우울증, 낮은 자존감, 신체를 보는 부정적인 시각으로 이어지기도 한다.[8] 다른 문제도 있다. 소셜 미디어에서 진실과 허구를 구분하는 것은 어려운데, 기술 기업은 우리가 구분하는 것을 제대로 도와주지 않는다. 소셜 미디어는 사용자에게 광고하는 플랫폼으로 주로 활용되나 그와 더불어 우리가 다른 사용자를 대상으로 스스로를 마케팅하도록 유도하며 시기심을 조장하기도 한다. 나와 내 '친구들'이 게시하는 콘텐츠가 세상에 보이고 싶은 부분만 드러내는 우리 삶의 편집된 버전이라는 사실을 인식하기란 어렵다. 게다가 자기가 보는 것을 믿는 경향이 있는 아이들에게 이를 인식시키기란 더욱 어려운 일이다.

- 마지막으로 현재 보류 중인 어린이용 페이스북 메신저와 인스타그램과 같은 어린이 버전 사이트에 주의하라. 이는 어린이들이 나중에 일반 버전을 이용하도록 유도하기 위한 것이다. 거대 담배 기업이 사탕 담배에 기대하는 역할과 같다.

디지털 기기 사용 시간을 줄이는 방법

디지털 기술에 기반한 상업 엔터테인먼트와 소비주의의 강력한 유혹에 저항하도록 아이들을 돕기 전에 디지털 기술과 상업주의를 대하는 우리 자신의 취약성을 알아야 한다. 아이들이 처음으로 세상을 탐색하는 방법을 배우는 것은 부모와 주 양육자에게서다. 아이들은 우리와 상호작용을 하면서 배우기도 하지만 우리의 행동을 관찰하면서 배우기도 한다. 따라서 아이가 디지털 기술을 자발적으로 사용할 수 있는 시기가 되면, 우리 어른은 의식적으로 자신의 디지털 기기 사용 시간을 제한해야 한다. 아이들과 함께 있을 때는 특히 그렇다. 물론 업무 때문에 스크린 앞에 붙잡혀 있는 시간을 말하는 것은 아니다. 하지만 무엇이 우리를 불필요하게 디지털 기술에 많은 시간을 소비하게 만드는지 솔직하게 돌이켜보고, 그러한 상황을 피하거나 완화할 수 있는 방법을 찾아야 한다.

- '바보' 시계를 착용하라. 스마트폰이 뛰어나고 매혹적이면서도

번거로운 것은 수많은 기능이 하나의 기기에 결합되어 있기 때문이다. 그래서 어떤 이유가 됐든 그게 단순히 시간을 확인하는 것이어도 일단 스마트폰을 꺼내면 소셜 미디어를 스크롤하거나 문자에 답을 하거나 이메일을 확인하지 않을 수 없다. 시계를 착용하는 것은 휴대전화 확인 횟수를 줄이는 가장 간단한 방법이다. 여기서 시계는 시간만 알려주는 '바보' 시계를 말한다. 앱 이용, 인터넷, 문자 메시지 등 스마트폰이 제공하는 기능을 그대로 재현한 '스마트' 시계는 우리의 관심을 끌고, 우리를 감시하도록 설계된 또 하나의 장치일 뿐이다.

• 아이와 함께 있을 때는 알림을 꺼둔다. 알림을 가리키는 신호음과 진동은 우리를 휴대전화로 끌어들이고, 우리가 현실에서 관여하는 모든 것에서 멀어지도록 설계되었다. 이러한 알림은 우리의 집중력을 방해할 뿐만 아니라 주변 사람의 집중력도 방해한다. 직장이나 가족 상황 때문에 문자와 이메일에 즉시 응답해야 하는지 곰곰이 생각해보라. 어린 두 아들을 키우는 한 엄마는 알림을 끄고 나니 얼마나 자유로워졌는지 알려주었다. "이제야 휴대전화가 나를 확인하는 것이 아니라 내가 휴대전화를 확인하는 것 같은 느낌이 드네요."

• 필요하지 않은데도 휴대전화를 꺼내게 되는 순간을 의식하고, 그 충동을 참으려고 노력하라. 언제 휴대전화를 꺼내게 되는지 알아차리는 것만으로도 통제력을 키우는 데 도움이 된다. 마이크로소프트 파트너 연구원인 다나 보이드Danah Boyd가 제안하는 것처럼

아이와 있는데 휴대전화를 확인하는 경우, "우리가 언제 놀러갈 수 있는지 네 친구 엄마가 답을 주기로 해서 문자를 기다리고 있어."라고 설명하는 식으로 아이에게 알리는 것이 좋다. 보이드는 이렇게 말한다. "디지털 기기를 볼 때마다 입 밖으로 무엇을 하는지 말하게 되면 얼마나 자주 기기를 쳐다보는지 깨닫게 됩니다. 그리고 어떤 행동을 자주 하는지 알아차리게 됩니다."[9] 스크린 사용 시간 문제로 어려움을 겪는 가족을 상담하는 에밀리 체르킨Emily Cherkin은 "소리 내며 생활하라"고 조언한다.[10] 휴대전화를 확인하는 이유를 큰 소리로 말하면 이 행동을 억제하는 데 도움이 된다. 아이 앞에서 "내가 왜 이러는지 모르겠지만 어쩔 수 없는 것 같아." 또는 "인스타그램에 올린 사진에 '좋아요'가 몇 개 있는지 확인하고 있어."라고 말하는 것은 불편할 테니 말이다.

- 전자책 리더기로 책을 읽는다면 다른 디지털 방해 기능이 없는 독서만 할 수 있는 기기를 선택하라. 다른 여러 플랫폼에 즉시 접근할 수 있다는 매력은 거부하기 어렵기 때문이다.
- 혼자 또는 친구와 노는 아이를 돌봐야 할 때 휴대전화 없이 할 수 있는 일을 찾아라. 매일 24시간 내내 정보의 홍수 속에 지내다 보니 아무것도 하지 않는 것을 견디기가 더 어려워졌다. 게다가 7장에서 설명했듯이, 휴대전화에 너무 몰두하다 보니 아이가 방해하면 짜증이 나기도 한다. 디지털 기술에 대한 갈망으로부터 마음을 돌릴 수 있는 흥미로운 일을 찾아보라. 무언가를 만드는 것을 좋아한다면 털실을 가져와 뜨개질이나 크로셰를 할 수도 있고, 작은 공

책에 스케치하거나 다른 휴대할 수 있는 미술 재료를 활용할 수도 있다. 휴대전화나 태블릿이 아닌 읽을거리를 항상 가지고 다니는 것도 방법이다.

디지털 기술과 상업 문화 이용을 결정하는 방법

- 가족의 가치관과 우선순위를 생각해보고, 가능한 범위 내에서 이를 반영하는 디지털 기술과 상업 문화 수용 계획을 세워라. 부부가 함께 아이를 양육한다면 디지털 기술과 상업화가 아이에게 물려주고 싶은 가치를 어떻게 지원하거나 훼손하는지 함께 이야기하라. 가정에서 사용하는 디지털 기술에 의견 일치가 되도록 노력하고, 계획을 실행하는 방법에 일관성을 유지하라. 기대치가 일관될 때 아이들은 지시를 더 잘 따른다. 아이를 양육하는 어른들이 가치와 우선순위에 서로 동의할 때 양육과 관련된 모든 것에 일관성을 유지하기가 훨씬 쉬워진다.
- 기술 또는 미디어 기업에서 자금을 지원받는 블로그, 전문가, 단체에서 내놓는 어린이와 디지털 기술 관련 조언에 회의적인 태도를 취하라. 기업이 공중보건, 어린이 옹호, 미디어 리터러시, 교육 또는 유아 단체와 같은 비영리 단체에 자금 지원을 할 경우, 기업을 불쾌하게 만들면 자금 지원이 잠재적으로 위험해질 수 있으며 심지어 끔찍한 결과를 불러올 수도 있다. 단체에서 내놓는 제안이 편

향 없이 공정할 수도 있겠지만, 후원하는 기업을 소외시키지 않으려는 마음에 의식적이든 무의식적이든 영향을 받았을 수 있다. 많은 비영리 단체는 주요 자금 지원 조직을 웹사이트에 '파트너사' 또는 '후원사'로 나열한다. 단체에서 발표하는 온라인 연례 보고서로도 확인할 수 있다.

- 편리함을 경계하라. 육아에서 때때로 최선의 방법보다 편리함을 택하는 부모가 많다. 특히 시간, 자원, 에너지에 쫓기는 부모에게 편리함은 디지털 기기의 가장 큰 매력이다. 디지털 기기는 기기 하나에 들어 있는 여러 기능으로 빠르고 쉽게 아이들이 즐겁게 몰두할 수 있도록 해주고, 우리에게는 일을 처리하거나 휴식을 취하거나 파트너 또는 친구와 대화할 수 있는 시간을 제공한다. 하지만 편리함은 다른 문제로 이어지기도 한다. 당장의 편리함을 선택할 때의 문제점은 나중에 의도하지 않은 결과를 맞이할 수 있다는 점이다. 영유아를 달래거나 아이에게 할 거리를 주려고 휴대전화나 태블릿을 건네면 당장의 문제를 해결할 순 있지만, 이러한 기기가 나쁜 습관을 키울 수 있다는 점도 염두에 두어야 한다. 아이에게 디지털 기기를 건네는 것은 기분을 좋게 하거나 마음을 달래려면 기기가 필요하다고 아이를 부추기는 것이나 마찬가지다. 아이들이 디지털 기기를 사용하면 장시간 조용히 기기에 집중하기 때문에 당장은 편해지는 것이 사실이다. 하지만 아이의 디지털 기기 사용을 가능한 한 나중으로 미루는 것이 장기적으로는 육아가 더 수월해질 수 있다. 그렇게 하면 아이는 기기에 의존하지 않고 스스로를

달래고 즐겁게 시간을 보내는 방법을 개발할 기회가 더 많아진다. 또 시간 제한이 가져다주는 불화나 아이를 조르게 만드는 광고 노출이나 어떤 콘텐츠가 진정으로 적합한지 끊임없이 판단해야 하는 상황을 피할 수 있다.

• 아이가 디지털 기기를 일찍 사용할수록 육아는 더 쉬워진다는 통념을 회의적으로 바라보라. 조시 골린은 이렇게 설명한다. "어린아이 관련 논의에서 잘못된 이분법이 너무나 자주 보입니다. 바닥에서 아이와 함께 놀거나 아이를 스크린 앞에 앉히고 휴식을 취하거나 둘 중 하나만 골라야 한다는 식이죠. 다른 일을 처리하거나 휴식을 취할 시간이 필요한 부모의 요구와 디지털 기기를 사용하지 않는 오프라인 놀이를 원하는 아이의 요구는 서로 어긋난다는 주장입니다."[11] 골린이 설명하는 상황에서 누락된 것은 많은 아이가 디지털 기기 없이도 혼자 놀 수 있다는 사실이다. 아이의 연령과 관심사에 맞는 장난감과 교구를 준비하라. 몇 가지 예를 들자면 미술용품, 책, 퍼즐, 조립하거나 쌓을 수 있는 장난감, 봉제 인형 등이 있다.

• 디지털 기술과 광고가 없는 가족 시간을 꾸준히 확보하라. 디지털 기기 없이 가족이 식사하는 것을 우선순위로 삼아라. 기기 없이 식사를 하면 가족 간에 하루에 일어난 크고 작은 사건을 대화하기가 더 수월해진다. 식사 시간 동안 디지털 기기를 사용하지 않는 것은 아이들이 식사할 때 기기에서 떨어지는 습관을 기르는 데 도움이 되기도 하지만, 가족과의 시간이 디지털 기기에 한눈을 파는 것보다 더 중요하다는 메시지를 아이들에게 전해주기도 한다. 식사

시간을 넘어서 디지털 기기 없는 시간을 늘리는 가족도 있다. 이들은 디지털 기기 없는 시간을 따로 정해 카드나 보드게임, 퍼즐, 하이킹, 소리 내어 읽기, 악기 연주하기, 공놀이 등 가족이 함께 즐길 수 있는 활동이라면 무엇이든 한다.

- 집안 공간을 고려해 디지털 기기를 어떻게 배치하면 좋을지 구상하라. 텔레비전을 집의 중심에 배치하지 않도록 하라. 집 공간에 여유가 있다면 디지털 기기가 없는 공간을 마련하고, 아이 방에는 디지털 기기를 두지 않아야 한다. 충분한 수면은 어린이의 건강한 발달과 성인의 안녕에 필수적이다. 취침 전 스크린 사용은 수면을 방해한다는 연구 결과가 있다.[12] 밤이 되어 특정 시간이 되면 가족 구성원 모두가 디지털 기기를 따로 치워 두는 가정도 있다.
- 야외에서 디지털 기기 없이 보내는 시간을 확보하라. 아이가 자연에서 놀고, 정서적·감각적으로 교감하고, 탐구하고, 창작하고, 궁금해하는 등 어떤 틀의 영향을 받지 않는 시간을 보낼 수 있게 하라. 우리의 목표는 아이가 자연을 사랑하고 자연과 깊이 교감하는 법을 배우도록 돕는 것이다. 디지털 기술을 사용하여 동식물을 구분하고 동식물 정보를 찾는 것도 아이에게 재밌을 수 있지만, 이는 집에 돌아가서도 함께할 수 있는 활동이다. 자연에 있는 순간을 그대로 경험하는 것이 중요하다. 예를 들어, 새를 만났을 때 새의 아름다움이나 새가 날 수 있다는 경이로움을 감상하고, 새를 또 다른 생명체로 인식하는 것이 중요하다. 연구에 따르면, 아이들은 녹지 공간에서 더 창의적으로 논다고 한다.[13] 그러니

아이들이 나뭇가지와 돌멩이로 무언가를 만들고 진흙, 모래, 물을 마음껏 즐기게 해주자.

- 아이가 지루해할 때 디지털 기기 없이도 스스로 지루함을 해결할 기회를 많이 제공하라. 아이가 지루해할 때 태블릿이나 휴대전화를 찾는 데 이미 익숙해져 있다면 어려운 상황을 맞이하게 될 것이다. 아이들은 짜증을 부리거나 신경질을 낼 수 있는데 아이와 양육자 모두에게 힘든 일이다. 아이가 스크린을 통해 자극받는 데 익숙해져 있다면 먼저 스크린 없이 하는 활동을 계획해서 서서히 익숙해지게 한 후에 아이가 하고 싶은 것을 스스로 선택하도록 유도하는 것이 좋다. 처음에는 순탄하지 않겠지만 결국에는 스크린 없이 하는 놀이로 내적 자원을 개발하는 데 도움을 줄 수 있다. 이러한 놀이는 다양한 창의력을 이끌어내고, 아이들이 외부 자극을 지속적으로 찾지 않고도 스스로 활동을 만들어내고 즐길 수 있게 한다.
- 디지털 기술을 보는 시각이 비슷한 다른 양육자들과 공동체를 형성하라. 혼자서 사회적 규범을 거스르는 것은 어려우니 말이다. 아이가 비슷한 규칙을 가진 가족이 있는 친구를 적어도 한 명이라도 사귄다면 아이 역시 도움을 받을 수 있다. 아이들이 사용하는 디지털 기술을 어떻게 관리할지 다른 양육자와 이야기하며 걱정되는 부분을 공유하라. 요즘은 학교나 관련 공동체에서 디지털 기술, 육아, 상업화된 문화 등에 토론할 거리를 주는 좋은 책과 영화 등을

많이 접할 수 있다.* 이런 자료는 관련 주제를 보는 의식을 높일 뿐만 아니라 같은 고민을 공유하는 양육자들을 찾을 수 있는 훌륭한 방법이 되기도 한다. 적어도 아이가 어릴 때는 다른 아이들과 놀 때 약속을 정해 몇 가지 공통된 기본 규칙을 함께 세울 수 있다. 규칙에는 디지털 기기 사용하지 않기 또는 사용 시간 제한하기, 폭력적인 콘텐츠 보지 않기 등을 포함할 수 있다.

• 친척에게도 규칙을 알리고 동참을 유도하라. 사촌이 쉬지 않고 앱 게임을 하거나 조부모가 가지고 놀라며 아이에게 스마트폰을 건네주면 아이가 디지털 기기 없이 시간을 보내게 하기가 더 어려워진다. 친척을 만날 때 아이가 어떻게 시간을 보낼지 상의하는 것이 좋다. 합의가 어렵다면 아이에게 사람마다 가치관이 다르고 친척의 집에서는 디지털 기기 사용 규칙이 다를 수 있지만, 아이에게는 아이가 따라야 할 우리 가족만의 규칙이 있다고 설명하라.

기술 마케팅에 아이가 저항할 수 있도록 돕는 방법

• 상업화된 문화가 낳은 문제는 질투, 이기심, 무분별한 충동, 공익 무시 등 인간의 가장 나쁜 성향을 악화시키는 데서 더 커진다는 점을 기억하라. 아이가 친절, 관용, 이타주의 같은 긍정적인 속성을

* 367쪽에 추천 도서와 영화 목록을 수록했다.

흡수하기를 원한다면, 이러한 가치를 반영하는 삶을 살려고 노력하는 어른의 모습을 자녀가 경험하게 하는 것이 중요하다. 푸드뱅크에 음식을 가져다주거나 무료 급식소에서 식사를 제공하는 자원봉사를 하는 데 아이와 함께하는 가족도 있다. 자선 단체에 기부를 한다면 아이도 참여시키는 것이 좋다. 어떤 가족은 특정한 날의 저녁 시간을 정해서 가족의 가치관을 구현하는 단체를 지원하는 활동을 한다. 내가 아는 한 가족은 친구나 이웃에게서 신발이나 아기 책 같은 물품을 모아 동네 쉼터에 기부한다. 이러한 활동에 아이를 참여시키면 더 큰 공동체에 대한 책임감을 키울 수 있는 대화와 경험을 나누게 된다.

- 아이에게 용돈을 주기 시작하면 아이가 용돈을 신중하게 관리하도록 격려하라. 어린아이에게 알려주는 용돈 관리 방법으로는 나누기(자선 단체에 기부할 돈), 저축하기(아끼고 더할 돈), 쓰기(당장 필요한 물건을 구입할 돈), 이 3가지 용도로 구분하는 방법이 있다.
- 아이가 상업적인 면을 넘어 기념일의 진정한 의미를 찾을 수 있게 도울 방법을 고민하라. 선물을 주고받는 기념일에 특히 아이가 선물을 많이 받게 되면 정신적 또는 문화적 전통에 대한 인식을 잃어버릴 수도 있다. 명절이 유래된 이야기를 반복해서 들려주며 함께 명절 노래를 불러보라. 가족 및 명절 전통과 관련된 음식을 함께 준비하라. 아이가 어렸을 때부터 아이에게 주는 선물에 시간과 경험을 주는 선물도 포함하라. 친척에게도 그렇게 해달라고 부탁하라. 적을수록 풍요로울 때도 있다는 것을 기억하라. 어린아이일

수록 선물을 많이 받는 등 자극이 지나치면 쉽게 압도당할 수 있다. 너무 많은 선물을 받으면 아이는 선물을 받는 즐거움에만 집중하게 되어 자기가 무엇을 받았는지에만 주의를 기울이고 감사하는 기회를 잃게 된다.

- 아이한테 안 된다고 말하는 것은 괜찮지만 아이가 무언가를 원하는 마음이 타당함을 인정하는 것도 중요하다. 조르는 아이에게 굴복하면 더 심한 조르기로 이어질 수 있으니 그러지 않도록 하라. 하지만 간절히 바라는 아이의 마음은 진짜라는 것을 명심하라. 우리 삶에서 중요한 사람이 자신의 감정을 알아주지 않거나 거부하거나 축소하는 것은 고통스럽고 좌절감을 준다. 그러나 아이의 감정을 인정한다고 해서 꼭 아이의 요구를 들어주어야 하는 것은 아니다. 예를 들어, "네가 이걸 정말 갖고 싶어 하는 건 알지만 사주진 않을 거야."라고 말할 수 있다. 그런 다음에 거절하는 이유를 설명하라. 무언가를 원한다는 표현과 조르기를 구분하고, 아이 역시 구분할 수 있도록 도와주는 것이 중요하다. 아이는 편하게 자신의 욕구를 표현할 수 있어야 하며 따라서 원하는 것을 요구해도 괜찮다는 것을 알아야 한다. 또한 조르기가 원하는 것을 얻기 위한 효과적인 전략이 아님을 배울 수 있도록 명확하고 일관되게 아이의 요구를 들어주는 데 제한을 두어야 한다.
- 장보기를 포함해 아이와 쇼핑하러 가기 전에 무엇을 살지, 사지 않을지, 얼마를 지출할지 미리 알려주어라. 그리고 그 결정을 지켜라. 어른도 아이도 사전에 규칙을 안다면 상황은 더 쉬워진다.

- 아이와 광고, 마케팅 등을 이야기하고 이 생각을 공유하라. 어린 아이들이 소비자를 설득하려는 광고의 의도를 완전히 이해할 수는 없어도, 광고를 대하는 양육자의 태도는 알아챌 수 있다. 제품 배치나 언박싱 동영상과 같이 명확하지 않은 형태의 광고를 가리켜 설명하는 것도 아이가 최소한 광고와 다른 형태의 콘텐츠를 구분하는 데 도움이 될 수 있다. 아이가 디지털이든 다른 방식이든 어떤 종류의 광고에 노출되면 해당 제품에 대한 욕구가 증가할 수 있다는 점을 고려하라.

아이들 사이에 비슷한 점과 다른 점이 있듯이 가족도 마찬가지다. 이 책에 포함된 제안 중에 적용할 만한 것도 있고 그렇지 않은 것도 있을 것이다. 제안 중에서 자신한테 맞는 것을 고르길 바란다. 양육자는 기술, 장난감, 엔터테인먼트 산업이 아이의 삶에 막대한 영향력을 행사한다는 점, 이러한 산업이 미치는 무분별한 영향력이 해로울 수 있다는 점, 아이가 상업적 이해관계에 휘둘리지 않는 확고한 자아감을 키울 수 있도록 도와야 한다는 점을 인식하는 것이 중요하다. 이와 똑같이 중요한 점이자 나와 동료들이 페어플레이를 설립한 가장 큰 이유는 다른 아이들도 이런 도움이 필요하다는 사실을 인식하는 것이다.

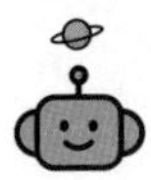

(어린아이에게 디지털 기술을 소개할 때) 어른에게 도움이 되는 여섯 가지 아동발달 원칙*

1. 어린아이들은 사회적 관계 속에서 생활하고 배운다. 아이들의 정서적·사회적 발달은 인지 발달과 마찬가지로 시간이 지나면서 서서히 이루어진다. 다른 사람과 상호작용 하는 경험을 통해 인식과 기량이 천천히 발달하고 성장한다.

2. 어린아이들은 온몸과 모든 감각을 사용해 세상을 배운다. 영유아가 활동하고, 놀이를 하고, 사회적 상호작용을 하면서 몸과 감각을 충분히 사용할 수 있는 기회를 가질 때, 두뇌 발달을 포함한 어린이의 전체 발달이 가장 잘 이루어진다.

3. 어린아이들은 실제로 다른 사람과 관계를 맺고, 실제 사물을 직접 활용하는 경험을 통해 가장 잘 배우고, 가장 큰 이익을 얻는다. 3차원 경험은 어린이의 몸과 마음, 감정을 모두 포함하는 총체적인 경험이며, 2차원 경험에서 얻는 것보다 더 큰 몰입감을 주기 때문이다.

4. 어린아이는 발명하면서 배우는 능동적인 학습자다. 진정한 학습이 이루어지려면 아이는 머릿속에서 스스로 아이디어를 만들어야 한다. 이렇게 하는 학습은 우리 기억에 오래 남는 진짜 학습이다.

5. 아이들은 놀이로 내면의 회복력과 대처 능력을 키운다. 스크린 안에서 놀이가 더 많이 이루어질수록 아이의 내면에서 나오는 놀이는 줄어들 수 있다. 외부의 간섭이 많으면 내면의 상상력과 감정에 덜 접근하게 된다. 내면에서 나오는 놀이가 적을수록 회복탄력성과 대처 능력을 키우기가 어려워진다.

6. 어린아이들은 놀이로 세상을 이해한다. 어른인 우리는 생각과 말을 사용하여 경험을 처리하는 능력이 있다. 하지만 아이들은 이런 도구가 없다. 어린아이들은 놀이로 자신의 경험을 처리하고 이해한다.

* 웹페이지에 실린 Nancy Carlsson-Paige의 자료로, 동의를 얻어 여기에 싣는다. "Young Children in the Digital Age: A Guide for Parents," Defending the Early Years, November 2018, dey.org/wp-content/uploads/2018/11/young_children_in_the_digital_age_final_final.pdf.

13

모든 아이를 위한 변화 일으키기

사람을 조작하는 것은 매우 쉽습니다. 저는 기술이 정치적 또는 상업적 목적으로 사용되고, 앞으로도 사용될 거라는 점이 걱정됩니다. 기계가 점점 더 우리의 감정을 읽어낼 수 있고, 우리가 무엇을 하는지 알고, 우리가 다른 사람에게 메시지를 보내도록 시킬 수 있게 되면 거의 모든 일이 가능해질 것입니다. 저는 이 점이 매우 무섭다고 생각합니다. 교육과 법률을 통해 우리가 할 수 있는 일은 점점 더 중요해집니다.

- 조지프 베이츠Joseph Bates, A.I. 분야 과학자 겸 사업가

변화를 위한 마음가짐

딸이 어렸을 때 아주 오래 걷거나 어려운 퍼즐을 맞추는 것 같은 힘든 활동을 하면, 나는 딸에게 '체력', '지구력'이란 뜻을 지닌 스태미나Stamina를 얘기해주곤 했다. 아이가 처음 이 단어를 들었을 때는 발음을 못해서 '스태니마'라고 했다. 이 말은 우리의 구호가 되었고, 내가 페어플레이에서 일한 15년 동안 자주 떠올리곤 했다. 지금도 나는 어린이를 대상으로 삼는 기업의 마케팅을 막으려고 일할 때마다 "스태니마, 스태니마, 스태니마"라고 머릿속으로 외친다. 가치 있는 성취 대부분이 그렇듯 의미 있는 사회 변화는 빠르고 쉽게 이루어지지 않는다.

어린이를 대상으로 마케팅하는 대기업의 수익 중심적인 입장을 고려할 때 국가, 주, 지방 정부 차원의 규제 없이 이러한 마케팅을 중단하거나 크게 억제할 수 없다는 것은 분명하다. 하지만 사회 정의를 증진하는 정책과 관행은 보통 위에서부터 시작되지 않는다. 정치 후보자들이 선거 자금을 기업 기부금에 의존하고, 기술 및 엔터테인먼트 기업이 매년 수백만 달러를 선출직 공무원에게 로비하는 사회의 특성을 감안하면, 이는 자연스러운 일이다.[1] 이런 기업의 이익을 위협하는 법안은 수년 전부터 잘못된 것을 바로잡기 위해 노력하는 소수의 사람에게서 시작된 풀뿌리 운동이 없었다면 법으로 제정되지 못했을 것이다.

자주 인용되는 20세기 문화인류학자 마거릿 미드Margaret Mead의 명언이 있다. "헌신하는 소수의 시민이 세상을 바꿀 수 있다는 것을 의심하지 마라. 실제로 세상을 바꿔온 것은 소수의 시민이다." 1797년, 대영제국의 노예 제도를 종식시키기로 결정한 영국 퀘이커교도 12명은 41년이 걸렸지만 목표한 바를 이루었다.[2] 1848년에 '세니커폴스 여성 권리 협약Seneca Falls Women's Rights Convention'이 체결된 후, 1920년 의회에서 수정 헌법 제19조의 통과로 미국 여성에게 투표권이 부여되기까지는 72년이 걸렸다.[3] 성소수자 차별에 저항한 스톤월 항쟁Stonewall Uprising은 1969년에 일어났지만, 동성 결혼은 2015년이 되어서야 전국적으로 합법화되었다.[4] 미국 종교와 사회를 주제로 저술한 학자인 빈센트 하딩Vincent Harding은 그의 아름다운 저서《저기 강이 있네There Is a River》에서 20세기 민권 운동과 수 세기 전 끔찍했던 대서양 노예무역선에서 일어난 반란을 연결해 서술한 바 있다.[5]

오늘날의 디지털화되고 상업화된 문화는 매우 광범위하고 강력하기 때문에 어린이의 안녕뿐만 아니라, (어린이의 가치관, 학습, 관계에 미치는 영향을 포함하여) 민주주의와 지구의 안녕도 심각하게 위협한다. 하지만 아동을 보호하지 않은 채 시장에 내버려두는 것이 부당하다는 사실을 인식하고 나면 변화를 위한 조치를 취할 수 있게 된다.

이러한 조치를 취할지 여부와 방법은 각자의 시간, 자원, 열정, 성향에 따라 달라진다. 그러나 빅테크와 대기업에 아이들의 관계, 가치관, 학습 등 발달의 모든 면에 간섭할 수 있는 면허를 제약 없이 부여하는 것은 끔찍한 실수다. 어린이는 그들을 착취해서 이익을 얻는 기업이 아니라 어린이를 소중히 여기는 공동체에서 어린이를 사랑하는 사람들이 양육해야 한다.

마케팅으로 어린이를 공략하는 것은 어린이의 건강한 발달을 위협한다. 이는 이미 스트레스를 받고 있는 어린이와 가족의 문제를 악화시킬 뿐만 아니라 상대적으로 스트레스가 없는 삶을 살 수도 있는 운 좋은 사람들에게도 새로운 문제를 야기한다.

서두에서도 말했듯이 새로운 기술은 규제가 거의 또는 전혀 없는 상황에서 빠른 속도로 발전한다. 독립성과 권한이 강화된 기계는 어떤 죄수가 가석방될지와 같은 삶을 바꾸는 결정을 이미 내리고 있다.[6] 로봇은 요양원에서 간병인이자 말동무 역할을 해준다.[7] 도덕적 판단을 내릴 수 있도록 훈련된 인공지능 델파이Delphi를 들어본 적이 있는가? 델파이 홈페이지에 접속해 질문을 해볼 수 있다. (참고로 델파이는 어린이를 대상으로 한 마케팅이 도덕적이지 않다고 생각한다. 내가 직접 확인한 부분이다!)

어린이를 지키기 위한 연대

나는 이익을 위해 어린이를 조종하는 데 투자하는 세력을 과소평가하지 않는다. 여기에는 막대한 자금력으로 정책 입안자들과 오랜 관계를 맺고 있는 세계 최대 기업들이 포함된다. 국내 또는 국제 차원에서 변화를 추진하는 이들에게 희소식은 기존 단체들이 각자 또는 공동으로 어린이보다 빅테크와 대기업의 편을 들어주는 법, 정책, 관행을 바꾸기 위해 노력한다는 점이다. 그 단체는 페어플레이, 미국 내 흑인 인권 향상 운동 단체인 컬러오브체인지Color of Change, 디지털 권리 및 소비자 개인정보 보호 운동 단체인 디지털민주주의센터Center for Digital Democracy, 브라질의 인권 옹호 단체인 알라나협회Instituto Alana, 디지털 세계에서 어린이 및 청소년 인권을 보호하는 영국의 파이브라이트재단5Rights Foundation과 같은 곳이다. 이 책 뒤쪽에 수록된 참고 단체 목록을 확인하고, 변화를 위한 활동에 참여할 수 있는 방법을 고민해보면 좋겠다. 여전히 어렵기는 하지만 개인이나 소규모 모임에서 소속 지역에 변화를 만드는 일은 다소 쉬워졌다. 에듀테크 또는 상업주의와 관련한 학교 정책에 만족하는가? 해당 학군에 에듀테크나 상업주의 관련 정책이 있기는 한가?

전국의 여러 학부모는 학교에서 아이들을 광고 대상으로 삼거나 사생활을 침해하는 기술 제품을 사용하지 못하도록 막는 데 성공한 바 있다. 노라 샤인Nora Shine의 예를 들어보겠다. 노라는 마을의 학교위원회에서 활동하는 심리학자다. 2021년에 노라는 자기가 사는 마을의 학교에서 학생을 착취하는 에듀테크 제품을 사용하지 못하게 하는 새로운 정책을 주도했다. 이 모든 것은 10장에서 설명한 '부분 유료화' 앱인 프로디지에서 시작되었다.

"제 아이들은 매사추세츠주 액턴-박스버러 지역에 있는 공립 학교에 다닙니다. 아홉 살짜리 딸아이가 수학 시간에 프로디지를 알게 됐다고 하더라고요. 아이가 자꾸 프리미엄 멤버십에 가입해달라고 해서 그 앱이 뭔지 보여달라고 했어요. 프로디지는 딱히 수학을 공부하는 프로그램이 아니었어요. 날아다니고, 싸우고, 쇼핑하는 역할 놀이가 주 내용이었지요. 간단한 수학 문제 몇 개를 푸는 걸로 전투에서 '승리'한다고 해서 효과가 좋은 수학 게임이라고 할 수는 없으니까요. 유료 멤버십에 가입하기 어려운 가정의 아이들은 어떤 기분이 들까요. 제가 가장 먼저 한 일은 딸아이의 선생님과 이야기하는 거였어요. 선생님은 학생들이 광고를 무시해야 한다는 말만 했어요. 그래서 교장 선생님을 찾아갔어요. 교장 선생님은 교사가 교실에서 사용할 교재를 자유롭게 시도할 수 있어야 한다고 말하더라고요. 그러면서 관할 행정 구역에 제가 우려하는 내용을 건의하라고 했고, 저는 정말 그렇게 했습니다. 그 과정에서 저와 마찬가지로 에듀테크 기업이 아이들을 착취하는 것을 우려하는 관할 구역 관리자들이 있다는 사실을 알게 되었어요. 실제로 그들은 이미 학생 개인정보 보호를 확대하고, 모두에게 공평한 수업 자료를 확보하기 위한 정책을 개발했어요. 저는 관할 구역 지도자들과 함께 학생들을 방해하고 조종하는 광고에 더 강력하게 항의할 것을 촉구했습니다. 학교 위원회는 이 정책*을 통과시켰고, 이제 선생님들이 이 정책을 따르도록 하는 작업을 시작했습니다. 기업은 새로운 수법을 교묘하게 활용하기 때문에 쉽지 않을 수도 있어요. 하지만 다른 관할 구역에서도 같은 조치를 취하면 좋겠습니다."

* 이 책 부록에 매사추세츠주 액턴-박스버러 지역에서 사용하는 에듀테크 정책 편집 버전이 실려 있다.

노라는 자신의 지역 학교에서 프로디지처럼 학생들을 착취하는 에듀테크 프로그램을 없애기 위한 노력의 일환으로 페어플레이에도 지원을 요청했다. 그 결과 2021년, 페어플레이와 여러 변호 단체는 연방거래위원회에 불만 사항을 제출했다. 노라는 교실에서 프로디지 같은 부분 유료화 프로그램을 사용하는 것이 본질적으로 학생을 착취하는 구조가 된다고 우려했다. 노라보다 몇 해 전 레이철 스틱랜드Rachael Stickland는 자녀가 다니는 교육 관할 구역에서 또 다른 에듀테크 문제를 마주했다. 이번에는 인블룸inBloom이라는 클라우드 기반 관리 플랫폼이었다.

2013년, 레이철의 자녀들이 콜로라도주 제퍼슨 카운티에서 학교에 다니고 있을 때, 레이철은 교육 관할 구역에서 인블룸을 시범으로 사용하기로 했다는 소식을 들었다. 인블룸은 징계 기록, 병력, 상담 기록 등 놀라운 양의 학생 데이터를 수집하고 집계할 수 있도록 설계된 것으로, 빌멜린다게이츠재단Bill and Melinda Gates Foundation이 1억 달러를 투자하여 개발한 에듀테크 도구다. 교사가 학생 개개인의 필요를 더 쉽게 충족할 수 있도록 하는 것이 인블룸의 주된 목적이라고 하지만, 수집된 데이터는 제품을 판매하려는 다른 에듀테크 벤더Vendor도 조회할 수 있다고 되어 있었다.[8] 레이철이 당시 상황을 설명해주었다.

"그들이 수집하는 데이터의 양과 종류, 그렇게 수집된 데이터에 누가 접근하게 되는지가 걱정되었어요. 관할 구역에서 인블룸과 계약을 체결하기로 결정하기 전후에 학부모에게 이 방침에 대한 공개 토론이나 투표나 설명회를 연 적은 없었습니다. 저는 그 후 몇 달을 교육감, 교육청, 학부모 교사 연합 지도부, 교사 노조에 연락을 취하며 보냈습니다. 하지만 관할 지역에서 해줄 수 있는 것은 없더라고요. 하지만 그 대신에 전국에서 동지를 찾았어요. 저처럼 학교에서 아이들의 개인정보를 보호하려는 부모들이었어요. 우리는 함께 협력하고, 자료를 공유하고, 더 작은 학급 규모가 학생에게 더 나은 교육을 제공한다는 철학으로 활동하는 비영리 기관인 클래스사이즈매터스Class Size Matters와 페어플레이 같은 변호 단체에서 도움과 지침을 받았어요. 이러한 단체들의 지원으로 언론의 관심을 끌었고, 학교 관계자들에게 부담을 주게 되었어요. 결국 인블룸은 그해 가을, 학교 이사회 선거에서 논란을 일으킬 정도로 큰 이슈가 되었습니다. 새 이사진이 취임 선서를 하던 날 저녁, 퇴임 이사진은 인블룸을 거부하기로 투표했고, 관할 구역 교육감은 사임하겠다고 발표했어요. 몇 주 후, 콜로라도주 교육청은 인블룸과의 계약을 종료했습니다."

다행히도 인블룸 시범 지역으로 선정된 전국의 다른 교육 관할 구역에서도 소규모 학부모 단체가 인블룸 반대 시위를 벌였다. 많은 지역에서 일어난 시위는 성공을 거두었고, 결국 게이츠재단은 2014년 4월에 이 프로젝트를 중단했다.[9]

노라와 레이철의 경험에서 보면 협력자를 찾는 일이 매우 중요하다는 것을 알 수 있다. 혼자서 변화를 촉구하는 목소리를 내는 것은 어렵고, 비효율적일 때도 있으며, 고통스러울 수도 있다. 노라는 운이 좋았다. 딸의 학교 선생님과 교장은 노라의 우려를 무시했지만, 노라는 자신의 불안에 공감하고 이 문제를 해결하기 위해 무언가를 할 수 있는 힘을 가진 관할 지역 담당자들을 찾았다. 레이철이 함께할 이들을 찾는 과정은 더 어려웠다. 처음에 레이철은 해당 지역에서 자신의 우려를 지지해주는 학부모나 교사, 담당 직원을 찾지 못했다. 대신에 인블룸을 시범으로 적용하는 다른 지역에서 인블룸에 항의하는 학부모들에게 연락해 이들을 만날 수 있었다. 아울러 노라와 레이철은 국가 기관에 연락해 지원과 안내를 구하기도 했다.

지금은 부실한 규제 아래 빅테크가 아이들의 삶에 미치는 영향이 지나치게 커지면서 이를 우려하는 사람들을 그 어느 때보다 쉽게 찾을 수 있다. 어린이에게 해를 끼치는 과도한 기술을 줄이려고 노력하는 1600개 이상의 단체와 개인이 참여 중인 페어플레이의 스크린 타임 액션 네트워크Screen Time Action Network를 확인해보길 바란다. 뜻을 함께하는 동료를 찾고, 정보를 얻고, 전문가의 조언을 듣고, 목소리를 높이는 방법을 찾을 수 있다. 빨리 교육자, 정신 건강 전문가, 학부모 대변인 등을 위한 모임에 참여하라. 자기가 속한 공동체나 동네, 학교 같은 모임에서 일주일간 스크린 없이 지내기 행사를 주최하는 방법도 있다. 과도한 스크린 사용 시간에 대한 인식을 높이고, 같은 고민을 하는 사람들을 만날 수 있다. 이는 디지털 기기 사용 시간을 줄이고 싶지만 아직 첫 걸음을 내딛지 못한 가족을 도울 좋은 기회다.*

* 관련된 정보, 제안, 자료를 찾는다면 screenfree.org를 참고하라.

동네나 공동체에 디지털 기술과 관련한 지역 단체가 없다면 직접 단체를 만드는 것도 좋다. 지금은 이러한 문제를 다루는 활동들이 활발히 이루어지는 시기라고 볼 수 있다. 즉, 도움을 받을 수 있는 표본이 되는 단체가 있으므로 완전히 처음부터 시작할 필요가 없다는 뜻이다. 건강한 디지털 생활을 위한 풀뿌리 운동 단체인 매사추세츠주의 터닝라이프온Turning Life On처럼 지역 활동을 홍보하는 데 중점을 둔 기존 단체에 연락해보라. 몇몇 단체는 주 및 지방 정부 공무원과 협력하여 법과 조례를 통과시키는 데 성공하기도 했다. 바로 KK 마이어스KK Myers와 머리 햄프턴Maree Hampton이라는 두 사람이 해낸 일이다. 둘은 비영리 단체인 '리브모어, 스크린레스LiveMore, ScreenLess(2019년, 청년 세대의 균형 잡힌 디지털 생활과 목적이 있는 기술 사용을 촉진하기 위해 젊은이들이 함께 활동하는 곳)'를 설립했다.

미네소타주에서 오랜 기간 고등학교 영어 교사로 근무해온 KK는 2012년 이후 학생들의 행동과 건강에 변화가 생긴 것을 알아차렸다. 2012년은 KK가 근무하는 학교에서 모든 학생에게 아이패드를 지급한 해였다. KK는 이렇게 설명한다.

"그 후 몇 년간 학생들의 정신 건강 문제, 특히 불안과 우울증이 급격히 증가하는 게 보였습니다. 2019년에 실시된 미네소타주 학생 설문조사에서 중고등학생 정신 건강 데이터를 확인해보니, 제가 관찰한 게 맞다는 것을 알 수 있었죠. 하지만 진 트웬지가 쓴 《#i세대》를 읽고 나서야 디지털 기기의 폭발적인 증가와 제가 보고 있던 문제 사이의 연관성에

눈을 뜰 수 있었어요. 머리 햄프턴과 저는 수년간 친구로 지내며 서로 고민을 공유해왔어요. 머리는 건강을 장려하고 청소년 성장을 돕는 프로그램에서 풍부한 경험을 쌓은 보건 교육자예요. 우리는 스크린 사용의 남용과 오용이 아이들의 건강, 안녕, 학습에 영향을 미친다고 믿어요. 우리의 믿음을 뒷받침해주는 데이터도 엄청나게 많아요. 그리고 청소년을 포함한 모든 사람이 건강한 디지털 생활을 증진하는 데 기여할 역할이 있다고도 믿어요. 처음에는 청소년 위원회를 구성하고, 고등학생들이 자신의 건강에 디지털 미디어 경험이 어떤 영향을 미치는지 이야기하는 동영상을 제작했어요. 2020년 1월에는 미네소타 카운티 선출직 공무원 포럼에서 "청소년 정신 건강"을 주제로 발표를 했고요. 포럼이 끝나고 한 주 의원이 법안이 필요한데 법안을 작성할 수 있겠느냐고 물어왔어요. 우리는 그런 경험이 없었지만 어떻게 해야 하는지 조사했고 작업에 뛰어들었죠."

2021년, 양당에서 제안하고 지지한 디지털 웰빙 법안Digital Wellbeing Bill은 미네소타주 의회를 통과했고, 2년간 100만 달러를 지원받는다. 이는 미네소타주의 디지털 웰빙을 촉진하기 위한 네 가지 프로젝트를 개발, 실행, 평가하는 데 사용된다. 그 네 가지는 학부모·교육자·청소년을 위한 온라인 자료 라이브러리, 주 전체에 해당하는 커뮤니케이션 캠페인, 성인 대상 교육 및 훈련, 목적 있고 균형 잡힌 디지털 기기 사용을 지지하기 위한 청소년 교육 및 리더십 프로그램이다.

KK와 대화를 나누면서 인상 깊었던 것은 KK와 머리가 공통의 목표를 공유하면서도 서로 다른 능력, 경험, 인맥, 전문성을 적용해 협업으로 성공에 이르렀다는 점이다. 나는 페어플레이를 설립하는 과정에서 자신이 지닌 강점과 한계를 명확히 파악하면, 다른 사람의 능력이나 전문성이 조직에 이익이 될 때를 알아차리게 된다는 것을 깨달았다. 또한 조직 바깥에 인맥을 구축해놓는 것이 매우 중요하다는 점도 알게 되었다. 우리의 메시지를 전달하고, 문제를 더 깊게 이해하고, 필요할 때 도움을 얻을 수 있기 때문이다. 주 의원이 법안을 작성해본 적이 있느냐고 물었을 때 KK와 머리의 반응도 인상적이었다. 둘은 법안을 작성해본 적이 없었지만 그렇다고 포기하지 않았다. 대신에 법안을 작성하는 데 필요한 도움과 지원을 찾았다. 둘의 발표를 듣고 법안의 필요성을 알아본 의원을 만나게 된 운도 중요하지만, 그보다 더 중요한 것은 그 만남을 최대한 활용하게 한 노력, 능력, 담대함이었다.

끝으로, 리브모어, 스크린레스가 초창기부터 청소년의 목소리를 대변해왔다는 점은 감탄할 만하다. KK와 머리가 디지털 웰빙 법안을 지지하는 증언을 하거나 입법자들을 만날 때마다 청소년 의원들은 스크린 사용 시간이 자신들의 삶에 어떤 영향을 미쳤는지를 들려주었다. 어린아이들은 추상적 사고와 충동 조절 능력이 아직 발달 초기 단계에 있기 때문에 기술 사용 경험을 비판적으로 바라볼 수 있으리라고 기대해서는 안 된다. 하지만 십 대 청소년은 비판적인 시각을 키울 수 있다. 청소년들이 자신에게 영향을 미치는 사회 문제에 목소리를 내기로 결정한 진정성은 강한 설득력을 발휘한다. 십 대들은 또래, 부모, 어린아이들을 교육하는 데 강력하고 영향력 있는 세력이 될 수 있다.

십 대들이 빅테크가 자신의 삶에 미치는 영향에 스스로 목소리를 내고 우려를 제기하는 것은 고무적이다.[10] 일부 청소년들은 자신들이 사용하는 소셜 미디어를 재고해보는 로그 오프Log Off 운동처럼 서로를 지지하고 대변하는 단체를 결성하기도 했다.[11] 청소년들이 주요 기술 기업의 유해한 비즈니스 관행에 저항하는 것은 빅테크가 어린이들의 삶에 미치는 영향을 억제하는 것이 중요하다는 점을 인식하고 행동에 나서고자 하는 미래 세대의 성인들에게 좋은 징조다.

물론 대부분은 단체를 결성하거나 변호 활동에 전념할 시간이나 자원이 없다. 하지만 다양한 측면에서 참여할 방법은 많다. 집, 학교, 지역 회관이나 예배당에 전문가를 초청하거나, 관련 영화 또는 동영상을 시청하고 토론하는 것으로 여러 사람의 인식을 높이는 데 도움을 줄 수 있다. 자선 단체에 기부할 수 있는 자금이 있다면, 특히 기업 기금을 받지 않는 방침이 있는 기존 옹호 단체를 지원할 수 있다. 전부 나름의 방식으로 빅테크와 대기업의 아동 착취를 막기 위해 노력한다. 이러한 옹호 단체 대부분은 공공 교육에 참여하며, 일부는 열성적인 개인과 단체를 모으는 콘퍼런스를 주최하기도 한다. 입법자나 규제 기관과 협력하고, 기업 캠페인에 참여하는 이들도 있다. 부모가 가족의 디지털 기술 사용을 관리하고, 자녀에게 유익한 것으로 알려진 활동을 지원하도록 돕는 데 중점을 두는 단체도 있다.

전문 단체에 소속되어 있다면 같은 생각을 하는 동료들과 합심해

해당 단체가 기업에서 자금을 지원받지 않도록 노력하라. 적어도 어린이를 공략하는 마케팅으로 수익을 창출하는 기업에서는 말이다. 기업과 전문 단체가 맺은 협력 관계는 극복할 수 없는 것처럼 보이는 장벽에 변화를 가져올 수 있다. 미국학부모교사연합의 '자랑스러운 후원사' 목록에는 구글과 틱톡이 포함되어 있는데,[12] 어떻게 교육 기술의 비용과 혜택에 대해 객관적인 입장을 취할 수 있겠는가? 학부모교사연합 웹사이트의 '회원 혜택' 메뉴에는 "어떠한 상업적 제품이나 서비스도 지지하지 않는다."라고 명시하지만 바로 이어지는 문장에는 "학부모교사연합에 재정적 기여를 하는 기업은 제품 홍보를 할 수 있으며, 때에 따라 학부모교사연합의 로고와 자산을 제한적으로 사용할 수 있다."라고 되어 있다. 로고 사용은 말할 것도 없고, 제품 홍보는 지지를 의미하는 것 아닐까?

건강 및 교육 분야의 전문 단체는 아이가 시간을 보내는 방식에 부모와 예비 부모뿐만 아니라 교육자, 보육 종사자가 발달에 적합한 결정을 내릴 수 있도록 자료를 만들어 제공하거나 기존 자료를 배포하는 우수한 서비스를 제공한다. 이에 적합한 예로, 미국언어청각협회에서 내놓은 가이드인 "아기와 함께 현명하게 디지털 기술 사용하기 Be Tech Wise with Baby!"가 있다. 아기의 의사소통 능력 발달을 돕는 방법에 초점을 맞춘 이 제안은 아기가 태어날 때부터 양육자가 아기와 대화하기를 권장하며 스크린 사용을 늦추기 위한 방법도 제시한다.

교회·회당·모스크·사원에 소속되어 있다면 성직자 또는 평신도 지도자와 걱정되는 부분을 공유하라. 물질주의, 탐욕, 사치 등 마케팅 메시지에 내재되고 소셜 미디어에서 조장하는 가치는 대부분 주류 종교들의 가치와 정반대이다. 그렇기 때문에 나는 어린이 대상 마케팅을 근절하기 위한 노력에 적극적으로 참여하는 종교적, 영적 지도자가 적다는 사실에 오랫동안 놀라고 실망해왔다. 하지만 이제는 달라지는 중이다. 2022년 1월, 10개의 종교 및 영적 공동체를 대표하는 75명의 지도자는 마크 저커버그에게 공개 서한을 보내 소셜 네트워크가 "어린이들의 영적 발달에 재앙이 될 수 있다."라며, 어린이용 인스타그램을 없앨 것을 촉구했다.[13] 이 서한은 다음과 같은 견해를 반영한 여러 종교 공동체의 조치를 설명한다.

> "무슬림들은 라마단 기간 동안 스마트폰 사용을 줄이며, 일부 가톨릭 학교에서는 수업 시간에 스크린 사용을 금지합니다. 수도원에서는 디지털 기술 때문에 생기는 방해 요소를 없앤 마음챙김 명상 프로그램을 주최하고, 유대인 가정에서는 스크린 없는 안식일을 실천하며, 프란치스코 교황은 교회에 스크린 사용이 미치는 영향을 공식적으로 경고한 바 있습니다. 영적 생활에 관한 우리의 우려가 신앙 공동체에 널리 퍼져 있는 진심 어린 믿음을 대변하는 것임은 부인할 수 없으며, 이러한 우려는 충분히 고려되어야 합니다."

나는 이들의 노력에 감동했다. 전문직 단체와 마찬가지로 종교 및 영적 공동체는 풀뿌리 운동을 촉진하고, 대중의 인식을 재고할 수 있는 좋은 위치에 있다.

나는 페어플레이에서 근무하는 동안 현 상황 비판과 함께 미래의 긍정적인 비전을 명확하게 표현할 줄 알아야 한다는 중요한 교훈을 배웠다. 사람들은 내게 이런 질문을 한다. "어린이 대상 마케팅이 없는 세상과 지금 우리가 사는 세상이 어떻게 다르다는 건가요?" 또는 더 직설적인 질문을 한다. "뭘 반대하는 건지는 알겠어요. 그렇다면 도대체 뭘 원하는 건가요?" 내 대답은 이렇다. 나는 아이들이 자신과 부모가 무엇을 구매할 수 있는지가 아니라 자신 그 자체로 가치 있는 존재가 되는 세상을 원한다. 아이들의 삶에 우선순위를 두고, 가족과 공동체의 가치가 상업적 가치와 더 이상 경쟁하지 않는 세상을 원한다. 아이들이 친구들과 자신을 사랑하고 돌봐주는 어른들과 함께 '현실 세계에서' 더 많은 시간을 보낼 수 있는 세상을 원한다. 아이들의 우정이 기술 및 미디어 기업의 간섭이나 수익 창출 없이 성장할 수 있는 세상을 원한다. 기술 및 미디어 프로그램이 기업의 금고가 아니라 아이들의 삶을 풍요롭게 하기 위해 고안된 그런 세상을 원한다. 아이들이 자연을 경험하는 활동이 실제로 일어나고, 어떠한 브랜드도 개입하지 않는 세상을 원한다. 경이로움을 경험할 기회가 풍부한 세상을 원한다. 학교에서 가르치는 내용과 방식이 소비주의와 무분별한 브랜드 충성도가 아닌 학습, 비판적 사고, 민주적 시민 의식을 장려하는 세상을 원한다.[14]

이 책을 집필하면서 운 좋게도 아이들의 삶에 들어온 빅테크와 대기업에 대해 다양한 사람들과 폭넓은 대화를 나눌 수 있었다. 몇몇은 당면한 우려를, 몇몇은 미래에 대한 걱정을 공유했다. 한 기술 기업 임원은 50년 후의 미래는 상상할 수 있지만 그 이후는 상상할 수 없다고 했다. 이 임원은 기계가 인간보다 절대로 더 똑똑해지지는 않겠지만 인간보다 더 강력해질 수는 있다고 인정했다. 그렇게 되면 세상이 어떻게 변할지 전혀 모르겠다고 했다. 나도 마찬가지로 예상을 못 하겠다.

하지만 우리가 아이들에게 호기심, 공감, 친절, 창의성, 비판적 사고, 연민과 같은 자질을 키우고 결실을 맺을 기회를 제공한다면, 미래의 세상에서 어른으로 살아갈 오늘날의 아이들은 훨씬 나은 삶을 살 수 있을 것이라고 확신한다. 마케팅이 유도하는 소비의 거짓된 약속과 환경적 해악을 꿰뚫어보고 저항하는 법을 배운다면 말이다. 현실 세계와 마크 저커버그가 메타버스라고 이름 붙인 세계 사이의 중요한 차이점을 인식할 수 있다면 말이다. 이윤을 위해 아이들을 착취하려는 기업은 이러한 자질이나 능력을 가르쳐주거나, 자질과 능력을 키울 수 있는 영감을 줄 수 없다.

빅테크와 대기업이 아이들을 표적으로 삼는 것을 막는다고 해서 모든 것이 해결되지는 않는다. 이것으로 기아와 빈곤, 전쟁을 종식하지는 못한다. 하지만 아이들을 상업 문화의 지배에서 해방시키면, 수백만 명의 아이들이 의미 있는 삶을 영위하고 그들이 물려받을 세상에서 성장하는 데 필요한 가치, 능력, 특성을 키울 기회를 얻게 될 것이다. 바로 우리 아이들이 마땅히 즐겨야 할 어린 시절을 누리게 될 것이다.

에필로그

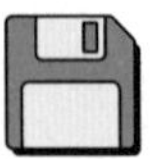

삶은 계속되지만 이제 책은 끝이 났다. 빅테크와 대기업의 세계가 겹치는 사건들은 놀라울 정도로 빠르게 진화 또는 퇴보한다.《빅테크가 키우는 아이들》의 최종본 원고를 보낸 지 몇 주 만에 유럽연합은 기술기업을 더 엄격하게 규제하기로 했고,[1] 이 기간 미국 논평가들은 미국 의회가 비슷한 목표를 가진 현재 법안을 과연 통과시킬지 의구심을 표명했다.[2] 한편 포트나이트를 개발한 에픽게임즈Epic Games와 레고는 어린이들을 메타버스로 유인하기 위한 새로운 파트너십을 발표했고,[3] 인스타그램이 어린이와 청소년의 안녕을 심각하게 무시한다는 새로운 증거가 드러났으며,[4] 자기들의 삶에 영향을 미치는 기술의 횡포에 반발하는 젊은이들이 늘어났다는 기사가 보도되었다.[5] 또한 퓨연구센터에서 실시한 설문조사에 따르면, 어린 자녀를 둔 부모는 자녀가 비디오 게임과 스마트폰을 하며 보내는 시간을 코로나 팬데믹 이전보다 더 걱정하는 것으로 나타났다.[6]

이 책이 출간될 즈음에는 기업의 이익과 어린이를 위한 최선 사이에 일어나는 장기 투쟁의 모습이 바뀌어 있을 것이다. 그러나 근본적인 문제, 즉 탐욕과 점점 더 유혹적으로 변해가는 기술이 결합하는 문화에 아이들을 몰입시키는 해악은 사라지지 않을 것이다. 마찬가지로 아이들이 무엇을 배우는지, 무엇에 가치를 두는지, 주변 사람들과 어떻게 관계를 맺는지를 결정하는데 기술 기업이 지배 세력이 되지 않도록 우리가 할 수 있는 모든 일을 해야 한다는 필요 역시 변하지 않을 것이다.

감사의 글

우선 네 명의 동료이자 좋은 친구인 크리실리아 벤포드, 앤절라 캠벨, 조시 골린, 팀 카서에게 큰 빚을 졌다는 말을 하고 싶다. 《빅테크가 키우는 아이들》이 결실을 맺기까지 비판적인 시각과 지혜, 성실함, 부침을 겪으면서도 변함없는 지지를 보내준 데에 감사드린다.

책을 집필해가는 과정에서 원고를 읽어주고 의견을 전해준 리타 루벤스타인, 그리고리 토비스, 린다 폴, 엘런 베이츠-브래킷, 쉐야 그레고리-포쿠, 애나 루시아 비엘라, 캐런 모틸레우스키, 샤라 드루, 레이철 프란츠, 타마르 폴, 타라 그로브, 페이스 보닌저, 아리 크레인, 노라 샤인, 리니 유어맨, 수전 워즈워스에게 감사드린다.

자신의 전문 지식과 개인 경험을 아낌없이 나눠준 이들도 있다. 진 로저스, 데이비드 모너핸, 더그 젠틸레, 패밀라 허스트-델라 피에트라, 러셀 뱅크스, 조 베이츠, 앨빈 푸생, 앨리스 한스캠, 알리자 코판스, 수재 코판스, 프래니 쉐퍼드-베이츠, 제네사 트리에치, 브룩 로웬스타인, 젠 클레페쉬, 로런 피어, 멀린다 브라운, 세라 스태나드, 쇼넬 커리,

민디 홀로한, 폴라 리스, 알리사 호이트, 앨릭스 스테닝, 리아나 하인리히, 리사 클라인, 샤론 맥스웰, 린다 조이 포드브로스에게 감사드린다.

더뉴프레스 출판사 팀과 일할 수 있어서 행복했다. 특히 담당 편집자인 엘런 아들러, 나조차도 이 책에 의문이 들었을 때 책을 믿어준 에밀리 알바리요, 제이 굽타, 데릭 워커에게 감사드린다. 오랫동안 지지해주고 이끌어준 대리인 앤드루 스튜어트에게도 감사의 인사를 전한다. 서실리아 윌리스와 프리실라 오카마, 이 둘의 훌륭한 자료 조사 지원이 있어서 행운이었다. 앨리스 펙, 미셸 멤랜, 조 켈리는 집필 초기에 내게 큰 도움을 주었다. 특히 내가 보낸 모든 원고에 실제로 책이 존재한다며 용기를 준 앨리스에게 감사드린다.

페어플레이 직원들은 내가 필요할 때 언제든 기꺼이 질문에 답을 주었고, 제안을 하고, 문서를 제공해주었다. 코너협동조합유치원의 선생님, 학부모, 아이들은 내가 아이들이 노는 모습을 보러 찾아갈 때마다 늘 환영해주었다. 응원이 필요할 때 격려해준 사샤에게도 감사한다.

마지막으로 코로나 격리 기간에 매우 필요했던 좋은 대화, 좋은 음식, 신나는 재미를 준 린든플레이스포드Linden Place Pod 모임 멤버인 셰리 슈타이너, 데이비드, 로다, 카라 트리치에게 감사드린다.

부록

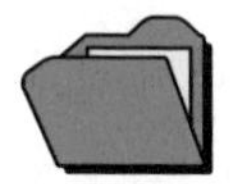

교육 관할 구역을 위한 에듀테크 정책 예시

자료 제공: 액턴-박스버러 교육 관할 구역*

교사에게 보내는 새로운 에듀테크 정책과 디지털 도구 기준 체크리스트

액턴-박스버러 교육자 선생님들께,

우리 교육구가 유·초·중·고 일대일 디지털 학습 환경으로 전환함에 따라, 에듀테크 및 교수학습 부서에서는 교육자들과 협력하여 교육 및 학습 목표를 가장 잘 충족하고, 각 학생의 요구를 지원하는 디지털 도구함을 식별하고 평가했습니다. 올해 모든 교육자들이 학생들과

* 액턴-박스버러 교육 관할 구역의 교수학습 부교육감 데버라 부키스Deborah Bookis 교육학 박사, 교육 기술 부장 에이미 비시윅스Amy Bisiewicz 교육학 석사, 유·초·중·고 디지털 학습 코디네이터 페기 하비 Peggy Harvey 교육학 석사의 허가를 얻어 에듀테크 정책을 편집해 올린다.

새로운 디지털 학습 방식에 참여하기 위해 노력한 노고를 인정하며, 디지털 기술을 선택하고 통합하기 위해 새로 수립한 학습 과정을 공유하고자 합니다.

교육자가 개인적으로 다양한 무료 디지털 도구를 발견하고 실험하고 사용해보던 시대에서, 이제는 사용 가능한 최고의 교육 기술을 일관성과 목적 의식을 가지고 검토하고 자금을 지원할 수 있는 시대가 되었습니다. 이러한 진화는 학생의 안전, 개인정보 보호, 문화 수용 측면에서 도구를 평가하라는 연방, 주, 비영리 교육 기관의 권고와도 일치합니다. 이렇게 마련된 디지털 도구함은 모든 교육자에게 어떤 도구를 특정 학습 목표에 사용할 수 있는지, 문제가 있는 기능이나 마케팅 관행 때문에 어떤 도구를 사용해서는 안 되는지 참고 자료를 제공합니다.

우리의 디지털 도구함은 다음 목표를 달성하기 위해 노력합니다.

- 디지털 도구에 공평하게 접근할 수 있는 기회를 제공합니다.
- 주정부의 교육 지침과 교육구의 교수학습 목표에 맞춰 디지털 도구를 조정합니다.
- 어린이 온라인 사생활 보호법에 따른 학생 데이터 개인정보 보호 규정을 준수합니다. 어린이 온라인 사생활 보호법은 매사추세츠주 학생 개인정보 보호 연맹을 통해 확인할 수 있습니다.
- 어린이에게 직접적으로 피해를 주거나, 어린이를 착취하는 마케팅 및 광고는 피합니다.

- 기능이 제한적이거나 시범 사용 기간 후에 결제를 요구하는 '부분 유료화' 도구는 피합니다.
- 연방 저작권법을 준수합니다.
- 포용적 교육학을 적용할 수 있도록 지원합니다.
- 문화에 민감하게 반응하고 인종, 피부색, 성별, 성적 지향, 성 정체성, 종교, 장애, 혈통, 출신 국가 또는 민족을 이유로 차별하지 않습니다.
- 목표로 삼은 전문 학습을 개발하고 제공합니다.
- 제때에 필요한 기술을 지원합니다.
- 유료 온라인 구독을 계속 지원할 수 있는 교육구의 자금 능력을 검토합니다.

도구 요청 및 검토 과정

현재 디지털 도구함에 포함되어 있지 않은 도구는 디지털 리터러시 웹사이트에 게시된 디지털 도구 요청 양식을 통해 요청할 수 있습니다. 무료 도구라도 수업에 적용하기 전에 승인을 받아야 한다는 점을 참고하시길 바랍니다. 이 체크리스트는 새로운 디지털 도구를 요청할 때 고려해야 할 기준을 삼는 데 도움이 될 것입니다. 궁금한 점이 있으시거나 여러분의 업무를 더 잘 지원할 방법이 있다면 언제든 연락주시길 바랍니다. 감사합니다.

에듀테크 및 교수학습 부서

디지털 도구 선정 기준 체크리스트

교육자와 학생이 우리 교육구의 교육 및 학습 목표에 부합하는 디지털 도구에 공평하게 접근할 수 있도록 디지털 도구 키트에 포함된 모든 도구는 다음 기준을 충족했습니다. (교육용 디지털 도구는 지속적으로 발전합니다. 우리는 이 목록에 새로운 정보를 업데이트하기 위해 최선을 다합니다) 이 기준은 새로운 교육 자료에도 예외 없이 적용됩니다. 디지털 도구함에 없는 무료 또는 유료 구독이 필요한 디지털 교육 도구를 요청하기 전에 이 체크리스트를 참조해주기 바랍니다.

- ☐ 교과과정의 목적을 이루기 위해 조화롭게 통합될 수 있는가.
- ☐ 매사추세츠 학생 개인정보 보호 연맹을 통해 확인할 수 있는 어린이 온라인 사생활 보호법에 따른 학생 데이터 보호 규정을 준수하는가.
- ☐ 어린이에게 직접적으로 피해를 주거나 어린이를 착취하는 마케팅 및 광고에서 자유로운가.
- ☐ 현재 교육구에서 지원하며 바로 사용할 수 있는 온라인 자료와 중복되지 않는가.
- ☐ 포용적 교육학을 적용할 수 있도록 지원하는가.
- ☐ 문화에 민감하게 반응하고 인종, 피부색, 성별, 성적 지향, 성 정체성, 종교, 장애, 혈통, 출신 국가 또는 민족을 이유로 차별하지 않는가.
- ☐ 저작권법을 준수하는가.

- [ ] 도구가 제대로 기능을 하기 위해서 추가 비용을 지불하라고 교직원이나 학생을 유도하는 '부분 유료화' 가격 전략 또는 기타 형태의 기만적인 마케팅을 사용하지 않는가.
- [ ] 무료 도구로서 기능을 하는가 또는 교육구의 자금 지원을 받을 수 있는가.

저자가 추천하는 읽고, 보고, 들을 자료

읽을 자료

- Benjamin, Ruha. Race After Technology. Cambridge, UK: Polity Press, 2019.
- Brickman, Sophie. Baby Unplugged: One Mother's Search for Reason and Sanity in the Digital Age. New York: HarperOne, 2021.
- Cantor, Patricia A., and Mary M. Cornish. Teachwise Infant and Toddler Teachers: Making Sense of Screen Media for Children Under Three. Charlotte, NC: Information Age Publishing, 2016.
- Clement, Joe, and Matt Miles. Screen Schooled: Two Veteran Teachers Expose How Technology Overuse Is Making Our Kids Dumber. Chicago: Chicago Review Press Incorporated, 2018.
- Dunckley, Victoria L. Reset Your Child's Brain: A Four-Week Plan to End Meltdowns, Raise Grades, and Boost Social Skills by Reversing the Effects of Electronic Screen-Time. Novato, CA: New World Library, 2015.
- Ewen, Stuart. Captains of Consciousness: Advertising and the Social Roots of the Consumer Culture. New York: McGraw-Hill, 1977.
- Freed, Richard. Wired Child: Debunking Popular Technology Myths. North Charleston, SC: CreateSpace Independent Publishing, 2015.
- Gonick, Larry, and Tim Kasser. Hyper-Capitalism: The Modern Economy, Its Values, and How to Change Them. New York: New Press, 2018. 《만화로 보는 자본주의 경제학 - 그들이 말하지 않는 현대 경제시스템의 실상과 대안》, 궁리.
- Hains, Rebecca C., and Nancy A. Jennings, eds. The Marketing of Children's Toys. Cham, Switzerland: Palgrave Macmillan, 2021.
- Harding, Vincent. There Is a River: The Black Struggle for Freedom. New York: Harcourt Brace Jovanovich, 1981.
- Hill, Jennifer. How Consumer Culture Controls Our Kids: Cashing in on Conformity. Santa Barbara, CA: Praeger, 2016.
- Hochschild, Adam. Bury the Chains: Prophets and Rebels in the Fight to Free an Empire's Slaves. Boston: Houghton Mifflin, 2005.
- Kasser, Tim. The High Price of Materialism. Cambridge, MA: MIT Press, 2003.

- Linn, Susan. The Case for Make Believe: Saving Play in a Commercialized World. New York: New Press, 2008.
- Linn, Susan. Consuming Kids: The Hostile Takeover of Childhood. New York: New Press, 2004. 《TV 광고 아이들》, 들녘.
- Molnar, Alex, and Faith Boninger. Sold Out: How Marketing in School Threatens Children's Well-Being and Undermines Their Education. Lanham, MD: Rowman and Littlefield, 2015.
- Noble, Safiya Umoja. Algorithms of Oppression: How Search Engines Reinforce Racism. New York: New York University Press, 2018. 《구글은 어떻게 여성을 차별하는가 - 불평등과 혐오를 조장하는 알고리즘 시대의 진실을 말하다》, 한스미디어.
- Norris, Trevor. Consuming Schools: Commercialism and the End of Politics. Toronto: University of Toronto Press, 2011.
- Plante, Courtney, Craig A. Anderson, Johnie J. Allen, Christopher L. Groves, and Douglas A. Gentile. Game On! Sensible Answers About Video Games and Media Violence. Ames, Iowa: Zengen, 2007.
- Schor, Juliet B. Born to Buy: The Commercialized Child and the New Consumer Culture. New York: Scribner, 2004. 《쇼핑하기 위해 태어났다 - 텔레토비에서 해피밀까지, 키즈 산업은 어떻게 아이들을 지배하게 되었나》, 해냄.
- Turkle, Sherry. Alone Together: Why We Expect More from Technology and Less from Each Other. New York: Basic Books, 2011. 《외로워지는 사람들: 테크놀로지가 인간관계를 조정한다》, 청림출판.
- Turkle, Sherry. Reclaiming Conversation: The Power of Talk in a Digital Age. New York: Penguin, 2015. 《대화를 잃어버린 사람들 - 온라인 시대에 혁신적 마인드를 기르는 대화의 힘》, 민음사.
- Wu, Tim. The Attention Merchants: The Epic Scramble to Get Inside Our Heads. New York: Knopf, 2016. 《주목하지 않을 권리 - 당신의 관심을 은근슬쩍 사고파는 광고 산업에 대항할 유일한 방법》, 알키.
- Zomorodi, Manoush, Bored and Brilliant: How Spacing Out Can Unlock Your Most Productive and Creative Self. New York: St. Martin's Press, 2017. 《심심할수록 똑똑해진다 - 멍때림이 만드는 위대한 변화》, 와이즈베리.
- Zuboff, Shoshana. The Age of Surveillance Capitalism. London: Profile, 2019. 《감시

자본주의 시대 - 권력의 새로운 개척지에서 벌어지는 인류의 미래를 위한 투쟁》, 문학사상사.

볼 자료

- Kantayya, Shalini, dir. Coded Bias. 2020, Brooklyn, NY: 7th Empire Media. 《알고리즘의 편견》.
- Orlowski, Jeff, dir. The Social Dilemma. 2020, Exposure Labs Productions. 《소셜 딜레마》.
- Rossini, Elena, dir. The Illusionists. 2016, Media Education Foundation (Distributor).
- Westbrook, Adam, Lucy King, and Jonah M. Kessel. The No Good, Very Bad Truth About the Internet and Our Kids. 2021, New York Times.

들을 자료

- Honold, Lisa, Unplug and Plug In, podcasts.apple.com/us/podcast/unplug-and-plug-in/id1561352061.
- Lansbury, Janet, Unruffled, www.janetlansbury.com/podcast-audio.
- Reid, Kisha, Defending the Early Years Podcast, dey.org/early-childhood-education-podcasts.

참고 단체

아래 수록한 단체는 어린이의 건강한 발달을 방해하는 빅테크와 대기업의 힘을 억제하기 위해 각자의 방식으로 역할을 하고 있다. 내가 파악한 바로는 아래 단체 중에 어린이를 공략하는 기술 또는 미디어 기업과 제휴하거나 그러한 기업에서 기부를 받는 단체는 없다.

페어플레이 Fairplay

fairplayforkids.org

어린이와 가족에게 진정으로 필요한 것을 대변하는 독립적인 목소리를 낸다. 마케터의 거짓 약속과 빅테크의 조작에서 벗어나 아이들이 아이답게 지낼 수 있는 세상을 만드는 것이 목표다.

페어플레이의 스크린 타임 액션 네트워크 Screen Time Action Network at Fairplay

screentimenetwork.org

어린이가 디지털 미디어를 사용하는 시간을 줄여 건강한 유년기를 보낼 수 있도록 노력하는 실무자, 교육자, 변호자, 활동가, 부모, 보호자로 구성된 글로벌 연합이다.

스크린 프리 위크(일주일간 스크린 없이 지내기) Screen Free Week

screenfree.org

광고가 삽입되는 동영상 너머에서 놀고, 탐험하고, 삶의 기쁨을 재발견하는 연례 행사다. 5월 첫째 주 동안 전 세계 수천 개의 가족, 학교, 공동체가 엔터테인먼트를 위한 스크린을 내려놓고 재미와 소통, 발견의 시간을 갖는다.

파이브라이트재단 5Rights Foundation

5rightsfoundation.com

디지털 세상이 설계 단계부터 기본 값으로 어린이와 청소년에 맞는 서비스를 제공하도록 제도적인 변화를 일으키기 위해 존재한다.

어카운터블테크 Accountable Tech

accountabletech.org

거대 소셜 미디어는 우리가 실재라고 합의한 '일상적 실재Consensus Reality'를 약화시키고, 민주주의를 벼랑 끝으로 내몰고 있다. 어카운터블테크는 이에 맞서 싸운다.

알라나협회 **Instituto Alana**

alana.org.br

온전하게 발달할 어린이의 권리를 증진하고, 새로운 형태의 복지를 조성하는 사회 환경 영향 조직이다.

알고리즘저스티스리그 **Algorithmic Justice League**

ajl.org

예술과 연구를 결합해 인공지능의 사회적 영향과 해악을 조명하는 단체다.

백야드베이스캠프 **Backyard Basecamp**

backyardbasecamp.org

볼티모어시에 거주하는 흑인, 원주민, 유색인 등 백인 외 인종이 자연과 (재)연결되도록 돕는 기관이다.

디지털민주주의센터 **Center for Digital Democracy**

democraticmedia.org

정책 입안자, 기업 지도자, 언론, 시민 사회, 일반 대중에게 영향을 미치도록 고안된 주도권을 통해 디지털 권리와 데이터 정의를 보호하고 확장하기 위해 노력한다.

인간기술센터 **Center for Humane Technology**

humanetech.org

서서히 악영향을 끼치는 설득 기술의 효과를 새로운 시각으로 관찰하고, 그 이면의 폭주하는 시스템을 폭로하며, 글로벌 의사 결정권자와 일상적인 리더가 현명한 행동을 취할 수 있도록 이들의 역량을 강화한다.

호주어린이미디어위원회 **Children and Media Australia**

childrenandmedia.org.au

가족과 어린이에게 전문가의 조언을 지원하고, 의사 결정권자에게 영향을 미침으로써 어린이의 건강한 발달을 지원하고, 디지털 및 스크린 미디어 사용자의 권리와 이익을 보호한다.

어린이와 자연 네트워크 **Children and Nature Network**

childrenandnature.org

실내에서 어린 시절을 보내는 요즘 추세를 자연으로 되돌리고, 모든 사람이 자연에 안전하고 공평하게 접근할 수 있도록 노력하는 지도자, 교육자, 활동가, 실무자, 양육자를 지원하고 동원한다.

어린이와 스크린: 디지털 미디어와 아동발달협회 Children and Screens: Institute for Digital Media and Child Development

childrenandscreens.org

미디어가 아동발달에 미치는 영향과 관련하여 피할 수 없는 질문을 여러 분야에 걸친 토론과 공적 정보, 의학·신경과학·사회과학·교육 및 학술 커뮤니티를 연결하여 엄격하고 객관적인 연구를 통해 이해하고 해결하는 것을 비전으로 삼고 있다.

컬러오브체인지 Color of Change

colorofchange.org

700만 명의 회원이 활동하는 미국 최대의 온라인 인종 정의 단체다. 미국 내 흑인을 위해 보다 인간적이고 덜 적대적인 세상을 만들기 위해 기업과 정부의 의사 결정권자들을 움직인다.

디펜딩얼리이어스 Defending the Early Years

dey.org

모든 유아에게 공정하고 공평한 양질의 교육을 제공하기 위해 노력하는 비영리 단체다. 디펜딩얼리이어스는 모든 아이를 위한 강력한 경제적·사회적 안전망을 옹호한다. 공평한 교육은 사회가 어린이의 건강과 복지의 기본적인 요구를 충족할 수 있어야 이루어질 수 있기 때문이다.

디지털건강협회 Digital Wellness Institute

digitalwellnessinstitute.com

전 세계에 더 긍정적인 디지털 문화를 조성하기 위해 지도자들과 변화를 주도하는 사람들에게 디지털 건강 상태를 평가하고 해결할 수 있는 도구를 제공한다.

풀프루프재단 Foolproof Foundation

foolproofoundation.org

어린이와 어른에게 건강한 회의주의를 습관화해 모든 마케팅과 광고에 의문을 갖도록 가르친다. 이 재단의 중·고등학교 과정은 웹 기반으로 또래끼리 가르치는 방식으로 이루어진다.

렛 그로우 Let Grow

letgrow.org

아이들이 모험을 하고, 무언가를 이루며, 자립심을 키울 수 있게 해준다. 아이뿐만 아니라 양육자, 학교, 미국 자체를 위한 새로운 길을 낸다.

리브모어, 스크린레스 LiveMore, ScreenLess

LiveMoreScreenLess.org

젊은 사람들을 위한 건강한 디지털 생활을 주장하고 장려한다.

로그 오프 Log Off

logoffmovement.org

십 대 입장에서 십 대를 위한 소셜 미디어를 재고하는 운동이다.

룩 업 Look up

lookup.live

주요 프로그램과 이벤트로 건강하고 포용적이며 책임감 있는 디지털 세상을 만들기 위해 인식을 제고하고, 영감을 불어넣으며, 행동에 나서는 청소년 리더를 발굴하고, 권한과 힘을 실어준다.

페어런츠 투게더 Parents Together

parentstogether.org

부모로 이루어진 조직을 구성해 변화를 일으킨다.

어린이 존중을 위한 라피재단 Raffi Foundation for Child Honoring

raffifoundation.org

어린이 존중은 어린이를 중심에 두고 사회를 변화시키는 특별한 혁명이다. 이는 인간의 강력한 잠재력을 활성화하는 열쇠로서 어린 시절의 중요성을 강조하는 긍정적인 비전이다.

디지털 권리 순위 Ranking Digital Rights

rankingdigitalrights.org

전 세계에서 가장 영향력 있는 26개의 디지털 플랫폼과 통신 회사를 평가하고 순위를 매긴다. 평가 기준은 사용자의 표현할 수 있는 자유, 정보에 접근할 권리, 개인정보 보호를 받을 권리에 영향을 미치는 공개 정책과 관행이다.

셰어세이브스펜드 Share Save Spend

sharesavespend.org
개인과 가족이 그들의 가치를 존중하고, 재정적 안녕을 증진하는 건전한 돈 관리 습관을 기르도록 돕는다.

학생 데이터 프라이버시 프로젝트 Student Data Privacy Project

studentdataprivacyprogject.org
아이들의 데이터를 안전하게 보관하고, 아이들의 개인정보와 미래를 보호하는 것이 중요하다고 믿는다.

트루스 Truce

truceteachers.org
폭력적이고 고정관념에 사로잡힌 장난감과 미디어가 어린이, 가족, 학교, 사회에 미치는 부정적인 영향에 대한 대중의 인식을 높이는 것이 목적이다.

터닝 라이프 온 Turning Life On

turninglifeon.org
양육자, 학교, 의료 전문가와 협력하여 균형 잡힌 스크린 사용 시간을 정하고, 인간의 경험을 증진하는 연구에 기반한 상황별 전략을 이행함으로써 건강한 디지털 생활을 수용한다.

8학년까지 기다리자 Wait Until 8th

waituntil8th.org
이 서약은 양육자들이 힘을 모아 아이에게 스마트폰을 사용하게 하는 것을 최소 8학년까지 늦추자는 취지의 캠페인이다. 함께 뜻을 모아 아이가 스마트폰을 소유해야 한다는 압력을 줄이는 것이 목표다.

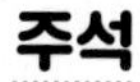

독자에게 전하는 말

Seth Godin, All Marketers Are Liars: The Power of Telling Authentic Stories in an Untrusting World (New York: Portfolio, 2005), 8. 《마케터는 새빨간 거짓말쟁이》, 재인.

1 Aaron Rupar, "Trump's Friday Night Effort to Weaponize Coronavirus Against His Enemies Has Already Aged Poorly," Vox, February 29, 2020.

2 White House Press Conference, "Remarks by President Trump, Vice President Pence, and Members of the Coronavirus Task Force in Press Briefing," The White House, March 24, 2020, trumpwhitehouse.archives.gov/briefings-statements/remarks-president-trump-vice-president-pence-members-coronavirus-task-force-press-briefing-10.

3 광고와 마케팅이 유색인종 아이들에게 끼치는 피해의 요점은, '광고 없는 유년기를 위한 캠페인 *Campaign for a Commercial-Free Childhood*'에서 낸 "Black Childhood Matters," Campaign for a Commercial-Free Childhood, commercialfreechildhood.org/black-childhood-matters.에서 확인할 수 있다.

4 Safiya Umoja Noble, Algorithms of Oppression: How Search Engines Reinforce Racism (New York: New York University Press, 2018). 《구글은 어떻게 여성을 차별하는가 - 불평등과 혐오를 조장하는 알고리즘 시대의 진실을 말하다》, 한스미디어; Ruha Benjamin, The New Jim Code (Cambridge: Polity Press, 2019).

프롤로그

Children and Screens, "Ask the Experts: Advertising and Kids: Let's Take a (Commercial) Break," YouTube video, November 27, 2020, www.youtube.com/watch?v=lJyDLN4rkbY.

1 Aaron Rupar, "Trump's Friday Night Effort to Weaponize Coronavirus Against His Enemies Has Already Aged Poorly," Vox, February 29, 2020.

2 Sara Miller Llana, "Have the Heirs of Barbie Hit Limit for Risqué Dolls?" Christian Science Monitor, May 26, 2006.

3 "NFL Informs Health Advocacy Groups It Will Curb Fantasy Football Marketing to Young Kids," Fairplay (blog), July 13, 2016, fairplayforkids.org/nfl-informs-health-advocacy-groups-it-will-curb-fantasy-football-marketing-young-kids.

4 Natasha Singer, Jack Nicas, and Kate Conger, "YouTube Said to Be Fined Up to $200 Million for Children's Privacy Violations," New York Times, August 30, 2019.

5 Sheri Madigan et al., "Association Between Screen Time and Children's Performance on a Developmental Screening Test," JAMA Pediatrics 173, no. 3 (March 1, 2019): 244-50; Yolanda (Linda) Reid Chassiakos et al., "Children and Adolescents and Digital Media," Pediatrics 138, no. 5 (November 1, 2016).

6 "Self-Generated Child Sexual Abuse Material: Attitudes and Experiences in 2020," Thorn, November 14, 2021, info.thorn.org/hubfs/Research/SGCSAM_Attidues&Experiences_YouthMonitoring_

FullReport_2021_FINAL%20(1).pdf.

7 Mary Beth Quirk, “Park Service Approves Policy That Allows Corporate Names Inside National Parks,” Consumerist, January 4, 2017, consumerist.com/2017/01/04/park-service-approves-proposal-to-allow-ads-inside-national-parks.

8 Tim Kasser, The High Price of Materialism (Cambridge: MIT Press, 2002).

9 Juliet Schor, “How Consumer Culture Undermines Children’s Well-Being,” in Born to Buy: The Commercialized Child and the New Consumer Culture (New York: Simon and Schuster, 2004), 141; Tim Kasser, “Frugality, Generosity, and Materialism in Children and Adolescents,” in What Do Children Need to Flourish?, ed. Kristen Anderson Moor and Laura Lippman (New York: Springer, 2005), 371.

10 Alex Hern, “CloudPets Stuffed Toys Leak Details of Half a Million Users,” The Guardian, February 28, 2017; Lorenzo FrancesBicchierai, “Hacker Obtained Children’s Headshots and Chatlogs from Toymaker Vtech,” Vice, November 30, 2015.

01

카를로타 넬슨이 제작한 Brain Matters: Putting the First Years First에서 캐시 허시-파섹이 말한 내용이다. brainmattersfilm.com, 2019.

1 Susan Linn, Joan Almon, and Diane Levin, Facing the Screen Dilemma: Young Children, Technology and Early Education (Boston: Campaign for a Commercial-Free Childhood; New York: Alliance for Childhood, 2012), PDF.

2 Nicholas Carr, The Shallows: What the Internet Is Doing to Our Brains (New York: Norton, 2010), 34. 《생각하지 않는 사람들》, 청림출판.

3 National Academies of Sciences, Engineering, and Medicine, Communities in Action: Pathways to Health Equity (Washington, DC: The National Academies Press, 2017).

4 The NPD Group, Retail Tracking Service, U.S.

5 Alexander Kunst, “Available Toys for Children in the Household in the U.S.” (Statista, January 6, 2020).

6 Susan Linn, The Case for Make Believe: Saving Play in a Commercialized World (New York: New Press, 2008), 66-67를 참고하라.

7 Linn, Case for Make Believe, 68.

8 Jack P. Shonkoff and Deborah A. Phillips, eds., From Neurons to Neighborhoods: The Science of Early Childhood Development (Washington, DC: National Academy Press, 2000); Kenneth R. Ginsburg, “The Importance of Play in Promoting Healthy Child Development and Maintaining Strong Parent-Child Bonds,” Pediatrics 119, no. 1 (January 1, 2007): 182-91, doi.org/10.1542/peds.2006-2697.

9 Walter Loeb, “Geoffrey’s Hot Toy List Kicks Off Holiday Sales at Macy’s and Toys ‘R’ Us,” Forbes, September 28, 2021.

10 Liza Corsillo, “The Top Holiday Toys to Buy Before They Sell Out, According to Toy Experts,” Strategist, October 1, 2021, nymag.com/strategist/article/top-kids-toys-for-christmas-2021.html.

11 Paul K. Piff et al., “Awe, the Small Self, and Prosocial Behavior,” Journal of Personality and Social Psychology 108, no. 6 (June 2015): 883-99, doi.org/10.1037/pspi0000018.

12 Walter Isaacson, Einstein: His Life and Universe (New York: Simon and Schuster, 2007), 13. 《아인슈타인: 삶과 우주》, 까치.
13 Abraham J. Heschel, Who Is Man? (Stanford, CA: Stanford University Press, 1965), 81-93. 《누가 사람이냐》, 한국기독교연구소.
14 이 마지막 세 단락에 실린 내용 일부는 The Case for Make Believe: Saving Play in a Commercialized World, 193-96에 처음 실렸다.
15 Melanie Rudd, Kathleen D. Vohs, and Jennifer Aaker, "Awe Expands People's Perception of Time, Alters Decision Making, and Enhances Well-Being," Psychological Science 23, no. 10 (August, 2012): 1130-36; Paul K. Piff et al., "Awe, the Small Self, and Prosocial Behavior," Journal of Personality and Social Psychology 108, no. 6 (2015): 883-99; Nora Davis, "The Role of Transcendent Nature and Awe Experiences on Positive Environmental Engagement" (PhD diss., University of California-Irvine, 2016).
16 Dachar Keltner, Born to Be Good: The Science of a Meaningful Life (New York: W.W. Norton, 2009), 268. 《선의 탄생》, 옥당.
17 Rachel Carson, The Sense of Wonder (New York: Harper and Row, 1998), 55. 《센스 오브 원더》, 에코리브르.
18 Fred Rogers, Mister Rogers' Neighborhood (April 7, 1970), episode 1112, www.neighborhoodarchive.com/mrn/episodes/1112/index.html.
19 Fred Rogers, Mister Rogers' Neighborhood, episode 1547, aired May 14, 1985, www.neighborhoodarchive.com/mrn/episodes/1547/index.html.
20 World Health Organization-Regional Office for Europe, Environmental Noise Guidelines for the European Region (2018), www.euro.who.int/en/health-topics/environment-and-health/noise/publications/2018/environmental-noise-guidelines-for-the-european-region-2018.
21 United Nations Human Rights Council, "Special Rapporteur on Torture and Other Cruel, Inhuman or Degrading Treatment or Punishment" (Report of the Special Rapporteur, Forty-Third Session, Advanced Edited Version, March 20, 2020), 8.
22 Jennifer L. Harris et al., Fast Food FACTS 2021: Billions in Spending, Continued High Exposure by Youth (Storrs, CT: University of Connecticut Rudd Center for Food Policy & Obesity, June 2021), PDF.
23 Craig A. Anderson and Brad J. Bushman, "Effects of Violent Video Games on Aggressive Behavior, Aggressive Cognition, Aggressive Affect, Physiological Arousal, and Prosocial Behavior: A Meta-Analytic Review of the Scientific Literature," Psychological Science 12, no. 5 (September 2001): 353-59; Anna T. Prescott, James D. Sargent, and Jay G. Hull, "Meta-Analysis of the Relationship Between Violent Video Game Play and Physical Aggression over Time," Proceedings of the National Academy of Sciences 115, no. 40 (October 2018): 9882-988.
24 《TV 광고 아이들》과 The Case for Make Believe에 성애화를 다루는 내용이 실려 있다. 다이앤 레빈과 진 킬본*Jean Kilbourne*이 함께 쓴 So Sexy So Soon: The New Sexualized Childhood and What Parents Can Do About It (New York: Ballantine Books, 2009), 페기 온스타인*Peggy Ornstein*의 Cinderella Ate My Daughter: Dispatches from the Front Lines of the New Girlie-Girl Culture (New York:

HarperCollins, 2011), 샤론 램*Sharon Lamb*과 린 미켈 브라운*Lynn Mikkel Brown*의 Packaging Girlhood: Rescuing Our Daughters from Marketers' Schemes (New York: St. Martin's, 2007)도 참고하라.

25 이런 활동의 예시를 참고하고 싶다면 2009년 11월 14일, 피츠버그에서 처음으로 개최된 테드 강연의 나의 발표를 보길 바란다. 유튜브에 해당 동영상이 있다. www.youtube.com/watch?v=8huWSQKnlIE&t=7s.

26 Patricia Marks Greenfield et al., "The Program-Length Commercial," in Children and Television: Images in a Changing Sociocultural World, ed. Gordon Berry and Joy Keiko Asamen (Newbury Park, CA: Sage, 1993), 53-72.

27 Jennifer M. Zosh et al., "Talking Shape: Parental Language with Electronic Versus Traditional Shape Sorters," Mind, Brain, and Education 9, no. 3 (2015): 136-44.

28 Encyclopaedia Britannica Online, s.v. "Hello Kitty," August 28, 2014.

29 Kyung Hee Kim, "The Creativity Crisis: The Decrease in Creative Thinking Scores on the Torrance Tests of Creative Thinking," Creativity Research Journal 23, no. 4 (October 1, 2011): 285-95.

30 Dale Kunkel, "Children and Television Advertising," in Handbook of Children and the Media, ed. Dorothy G. Singer and Jerome L. Singer (Thousand Oaks, CA: Sage, 2001), 387-88; Irvin Molotsky, "Reagan Vetoes Bill Putting Limits on TV Programming for Children," New York Times, November 7, 1988.

31 D.C. Dennison, "The Year of Playing Dangerously," Boston Globe Magazine, December 8, 1985, 14-16.

02

Adam Alter, Irresistible: The Rise of Addictive Technology and the Business of Keeping Us Hooked (New York: Penguin, 2017), 8. 《멈추지 못하는 사람들 - 무엇이 당신을 끊임없이 확인하고 검색하게 만드는가》, 부키.

1 "Real Time Billionaires," Forbes, www.forbes.com/real-time-billionaires. 세계 부자 순위는 주식 시장이 개장하면 5분마다 업데이트된다. 2020년 11월, 내가 처음 이 순위를 확인했을 때는 제프 베이조스가 1위, 빌 게이츠가 2위였으며, 마크 저커버그는 4위였다. 2022년 3월에는 마크 저커버그가 10위로 떨어졌고, 일론 머스크, 제프 베이조스, 빌 게이츠가 각각 1, 2, 4위를 차지했다.

2 이 자료를 참고하라. American Heritage Medical Dictionary (Boston: Houghton Mifflin, 2007), medical-dictionary.thefreedictionary.com/technophobe; Cambridge English Dictionary, Cambridge University Press, dictionary.cambridge.org/dictionary/nstagr/technophobe; Merriam-Webster.com Dictionary, Merriam-Webster, www.merriam-webster.com/dictionary/technophobia.

3 Rachel Rabkin Peachman, "Mattel Pulls Aristotle Children's Device After Privacy Concerns," New York Times, October 5, 2017.

4 Rabkin Peachman.

5 Rabkin Peachman.

6 Rabkin Peachman.

7 Harry Harlow and Robert R. Zimmermann, "Affectional Responses in the Infant Monkey," Science 130, no. 3373 (1959): 421-32, www.jstor.org/stable/1758036.

8 Lauren Slater, "Monkey Love: Harry Harlow's Classic Primate Experiments Suggest That to Understand the Human Heart You Must Be Willing to Break It," Boston Globe, March 21, 2004.

9 Felix Gillette, "Bringing Home Baby's First Virtual Assistant," Bloomberg, January 3, 2017.

10 "Mattel's Nabi Brand Introduces First-Ever Connected Kids Room Platform in Tandem with Microsoft and Qualcomm—Aristotle Mattel, Inc.," corporate.mattel.com/news/mattel-s-nabiR-brand-introduces-first-ever-connected-kids-room-platform-in-tandem-with-microsoft-and-qualcomm-aristotleTM.

11 "Experts and Advocates Ask Mattel to Stop AI 'Aristotle' from Spying on Babies and Kids," Fairplay (blog), May 9, 2017, fairplayforkids.org/experts-and-advocates-ask-mattel-stop-ai-aristotle-spying-babies-kids; "Advocates Commend Mattel for Scrapping 'Aristotle' AI Device for Babies and Children," Fairplay (blog), October 27, 2017, fairplayforkids.org/advocates-commend-mattel-scrapping-aristotle-ai-device-babies-children; Rabkin Peachman, "Mattel Pulls Aristotle Children's Device After Privacy Concerns."

12 Letter from Senator Ed Markey and Congressman Joe Barton to Margaret H. Georgiadis, CEO, Mattel, September 28, 2017, www.markey.senate.gov/imo/media/doc/Mattel%20letter.pdf.

13 Rabkin Peachman, "Mattel Pulls Aristotle Children's Device After Privacy Concerns."

14 Jonathan B. Wiener and Michael D. Rogers, "Comparing Precaution in the United States and Europe," Journal of Risk Research 5, no. 4 (2002): 317-49.

15 World Commission on the Ethics of Scientific Knowledge and Technology, The Precautionary Principle (Paris: UNESCO, 2005), 14.

16 폭력적인 비디오 게임을 포함한 미디어와 미디어 폭력이 어린이에게 미치는 영향에 대한 심도 있는 토론을 원한다면 다음 자료를 참고하라. For an excellent discussion on the impact of media and media violence, including violent video games, on children, see Courtney Plante et al., Game On! Sensible Answers About Video Games and Media Violence (Ames: Zengen, 2020). Also, Craig A. Anderson et al., "Violent Video Game Effects on Aggression, Empathy, and Prosocial Behavior in Eastern and Western Countries: A Meta-Analytic Review," Psychological Bulletin 136, no. 2 (March 2010): 151-73; Craig A. Anderson et al., "Media Violence and Other Aggression Risk Factors in Seven Nations," Personality and Social Psychology Bulletin 43, no. 7 (July 2017): 986-98.

17 Anderson et al., Personality and Social Psychological Bulletin 136: 151-73.

18 Victoria Rideout and Michael B. Robb, The Common Sense Census: Media Use by Kids Age Zero to Eight (San Francisco: Common Sense Media, 2020), 3.

19 Victoria Rideout and Michael B. Robb, The Common Sense Census: Media Use by Tweens and Teens (San Francisco: Common Sense Media, 2019).

20 Rideout and Robb, Media Use by Tweens and Teens, 3.

21 Rideout and Robb, Media Use by Tweens and Teens, 25; Rideout and Robb, Media Use by Kids Age Zero to Eight, 18.

22 Matt Richtel, "Children's Screen Time Has Soared in the Pandemic, Alarming Parents and Researchers," New York Times, January 16, 2021.

23 Holding Big Tech Accountable: Legislation to Build a Safer Internet: Hearings Before the Subcommittee on Consumer Protection and Commerce of the Committee on Energy and Commerce, 117th Congress (2021) (페어플레이 상임 이사 조시 골린이 작성함).

24 Rideout and Robb, Media Use by Kids Age Zero to Eight, 4.

25 National Association for the Education of Young Children and the Fred Rogers Center, "Technology and Interactive Media as Tools in Early Childhood Programs Serving Children from Birth through Age 8, National Associate for the Education of Young Children," January 2012, www.naeyc.org/sites/default/files/globally-shared/downloads/PDFs/resources/position-statements/ps_technology.pdf.

26 Rideout and Robb, Media Use by Kids Age Zero to Eight, 4.

27 Anne Fernald, Virginia A. Marchman, and Adriana Weisleder, "SES Differences in Language Processing Skill and Vocabulary Are Evident at 18 Months," Developmental Science 16 (2013): 234-48, doi:10.1111/desc.12019; K. Ashana Ramsook, Janet A. Welsh, and Karen L. Bierman, "What You Say, and How You Say It: Preschoolers' Growth in Vocabulary and Communication Skills Differentially Predict Kindergarten Academic Achievement and Self-Regulation," Social Development 29, no. 3 (2020): 783-800, doi.org/10.1111/sode.12425.

28 Roberta Michnick et al., "(Baby) Talk to Me: The Social Context of Infant-Directed Speech and Its Effects on Early Language Acquisition," Current Directions in Psychological Science 24, no. 5 (October 1, 2015): 339-44, journals-sagepub-com.ezp-prod1.hul.harvard.edu/doi/10.1177/0963721415595345.

29 Patricia K. Kuhl, Feng-Ming Tsao, and Huei-Mei Liu, "Foreign-Language Experience in Infancy: Effects of Short-Term Exposure and Social Interaction on Phonetic Learning," Proceedings of the National Academy of Sciences 100, no. 15 (July 22, 2003): 9096-9101, doi.org/10.1073/pnas.1532872100.

30 "Be Tech Wise with Baby! Create a Healthy Technology Environment for Your Baby to Thrive," American Speech-Language-Hearing Association and Campaign for a Commercial-Free Childhood, 2020, screentimenetwork.org/sites/default/files/resources/Be%20Tech%20Wise%20With%20Baby%20final%20Engish.pdf.

31 Jenny Radesky et al., "Maternal Mobile Device Use During a Structured Parent-Child Interaction Task," Academic Pediatrics 15, no. 2 (March 1, 2015): 238-44.

32 Sherry Madigan et al., "Associations Between Screen Use and Child Language Skills: A Systematic Review and Meta-Analysis," JAMA Pediatrics 174, no. 7 (March 23, 2020): 665-75, doi:10.1001/jamapediatrics.2020.0327.

33 Cortney A. Evans, Amy B. Jordan, and Jennifer Horner, "Only Two Hours? A Qualitative Study of the Challenges Parents Perceive in Restricting Child Television Time," Journal of Family Issues 32, no. 9 (March 2011): 1223-44.

34 Council on Communications and Media, "Media and Young Minds," Pediatrics 138, no. 5 (November 1, 2016): 2016-2591 doi.org/10.1542/peds; see also Bernard G. Grela, Marina Krcmar, and Yi-Jiun Lin, "Can Television Help Toddlers Acquire New Words?," Speechpathology.com, May 17, 2004, www.

speechpathology.com/Articles/article_detail.asp?article_id=72; see also Patricia K. Kuhl, Feng-Ming Tsao, and Huel-Mel Liu, "Foreign-Language Experience in Infancy: Effects of Short-Term Exposure and Social Interaction," Proceedings of the National Academy of Science 100 (2003): 9096-9101; Daniel R. Anderson and Tiffany A. Pempek, "Television and Very Young Children," American Behavioral Scientist 48, no. 5 (2005): 505-22.

35 Council on Communications and Media, Pediatrics 138: 2016-2591; Ana Maria Portugal et al., "Saliency-Driven Visual Search Performance in Toddlers with Low- vs High-Touch Screen Use," JAMA Pediatrics 175, no. 1 (January 1, 2021): 96-97; Anderson and Pempek, American Behavioral Scientist 48: 505-22.

36 Elizabeth A. Vandewater, David S. Bickham, and June H. Lee, "Time Well Spent? Relating Television Use to Children's Free-Time Activities," Pediatrics 117, no. 2 (2006): 181-91.

37 Vandewater, Bickham, and Lee, Pediatrics 117: 181-91.

38 Ana Maria Portugal et al., "Longitudinal Touchscreen Use Across Early Development Is Associated with Faster Exogenous and Reduced Endogenous Attention Control," Scientific Reports 11, no. 1 (2021): 2205. Doi.org/10.1038/s41598-021-81775-7.

39 Dylan P. Cliff et al., "Early Childhood Media Exposure and Self-Regulation: Bidirectional Longitudinal Associations," Academic Pediatrics 18, no. 7 (September 1, 2018): 813-19, doi.org/10.1016/j.acap.2018.04.012.

40 Laura K. Certain and Robert S. Kahn, "Prevalence, Correlates, and Trajectory of Television Viewing Among Infants and Toddlers," Pediatrics 109 (2002): 634-42; Aletha C. Huston et al., "Development of Television Viewing Patterns in Early Childhood: A Longitudinal Investigation," Developmental Psychology (1990): 409-20; Dimitri A. Christakis and Frederick Zimmerman, "Early Television Viewing Is Associated with Protesting Turning Off the Television at Age 6," Medscape General Medicine 8, no. 2 (2006): 63, www.medscape.com/viewarticle/531503.

41 Jenny S. Radesky and Dimitri A. Christakis, "Increased Screen Time: Implications for Early Childhood Development and Behavior," Pediatrics Clinics of North America 65, no. 5 (October 2016): 827-39, doi.org/10.1016/j.pcl.2016.06.006.

42 Marjorie J. Hogan and Victor C. Strasburger, "Media and Prosocial Behavior in Children and Adolescents," in Handbook of Moral and Character Education, ed. Larry Nucci and Daria Narvaez (Mahwah, NJ: Lawrence Erlbaum, 2008), 537-53.

43 Patricia Greenfield, "Technology and Informal Education: What Is Taught, What Is Learned," Science 323, no. 5910 (2009): 69-71.

44 Council on Communications and Media, Pediatrics 138 (2009): 2016-2591.

45 Council on Communications and Media, Pediatrics 138: 2016-2591; Council on Communications and Media, "Media Use in School-Aged Children and Adolescents," Pediatrics 138, no. 5 (November 1, 2016), doi.org/10.1542/peds.2016-2592.

46 Aric Sigman, "Virtually Addicted: Why General Practice Must Now Confront Screen Dependency," British Journal of General Practice 64, no. 629 (December 1, 2014): 610-11, doi.org/10.3399/

bjgp14X682597.

47 "Advocates Ask American Psychological Association to Condemn Tactics Used to Hook Kids on Screen Devices," Campaign for a Commercial-Free Childhood, August 6, 2018, commercialfreechildhood.org/advocates-ask-american-psychological-association-condemn-tactics-used-hook-kids-screen-devices.

48 Susan Weinschenk, "The Dopamine Seeking-Reward Loop," Psychology Today, February 28, 2016, www.psychologytoday.com/blog/brain-wise/201802/the-dopamine-seeking-reward-loop; Simon Parkin, "Has Dopamine Got Us Hooked on Tech?," The Guardian, March 4, 2018.

49 Transparency Market Research, "Smart Toys Market to Observe Stellar Growth in Future with Growth Projected at Whopping 36.4% CAGR for 2018-2026, Integration of Futuristic Internet of Toys Technology to Open Large Growth Vistas-TMR," PR Newswire, April 13, 2021.

50 Linda Neville, "Kids' Brand Must Exercise Pest Control," Brand Strategy, November 2, 2001, 17.

51 Craig Timberg, "The YouTube Conundrum: Site Says It Bans Preteens, but Children Are Still Able to Stream Troubling Content with Very Little Effort," Owen Sound Sun Times, March 29, 2019, advance-lexis-com.ezp-prod1.hul.harvard.edu/api/document?collection=news&id=urn:contentItem:5VS2-55V1-JC4X-J541-00000-00&context=1516831.

52 K.G. Orphanides, "Children's YouTube Is Still Churning Out Blood, Suicide and Cannibalism," Wired UK, March 23, 2018, www.wired.co.uk/article/youtube-for-kids-videos-problems-algorithm-recommend.

53 Madhav, "Fortnite Business Model: How Does Fortnite Make Money?," SEOAves, June 13, 2021, seoaves.com/how-does-fortnite-make-money-fortnite-business-model.

54 Brett Hershman, "7 Crazy 'Fortnite' Stats—and How Virtual Fashion Is Driving In-Game Purchases," Benzinga, September 6, 2018, www.benzinga.com/news/18/09/12317014/7-crazy-fortnite-stats-and-how-virtual-fashion-is-driving-in-game-purchases.

55 "How Much Money Does Fortnite Make? 2020 Revenue Revealed," Elecspo (blog), May 4, 2021, www.elecspo.com/games/fortnite/how-much-does-fortnite-make.

56 Richard Freed, "The Tech Industry's War on Kids," Medium, March 12, 2018, medium.com/@richardnfreed/the-tech-industrys-psychological-war-on-kids-c452870464ce.

57 광고, 심리학의 역할, 소비자 문화 상승을 깊이 있게 다룬 좋은 역사책을 읽고 싶다면 다음을 참고하라. Stuart Ewen, Captains of Consciousness: Advertising and the Social Roots of the Consumer Culture (New York: Basic Books, 2008).

58 발달심리학이 아이들을 대상으로 한 성공적인 마케팅과 어떻게 연결되는지 알고 싶다면 다음을 참고하라. Dan S. Acuff and Robert H. Reiher, What Kids Buy and Why: The Psychology of Marketing to Kids (New York: The Free Press, 1997), 16. 《키즈마케팅 불변의 법칙》, 북폴리오.

59 Brian L. Wilcox et al., "Report of the APA Task Force on Advertising and Children," American Psychological Association, February 20, 2004, www.apa.org/pubs/info/reports/advertising-children.

60 "Advertising Recommendations," American Psychological Association 35, no. 6 (June 4, 2004): 59, www.apa.org/monitor/jun04/apatask.

61 "Our Letter to the American Psychological Association," Children's Screen Time Action Network, August 8, 2018, screentimenetwork.org/apa.
62 Freed, Medium, March 12, 2018.
63 Genxee, "7 Years Later: Minecraft $2.5B Deal Microsoft's Most Successful Acquisition?," Influencive, June 30, 2021, www.influencive.com/7-years-later-minecraft-2-5b-deal-microsofts-most-successful-acquisition.
64 Globe Newswire, "ThinkGeek and Mojang Build on Licensing Deal," news release, Dow Jones Institutional News, June 15, 2011.
65 Alex Cox, "The History of Minecraft—the Best Selling PC Game Ever," TechRadar, September 4, 2020, www.techradar.com/news/the-history-of-minecraft.
66 Sandra Fleming, "The Parents Guide to the Minecraft Marketplace," Best Apps for Kids (blog).
67 Sherry Turkle, "Opinion: There Will Never Be an Age of Artificial Intimacy," New York Times, August 11, 2018.

03

Robert Iger, quoted in Gary Gentile, "Toy Story: Disney Aims to Capture Elusive Boys Market," Pittsburgh Post-Gazette, November 9, 2004.
1 "PlayCon—Overview," The Toy Association, www.toyassociationorg/toys/events/playcon-home.aspx.
2 Sarah Whitten, "If Toys R Us Liquidates, 10 to 15 Percent of All Toy Sales Could Be Lost Forever," CNBC, March 9, 2018, www.cnbc.com/2018/03/09/10-percent-15-percent-of-all-toy-sales-could-be-lost-forever-if-toys-r-us-liquidates.html.
3 "Tears 'R' Us: The World's Biggest Toy Store Didn't Have to Die," Bloomberg, June 6, 2018.
4 Charisse Jones, "Who Are the Winners and Losers After Toys 'R' Us Fall? Walmart, Amazon and Mattel So Far," USA Today, July 26, 2018.
5 Kristen Korosec, "Toys 'R' Us Closings: How Mattel, Hasbro, and Lego Will Be Affected," Fortune, March 16, 2018.
6 Bryce Covert, "The Demise of Toys 'R' Us Is a Warning," Atlantic, July/August 2018.
7 Chavie Lieber, "Thousands of Toys 'R' Us Workers Are Getting Severance, Following Months of Protests," Vox, November 21, 2018.
8 Joseph Pereira, "Toys 'R' Us, Big Kid on the Block, Won't Stop Growing: Retailer's Grand-Scale Strategy Works, to the Dismay of Competitors," Wall Street Journal, August 11, 1988.
9 Emily Walsh, "Macy's Wants to Hire 76,000 Workers Before the Holidays, Nearing Pre-Pandemic Levels of Employment," Business Insider, US Edition, September 22, 2021.
10 Kathleen Elkins, "How James Patterson, the Richest Writer in the World, Helped Create the Iconic Toys 'R' Us Jingle," CNBC, March 19, 2018.
11 "Tears 'R' Us: The World's Biggest Toy Store Didn't Have to Die," Bloomberg, June 6, 2018.
12 Derek Thompson, "Who Bankrupted Toys 'R' Us? Blame Private Equity and Millennial Parents," The

Atlantic, January 24, 2018.

13 Julia Horowiz, "How Toys 'R' Us Went from Big Kid on the Block to Bust," CNN Business, March 17, 2018.

14 Michael S. Rosenwald, "Toys 'R' Us: The Birth—and Bust—of a Retail Empire," Chicago Tribune, September 19, 2017.

15 "Toys 'R' Us, Inc.," Company-Histories, www.company-histories.com/Toys-R-Us-Inc-Company-History.html. (현재는 사이트 운영이 중지된 상태다.-옮긴이)

16 Caroline E. Mayer, "Happy Campers at the Store, Retailers Find Summer Kids Programs Pay Off," Washington Post, July 12, 2003.

17 James B. Twitchell, Lead Us into Temptation (New York: Columbia University Press, 1999), 30.

18 Ron Harris, "Children Who Dress for Excess: Today's Youngsters Have Become Fixated with Fashion, the Right Look Isn't Enough—It Also Has to Be Expensive," Los Angeles Times, November 12, 1989.

19 Richard Fry and Kim Parker, " 'Post-Millennial' Generation on Track to Be Most Diverse, Best-Educated," Pew Research Center's Social and Demographic Trends Project (blog), November 15, 2018, www.pewresearch.org/social-trends/2018/11/15/early-benchmarks-show-post-millennials-on-track-to-be-most-diverse-best-educated-generation-yet.

20 Merriam-Webster Word Central, s.v. "tribe (n.)," www.wordcentral.com/cgi-bin/student?book=Student&va=tribe.

21 Amy Chua, Political Tribes: Group Instinct and the Fate of Nations (New York: Penguin, 2018). 《정치적 부족주의 - 집단 본능은 어떻게 국가의 운명을 좌우하는가》, 부키.

22 Author's notes, Playcon conference, San Francisco, May 8, 2018.

23 Ranyechi Udemezue, "The Seven Teen Tribes You Need to Know Now," Sundaytimes.Co.Uk, February 6, 2021.

24 "Brand Communities and Consumer Tribes," Vivid Brand, vividbrand.com.

25 Tina Sharkey, "What's Your Tribe? Tap into Your Core Consumers' Aspirations Like Nike, Gatorade, BabyCenter and REI Do," Forbes, January 25, 2012.

26 "CCFC to Unilever: Ax the Axe Campaign If You Care About 'Real Beauty,' " Campaign for a Commercial-Free Childhood.

27 Urie Bronfenbrenner, "Toward an Experimental Ecology of Human Development," American Psychologist 32, no. 7 (July 1977): 513-31, doi.org/10.1037/0003-066X.32.7.513.

28 Katherine Sell et al., "The Effect of Recession on Child Well-Being: A Synthesis of the Evidence by Policy Lab and Children's Hospital of Philadelphia," Foundation for Child Development, November 6, 2010.

29 Laura Ly, "Judge Gives Final Approval of $626 Million Settlement for People Affected by Flint Water Crisis," CNN, November 10, 2021, www.cnn.com/2021/11/10/us/flint-michigan-water-crisis-judge-approves-settlement/index.html.

30 "Reputation vs. Brand: What's the Difference?," Mail and Guardian, September 30, 2016.

31 Bloomberg Business News, "Brand Loyalty Is the New Holy Grail for Advertisers; Marketing: Making

Sure the Customer Keeps Coming Back Is Viewed as Path to Maximum Profit," Los Angeles Times, July 18, 1996.

32 Paul M. Connell, Merrie Brucks, and Jesper H. Nielsen, "How Childhood Advertising Exposure Can Create Biased Product Evaluations That Persist into Adulthood," Journal of Consumer Research 41, no. 1 (June 1, 2014): 119-34, doi.org/10.1086/675218.

33 Julia Fein Azoulay, "Brand Aware," Children's Business 15, no. 6 (June, 200): 46-48.

34 Thomas N. Robinson et al., "Effects of Fast Food Branding on Young Children's Taste Preferences," Archives of Pediatrics and Adolescent Medicine 161, no. 8 (August 2007): 792-97, doi.org/10.1001/archpedi.161.8.792.

35 Christina A. Roberto et al., "Influence of Licensed Characters on Children's Taste and Snack Preferences," Pediatrics 126, no. 1 (July 1, 2010): 88-93, doi.org/10.1542/peds.2009-3433.

36 Carl F. Mela, Sunil Gupta, and Donald R. Lehmann, "The Long-Term Impact of Promotion and Advertising on Consumer Brand Choice," Journal of Marketing Research 34 (1997): 248.

37 Mela, Gupta, and Lehmann, Journal of Marketing Research 34: 248.

38 Ben Kamisar, "Trump: I Could Shoot People in Streets and Not Lose Support," The Hill, January 23, 2016, thehill.com/blogs/ballot-box/gop-primaries/266809-trump-i-could-shoot-people-in-streets-and-not-lose-support.

39 Neal Larson, "Apple Would Be in Trouble with Customers If They Weren't a Cult," Idaho State Journal, December 31, 2017, idahostatejournal.com/opinion /columns/apple -would-be -in-trouble-with-customers-if-they-weren/article_feb63db0-7e47-51a2-a17d-6e95a8ebbf69.html; Lindsay Willott, "10 Brand Loyalty Statistics for 2017," Customer Thermometer, May 25, 2017, www.customerthermometer.com/customer-retention-ideas/brand-loyalty-statistics-2017; Kurt Badenhausen, "The World's Most Valuable Brands 2019: Apple on Top at $206 Billion," Forbes, May 22, 2019; Marty Swant, "Apple, Microsoft and Other Tech Giants Top Forbes' 2020 Most Valuable Brands List," Forbes, May 22, 2019; Communications, "Forbes Releases Seventh Annual World's Most Valuable Brands List," Forbes, May 23, 2017.

40 "Apple 1984 Super Bowl Commercial Introducing Macintosh Computer," www.youtube.com/watch?v=2zfqw8nhUwA.

41 "Apple CEO Tim Cook: 'Privacy Is a Fundamental Human Right,' " NPR, October 1, 2015, www.npr.org/sections/alltechconsidered/2015/10/01/445026470/apple-ceo-tim-cook-privacy-is-a-fundamental-human-right.

42 Chen Guangcheng, "Apple Can't Resist Playing by China's Rules," New York Times, January 23, 2018.

43 Jack Nicas, Raymond Zhong, and Daisuke Wakabayashi, "Censorship, Surveillance and Profits: A Hard Bargain for Apple in China," New York Times, May 17, 2021.

44 Elisabeth Bumiller, "Reagan's Ad Aces," Washington Post, October 18, 1984.

45 Matthew Creamer, "Obama Wins! Ad Age's Marketer of the Year," AdAge, October 17, 2008, adage.com/article/moy-2008/Obama-wins-ad-age-s-marketer-year/131810.

46 Ellen McGirt, "The Brand Called Obama," Fast Company, April 1, 2008.

47 Staci M. Zavattaro, "Brand Obama: The Implications of a Branded President," Administrative Theory and Praxis 32, no. 1 (March 2010): 123-28, www.jstor.org/stable/25611043.

48 Robert Schlesinger, "Ka-Ching: Donald Trump Is Raking in Big Bucks from Emoluments Foreign and Domestic," US News and World Report, March 5, 2018.

49 Jordan Libowitz, "Profiting from the Presidency: A Year's Worth of President Trump's Conflicts of Interest," CREW, January 19, 2018, www.citizensforethics.org/press-release/crew-releases-report-profiting-presidency-years-worth-president-trumps-conflicts-interest.

50 Reid J. Epstein, "The G.O.P.'s Official Stance in 2020 Is That It Is for Whatever Trump Says," New York Times, August 25, 2020.

51 Steve Chapman, "Donald Trump Is a Profoundly Incompetent President," Chicago Tribune, June 7, 2017.

52 Kenneth P. Vogel, "Trump Leaves His Mark on a Presidential Keepsake," New York Times, June 24, 2018; Tara McKelvey, "How Trump Uses Reagan's Playbook on the White House Lawn," BBC News, February 23, 2018, www.bbc.com/news/world-us-canada-42969951; Savannah Rychcik, "Chris Christie Claims Trump Loved 'Trappings' of the Office 'Most Days' More than the Job Itself," IJR (blog), January 20, 2021, ijr.com/chris-christie-trump-loved-trappings-of-office/; Ken Thomas and Julie Pace, "Trump Getting Better at Using the Trappings of Office," AP News, March 2, 2017, apnews.com/article/96f175ae266c43bcaadea39c831e13a1.

53 Steve Fogg, "10 Common Branding Mistakes That Churches Make," Steve Fogg, November 21, 2012, www.stevefogg.com/2012/11/21/branding-churches.

54 Natasha Singer, "Silicon Valley Courts Brand-Name Teachers, Raising Ethics Issues," New York Times, September 2, 2017.

55 Bob Roehr, "Pharma Gifts Associated with Higher Number and Cost of Prescriptions Written," BMJ 359 (October 26, 2017), j4979, doi.org/10.1136/bmj.j4979.

56 Paris Martineau, "The WIRED Guide to Influencers," Wired, December 6, 2020, www.wired.com/story/what-is-an-influencer.

57 Natalya Saldanha, "In 2018, an 8-Year-Old Made $22 Million on YouTube. No Wonder Kids Want to Be Influencers," Fast Company, November 19, 2019, www.fastcompany.com/90432765/why-do-kids-want-to-be-influencers.

58 Madeline Berg and Abram Brown, "The Highest-Paid YouTube Stars of 2020," Forbes, December 18, 2020, www.forbes.com/sites/maddieberg/2020/12/18/the-highest-paid-youtube-stars-of-2020/?sh=3185e9a56e50.

59 "Ryan's World—Shop by Category," Target.com, www.target.com/c/ryan-s-world/-/N-nxa8t.

60 Jay Caspian Kang, "Ryan Kaji, the Boy King of YouTube," New York Times Magazine, January 9, 2022, 22.

61 Mariska Kleemans et al., "Picture Perfect: The Direct Effect of Manipulated Instagram Photos on Body Image in Adolescent Girls," Media Psychology 21, no. 1 (January 2, 2018): 93-110, doi.org/10.1080/15213269.2016.1257392.

62 Jean M. Twenge, Gabrielle N. Martin, and W. Keith Campbell, "Decreases in Psychological Well-Being Among American Adolescents After 2012 and Links to Screen Time During the Rise of Smartphone Technology," Emotion 18, no. 6 (2018): 765-80, doi.org/10.1037/emo0000403.

63 Mary Aiken, "The Kids Who Lie About Their Age to Join Facebook," The Atlantic, August 30, 2016; "Under-Age Social Media Use 'on the Rise,' Says Ofcom," BBC News, November 29, 2017, www.bbc.com/news/technology-42153694; Alise Mesmer, "YouTube Says It Removed over 7M Accounts Belonging to Users Under 13 This Year Alone," Newsweek, October 26, 2021.

64 Marika Tiggemann and Amy Slater, "NetTweens: The Internet and Body Image Concerns in Preteenage Girls," Journal of Early Adolescence 34, no. 5 (June 1, 2014): 606-20, doi.org/10.1177/0272431613501083.

65 Ryan Mac and Craig Silverman, "Facebook Is Building an Instagram for Kids Under the Age of 13," BuzzFeed News, March 18, 2021, www.buzzfeednews.com/article/ryanmac/facebook-instagram-for-children-under-13.

66 Julie Jargon, "Life and Arts—Family and Tech: Facebook Messenger Kids: A Chat App for Tweens?," Wall Street Journal, May 13, 2020.

67 Russell Brandom, "Facebook Design Flaw Let Thousands of Kids Join Chats with Unauthorized Users," Verge, July 22, 2019, www.theverge.com/2019/7/22/20706250/facebook-messenger-kids-bug-chat-app-unauthorized-adults.

68 Samantha Murphy Kelly, "Facebook Says It's Moving Forward with Instagram for Kids Despite Backlash," CNN Business, July 27, 2021.

69 "House Hearing on Combating Online Misinformation and Disinformation," C-SPAN.Org, March 25, 2021, www.c-span.org/video/?510053 -1/house -hearing-combating-online -misinformation-disinformation.

70 Deepa Seetharaman, Georgia Wells, and Jeff Horwitz, "The Facebook Files: Facebook Knows Instagram Is Toxic for Teen Girls, Its Research Shows—Internal Documents Show a Youth Mental-Health Issue that Facebook Plays Down in Public," Wall Street Journal, September 15, 2021.

71 Seetharaman, Wells, and Horwitz, "The Facebook Files."

72 Sam Machkovech, "Report: Facebook Helped Advertisers Target Teens Who Feel 'Worthless' [Updated]," Ars Technica, May 1, 2017, arstechnica.com/information-technology/2017/05/facebook-helped-advertisers-target-teens-who-feel-worthless.

73 Dylan Williams, Alexandra McIntosh, and Rys Farthing, "Profiling Children for Advertising: Facebook's Monetisation of Young People's Personal Data," Reset Australia, April 26, 2021. au.reset.tech/news/profiling-children-for-advertising-facebooks-monetisation-of-young-peoples-personal-data.

74 Josh Taylor, "Facebook Allows Advertisers to Target Children Interested in Smoking, Alcohol and Weight Loss," The Guardian, April 28, 2021.

75 Williams, McIntosh, and Farthing, "Profiling Children for Advertising."

76 Natasha Singer, "Mark Zuckerberg Is Urged to Scrap Plans for an Instagram for Children," New York Times, April 15, 2021.

77 Adam Barnes, "44 US Attorneys General Urge Facebook to Cancel 'Instagram for Kids,' " The Hill, May 11, 2021, thehill.com/changing-america/well-being/552797-44-us-attorneys-general-urge-facebook-to-cancel-instagram-for.
78 상원의원 에드 마키Ed Markey와 하원의원 캐시 캐스터Kathy Castor, 로리 트라한Lori Trahan은 마크 저커버그에게 공개서한을 보내 어린이용 인스타그램 프로젝트를 중단할 것을 촉구했다. www.markey.senate.gov/imo/media/doc/fb_wsj_report.pdf, September 15, 2021.
79 Adam Mosseri, "Pausing 'Instagram Kids' and Building Parental Supervision Tools," Instagram, September 27, 2021, about.instagram.com/blog/announcements/pausing-instagram-kids.
80 Mosseri, "Pausing 'Instagram Kids.' "
81 Georgia Wells and Jeff Horwitz, "Facebook's Effort to Attract Preteens Goes Beyond Instagram Kids, Documents Show," Wall Street Journal, September 28, 2021, www.wsj.com/articles/facebook-instagram-kids-tweens-attract-11632849667.
82 Kevin Roose, "Facebook Is Weaker Than We Knew," New York Times, October 4, 2021.

04

"Amazon CEO Jeff Bezos Tip #37: 'Reduce Friction,' " YouTube, March 10, 2013, www.youtube.com/watch?v=hUtQv8YWCGE.
1 Tim Kasser, The High Price of Materialism (Cambridge: MIT Press, 2002).
2 이 현상을 설명하는 자료 중 내가 가장 좋아하는 것은 위니컷의 이 책이다. Donald W. Winnicott, Playing and Reality (New York: Basic Books, 1971).
3 Tim Kasser et al., "Some Costs of American Corporate Capitalism: A Psychological Exploration of Value and Goal Conflicts," Psychological Inquiry 18, no. 1 (March 1, 2007): 1-22.
4 Committee on Integrating the Science of Early Childhood Development, From Neurons to Neighborhoods: The Science of Early Childhood Development, National Academies Press, November 13, 2000.
5 Merriam-Webster, s.v. "materialistic (adj.)," www.merriam-webster.com/dictionary/materialistic.
6 Urban Dictionary, s.v. "materialistic," www.urbandictionary.com/define.php?term=materialistic.
7 물질주의, 어린이, 광고 관련 요약된 연구 기반 개요를 읽고 싶다면 다음을 참고하라. Campaign for a Commercial-Free Childhood, "Get the Facts: Marketing and Materialism," www.commercialfreechildhood.org/sites/default/files/devel-generate/wri/materialism_fact_sheet.pdf; 연구 내용을 보고 싶다면 다음을 참고하라. Suzanna J. Opree et al., "Children's Advertising Exposure, Advertised Product Desire, and Materialism: A Longitudinal Study," Communication Research 41, no. 5 (July 2014): 717-35, doi.org/10.1177/0093650213479129; Moniek Buijzen and Patti M. Valkenburg, "The Effects of Television Advertising on Materialism, Parent-Child Conflict, and Unhappiness: A Review of Research," Journal of Applied Developmental Psychology 24, no. 4 (September 1, 2003): 437-56, doi.org/10.1016/S0193-3973(03)00072-8; Marvin E. Goldberg and Gerald J. Gorn, "Some Unintended Consequences of TV Advertising to Children," Journal of Consumer Research 5, no. 1 (June 1, 1978): 22-29, doi.org/10.1086/208710; Vanessa Vega and Donald F. Roberts, "Linkages Between

Materialism and Young People's Television and Advertising Exposure in a US Sample," Journal of Children and Media 5, no. 2 (April 15, 2011): 181-93, doi.org/10.1080/17482798.2011.558272.

8 물질주의와 환경 악화의 연관성을 깊게 분석한 자료를 원한다면 다음을 참고하라. Megan Hurst et al., "The Relationship Between Materialistic Values and Environmental Attitudes and Behaviors: A Meta-Analysis," Journal of Environmental Psychology 36 (2013): 257-69.

9 Judith Stephenson et al., "Population, Development, and Climate Change: Links and Effects on Human Health," Lancet 382, no. 9905 (November 16, 2013): 1665-73, doi.org/10.1016/S0140-6736(13)61460-9.

10 Joe Pinsker, "A Cultural History of the Baseball Card," The Atlantic, December 17, 2014.

11 《위키백과》의 '해피밀' 항목을 참고하라. en.wikipedia.org/w/index.php?title=Happy_Meal&oldid=1043595386.

12 Craig Donofrio and Brittany Alexandra Sulc, "Most Valuable Beanie Babies," Work + Money, January 4, 2022, www.workandmoney.com/s/most-valuable-beanie-babies-e902756fef944af3.

13 Bulbapedia, the Community-Driven Pokémon Encyclopedia, s.v. "History of Pokémon," bulbapedia.bulbagarden.net/wiki/History_of_Pok%C3%A9mon.

14 Ellen Macarthur Foundation, The New Plastics Economy: Rethinking the Future of Plastics, World Economic Forum, January 2016, www3.weforum.org/docs/WEF_The_New_Plastics_Economy.pdf.

15 GrrlScientist, "Five Ways That Plastics Harm the Environment (And One Way They May Help)," April 23, 2018, www.forbes.com/sites/grrlscientist/2018/04/23/five-ways-that-plastics-harm-the-environment-and-one-way-they-may-help/#4b9d6e1567a0; Chris Wilcox, Erik Van Sebille, and Britta Denise Hardesty, "Threat of Plastic Pollution to Seabirds Is Global, Pervasive, and Increasing," Proceedings of the National Academy of Sciences of the United States of America 112, no. 38 (September 22, 2015): 11899-904, doi.org/10.1073/pnas.1502108112; Qamar A. Schuyler et al., "Risk Analysis Reveals Global Hotspots for Marine Debris Ingestion by Sea Turtles," Global Change Biology 22, no. 2 (February 2016): 567-76, doi.org/10.1111/gcb.13078; Bianca Unger et al., "Large Amounts of Marine Debris Found in Sperm Whales Stranded Along the North Sea Coast in Early 2016," Marine Pollution Bulletin 112, no. 1 (November 15, 2016): 134-41, doi.org/10.1016/j.marpolbul.2016.08.027.

16 Alana Semuels, "The Strange Phenomenon of L.O.L. Surprise Dolls," The Atlantic, November 29, 2018.

17 "Toymaker Opens Up About the Season's Hot New Toy," CBS News, December 17, 2017, www.cbsnews.com/news/lol-surprise-hot-new-toy.

18 "Toy of the Year Awards," Toy Association, www.toyassociation.org/toys/events/toy-of-the-year-awards-home.aspx.

19 Lutz Muller, "Collectibles Drive the Toy Market and Funko Is at the Wheel," March 12, 2018, Seeking Alpha, seekingalpha.com/article/4155536-collectibles-drive-toy-market-and-funko-is-wheel.

20 Louise Grimmer and Martin Grimmer, "Blind Bags: How Toy Makers Are Making a Fortune with Child Gambling," The Conversation, theconversation.com/blind-bags-how-toy-makers-are-making-a-fortune-with-child-gambling-127229.

21 Spring-Serenity Duvall, "Playing with Minimalism: How Parents Are Sold on High-End Toys and Childhood Simplicity," in The Marketing of Children's Toys: Critical Perspectives on Children's Consumer Culture, ed. Rebecca C. Haines and Nancy A. Jennings (Cham: Palgrave Macmillan, 2021).
22 Juliet B. Schor, Born to Buy: The Commercialized Child and the New Consumer Culture (New York: Scribner, 2004). 《쇼핑하기 위해 태어났다 - 텔레토비에서 해피밀까지, 키즈 산업은 어떻게 아이들을 지배하게 되었나》, 해냄.
23 Kirk Warren Brown and Tim Kasser, "Are Psychological and Ecological Well-Being Compatible? The Role of Values, Mindfulness, and Lifestyle," Social Indicators Research 74, no. 2 (2005): 349-68.
24 Juliet B. Schor, Born to Buy: The Commercialized Child and the New Consumer Culture (New York: Scribner, 2004). 《쇼핑하기 위해 태어났다 - 텔레토비에서 해피밀까지, 키즈 산업은 어떻게 아이들을 지배하게 되었나》, 해냄; Helga Dittmar et al., "The Relationship Between Materialism and Personal Well-Being: A Meta-Analysis," Journal of Personality and Social Psychology 107, no. 5 (2014): 879-924 doi.org/10.1037/a0037409.
25 "If Not Only GDP, What Else? Using Relational Goods to Predict the Trends of Subjective Well-Being," International Review of Economics 57, no. 2 (June 1, 2010): 199-213, https://doi.org/10.1007/s12232-010-0098-1.
26 Thomas Gilovich, Amit Kumar, and Lily Jampol, "A Wonderful Life: Experiential Consumption and the Pursuit of Happiness," Journal of Consumer Psychology 25, no. 1 (2015): 152-65, www.jstor.org/stable/26618054; Stefano Bartolini and Ennio Bilancini, "If Not Only GDP, What Else? Using Relational Goods to Predict the Trends of Subjective Well-Being," International Review of Economics 57, no. 2 (June 1, 2010): 199-213, doi.org/10.1007/s12232-010-0098-1.
27 Schor, Born to Buy. 《쇼핑하기 위해 태어났다 - 텔레토비에서 해피밀까지, 키즈 산업은 어떻게 아이들을 지배하게 되었나》, 해냄.
28 Ronnel B. King and Jesus Alfonso D. Datu, "Materialism Does Not Pay: Materialistic Students Have Lower Motivation, Engagement, and Achievement," Contemporary Educational Psychology 49 (April 1, 2017): 289-301.
29 King and Datu, Contemporary Educational Psychology 49: 289-301; Agnes Nairn, Jo Ormrod, and Paul Andrew Bottomley, "Watching, Wanting and Wellbeing: Exploring the Links—a Study of 9 to 13 Year-Olds," Monograph (London: National Consumer Council, July 2007), orca.cf.ac.uk/45286.
30 Jean M. Twenge and Tim Kasser, "Generational Changes in Materialism and Work Centrality, 1976-2007: Associations with Temporal Changes in Societal Insecurity and Materialistic Role Modeling," Personality and Social Psychology Bulletin 39, no. 7 (May 1, 2013): 883-97, doi.org/10.1177/0146167213484586.
31 University of Sussex, "Pressure to Be Cool, Look Good Is Detrimental to Many Children," ScienceDaily, September 11, 2015, www.sciencedaily.com/releases/2015/09/150911094908.htm.
32 Marvin E. Goldberg and Gerald J. Gorn, "Some Unintended Consequences of TV Advertising to Children," Journal of Consumer Research 5, no. 1 (June 1, 1978): 22-29, doi.org/10.1086/208710.
33 Anna McAlister and T. Bettina Cornwell, "Children's Brand Symbolism Understanding: Links to

Theory of Mind and Executive Functioning," Psychology and Marketing 27, no. 3 (February 11, 2010): 203-28, doi.org/10.1002/mar.20328.

34 High Fidelity, directed by Stephen Frears (2000; Burbank, CA: Touchstone Pictures). 《사랑도 리콜이 되나요》.

35 Yalda T. Uhls, Eleni Zgourou, and Patricia M. Greenfield, "21st Century Media, Fame, and Other Future Aspirations: A National Survey of 9-15 Year Olds," Cyberpsychology: Journal of Psychosocial Research on Cyberspace 8, no. 4 (2014), doi.org/10.5817/CP2014-4-5; Anna Maria Zawadzka et al., "Environmental Correlates of Adolescent Materialism: Interpersonal Role Models, Media Exposure, and Family Socioeconomic Status," Journal of Child and Family Studies, (December 6, 2021), doi.org/10.1007/s10826-021-02180-2.

36 Alyssa Bailey, "Ariana Grande Just Released '7 Rings' and It's All About Being Rich as Hell," Elle, January 18, 2019, www.elle.com/culture/celebrities/a25938429/riana-grande-7-rings-lyrics-meaning.

37 Natalie Weiner, "Billboard Woman of the Year Ariana Grande: 'There's Not Much I'm Afraid of Anymore,' " Elle, May 12, 2018, www.billboard.com/articles/events/women-in-music/8487877/riana-grande-cover-story-billboard-women-in-music-2018.

38 "Ariana Grande Lyrics—'7 Rings,' " AZLyrics, www.azlyrics.com/lyrics/arianagrande/7rings.html.

39 Mary T. Schmich, "A Stopwatch on Shopping," Chicago Tribune, December 24, 1986.

40 George W. Bush, "At O'Hare, President Says 'Get on Board,' " remarks to airline employees, September 27, 2001; George W. Bush, " 'Islam Is Peace' Says President," remarks at Islamic Center of Washington, DC, September 17, 2021; George W. Bush, "Statement by the President in His Address to the Nation," PBS NewsHour, September 11, 2001.

41 Tim Kasser, "Cultural Values and the Well-Being of Future Generations: A Cross-National Study," Journal of Cross-Cultural Psychology 42, no. 2 (February 21, 2011): 206-15, doi.org/10.1177/0022022110396865.

42 팀 카서, 저자에게 보낸 이메일에서 발췌, 2019년 4월 5일.

05

Alfie Kohn, Unconditional Parenting: Moving from Rewards and Punishments to Love and Reason (New York: Simon and Schuster, 2006), 32. 《자녀교육, 사랑을 이용하지 마라 - 부모가 알아야 할 조건 없는 양육법》, 우리가.

1 Lego City Game, Apple Store, itunes.apple.com/us/app/lego-city-game/id1117365978?mt=8.

2 "Know Before You Load App Reviews," Children and Media Australia, childrenandmedia.org.au/app-reviews.

3 Shalom H. Schwartz, "An Overview of the Schwartz Theory of Basic Values," Online Readings in Psychology and Culture 2, no. 1 (December 2012), doi.org/10.9707/2307-0919.1116.

4 Schwartz, Online Readings in Psychology and Culture, 2.

5 Tim Kasser, The High Price of Materialism (Cambridge: MIT Press, 2002).

6 Kasser.

7 Kasser.

8 Frederick M.E. Grouzet et al., "The Structure of Goal Contents Across 15 Cultures," Journal of Personality and Social Psychology 89, no. 5 (2005): 800-16, doi.org/10.1037/0022-3514.89.5.800.

9 Tim Kasser et al., "The Relations of Maternal and Social Environments to Late Adolescents' Materialistic and Prosocial Values," Developmental Psychology 31, no. 6 (1995): 907-14, doi.org/10.1037/0012-1649.31.6.90; Jean M. Twenge and Tim Kasser, "Generational Changes in Materialism and Work Centrality, 1976-2007: Associations with Temporal Changes in Societal Insecurity and Materialistic Role Modeling," Sage 9, no. 7 (2013), doi.org/10.1177/0146167213484586.

10 Kennon M. Sheldon and Tim Kasser, "Psychological Threat and Extrinsic Goal Striving," Motivation and Emotion 32, no. 1 (March 1, 2008): 37-45, doi.org/10.1007/s11031-008-9081-5.

11 Marsha Richins and Lan Nguyen Chaplin, "Material Parenting: How the Use of Goods in Parenting Fosters Materialism in the Next Generation," Journal of Consumer Research 41, no. 6 (2015): 1333-57.

12 학교에서 내재적·외재적 동기 유발 요인이 미치는 영향 관련 방대한 연구를 훌륭히 다룬 자료가 필요하다면 Richard M. Ryan and Edward L. Deci, Self-Determination Theory: Basic Psychological Needs in Motivation, Development, and Wellness (New York: Guilford Press, 2017)를 참고하라. 특히 이 주제를 다루는 부분은 319~381쪽이다.

13 D.G. Singer, J.L. Singer, H. D'Agostino, and R. DeLong, "Children's Pastimes and Play in Sixteen Nations: Is Free-Play Declining?," American Journal of Play (Winter 2009): 283-312.

14 Edward L. Deci, "Effects of Externally Mediated Rewards on Intrinsic Motivation," Journal of Personality and Social Psychology 18, no. 1 (April 1971): 105-15, doi.org/10.1037/h0030644.

15 David Greene and Mark R. Lepper, "Effects of Extrinsic Rewards on Children's Subsequent Intrinsic Interest," Child Development 45, no. 4 (1974): 1141-45, doi.org/10.2307/1128110.

16 Alina Bradford, "Here Are All the Countries Where Pokémon Go Is Available," CNET, www.cnet.com/tech/gaming/pokemon-go-where-its-available-now-and-coming-soon.

17 "Analysis of Pokémon GO: A Success Two Decades in the Making," Newzoo, September 30, 2016, newzoo.com/insights/articles/analysis-pokemon-go.

18 Alysia Judge, "Pokemon GO Has Been Downloaded More Than a Billion Times," IGN, August 1, 2019. www.ign.com /articles /2019 /08/01 /Pokemon -go -has -been -downloaded -more -than -a -billion -times.

19 "Global Mobile Games Consumer Spending 2021," Statista, September 22, 2021, www.statista.com / statistics /1179913 /highest -grossing-mobile -games.

20 Susan Linn, "Confessions of a Pokémon GO Grinch: Ethical Questions About World's Most Popular App," American Prospect, August 3, 2016, prospect.org/article/confessions-pok%c3%a9mon-go-grinch-ethical-questions-about-world%e2%80%99s-most-popular-app.

21 "Pokémon STOP! Don't Lure Kids to Sponsor's Locations," Campaign for a Commercial-Free Childhood.

22 "Letter to Niantic," Common Sense Media, July 19, 2016, www.commonsensemedia.org/sites/

default/files/uploads/kids_action/niantic_letter.7.19.16.pdf.
23 "The Mediatrician Speaks—Pokémon GO!," Center on Media and Child Health, July 22, 2019, cmch.tv/the-mediatrician-speaks-Pokémon-go.
24 Rachael Rettner, " 'Pokémon GO' Catches High Praise from Health Experts," Live Science, July 12, 2016, www.livescience.com/55373-Pokémon-go-exercise.html.
25 Amy Donaldson, "Pokémon GO Manages to Disguise Exercise as Play in Ways that May Make Us Healthier Physically and Emotionally," Deseret Morning News, Jul 10, 2016; Matthew Byrd, "Pokémon GO and a Brief History of Accidental Exercise Through Gaming," Den of Geek, August 24, 2016.
26 Kate Silver, "Pokémon GO Leading to a 'Population-Level' Surge in Fitness Tracker Step Counts," Washington Post, July 15, 2016.
27 Rachel Bachman and Sarah E. Needleman, "Want to Exercise More? Try Screen Time; 'Pokémon GO' Got Millions of People Moving; New Research Shows Potential for Smartphone Apps and Games to Boost Physical Activity," Wall Street Journal Online, December 17, 2016, www.wsj.com/articles/want-to-exercise-more-try-screen-time-1481976002.
28 Katherine B. Howe et al., "Gotta Catch 'Em All! Pokémon GO and Physical Activity Among Young Adults: Difference in Differences Study," BMJ 355 (December 13, 2016): i6270, doi.org/10.1136/bmj.i6270.
29 Alessandro Gabbiadini, Christina Sagioglou, and Tobias Greitemeyer, "Does Pokémon GO Lead to a More Physically Active Life Style?," Computers in Human Behavior 84 (July 1, 2018): 258-63, doi.org/10.1016/j.chb.2018.03.005.
30 Tiffany May, "Pokémon Sleep Wants to Make Snoozing a Game Too," New York Times, May 29, 2019.
31 May, "Pokémon Sleep."
32 May, "Pokémon Sleep."
33 "Infographic: Sleep in the Modern Family," National Sleep Foundation, www.sleepfoundation.org/articles/infographic-sleep-modern-family.
34 Jennifer Falbe et al., "Sleep Duration, Restfulness, and Screens in the Sleep Environment," Pediatrics 135, no. 2 (February 2015): e367-75, doi.org/10.1542/peds.2014-2306.
35 Rob Newsom, "Relaxation Exercises for Falling Asleep," National Sleep Foundation, December 18, 2020, www.sleepfoundation.org/articles/relaxation-exercises-falling-asleep.
36 "Sleep, n.," Oxford English Dictionary Online (Oxford University Press), February 3, 2022, www.oed.com/view/Entry/181603.
37 May, "Pokémon Sleep."
38 "Pokémon Smile," the Pokémon Company, smile.Pokémon.com/en-us.
39 "Pokémon Smile."
40 "Pokémon Smile." pokemonkorea.co.kr/pokemon-smile.
41 Collectible Mew Oreo Cookie Limited Edition Cracked, eBay. (www.ebay.com/itm/324797022990?_trkparms=ispr%3D1&hash=item4b9f69430e:g:bVUAAOSwVh5hSXDn&amdata. 현재는 없는 페이

지로 나온다.-옮긴이)
42 Mew Oreo Cookie Challenge!!! Try to Get to $1,000,000 Let's Go, eBay. (hwww.ebay.com/itm/3536 84751511?hash=item5259410497:g:plcAAOSwJmZhSSrC. 현재는 없는 페이지로 나온다.-옮긴이)
43 Lulu Garcia-Navara, "Gotta Catch 'Em All: Pokémon Fans Go Crazy Over New Oreos," NPR Weekend Edition, September 26, 2021, www.npr.org/2021/09/26/1040756485/gotta-catch-them-all-Pokémon-fans-go-crazy-over-new-oreos.
44 Mohammad Alkilzy et al., "Improving Toothbrushing with a Smartphone App: Results of a Randomized Controlled Trial," Caries Research 53, no. 6 (2019): 628-5, doi.org /10.1159 /000499868.
45 Fairplay, "CCFC Announces 2013 TOADY Award Nominees for Worst Toy of the Year," news release, November 21, 2013.

06

David Sprinkle, "Packaged Facts: 3 Mega Trends Impacting Kids Food Industry," Cision PR Newswire, March 30, 2016, www.prnewswire.com/news-releases/packaged-facts-3-mega-trends-impacting-kids -food-industry-300242013.html.
1 Moniek Buijzen and Patti M. Valkenburg, "The Unintended Effects of Television Advertising: A Parent-Child Survey," Communication Research 30, no. 5 (October 2003): 483-503, doi.org/10.1177/0093650203256361; Moniek Buijzen and Patti M. Valkenburg, "The Effects of Television Advertising on Materialism, Parent-Child Conflict, and Unhappiness: A Review of Research," Journal of Applied Developmental Psychology 24, no. 4 (September 1, 2003): 437-56, doi.org/10.1016/S0193-3973(03)00072-8.
2 다음 자료를 참고하라. Kalpesh B. Prajapati, Trivedi Payal, and Sneha Advani, "A Study on Pester Power's Impact: 'Identify Pester Power's Impact on the Purchase Decision of Guardians with Specific Focus on Snacks Category,' " Asian Journal of Research in Business Economics and Management 4, no. 2 (2014): 143-49; Eileen Bridges and Richard A. Briesch, "The 'Nag Factor' and Children's Product Categories," International Journal of Advertising 25, no. 2 (May 2006): 157-87.
3 Holly K.M. Henry and Dina L.G. Borzekowski, "The Nag Factor," Journal of Children and Media 5, no. 3 (2011): 298-317; Buijzen and Valkenburg, Communication Research 30: 483-503.
4 Laura McDermott et al., "International Food Advertising, Pester Power and Its Effects," International Journal of Advertising 25, no. 4 (2006): 513-40.
5 Widmeyer Communications, Kids and Commercialism Final Results, report for the Center for a New American Dream, December 13, 2002, 7, newdream.org/resources/poll-kids-and-commercialism-2002.
6 Henry and Borzekowski, Journal of Children and Media 5: 298-317.
7 James U. McNeal, On Becoming a Consumer: Development of Consumer Behavior Patterns in Childhood (London: Elsevier, 2007), 240-41.
8 Elliott Haworth, "Banning Junk Food Ads Won't Stem the Flow of Fat Kids," CITY A.M., December 12,

2016, www.cityam.com/255380/banning-junk-food-ads-wont-stem-flow-fat-kids.

9 Elliott Haworth, "#Advert #Kids; Holly Worrollo Teaches Elliott Haworth How to Target Young People," CITY A.M., August 7, 2017, advance-lexis-com.ezp-prod1.hul.harvard.edu/api/document?collection=news&id=urn:contentItem:5P67-FWX1-DY9P-N1F1-00000-00&context=1516831.

10 Haworth, "#Advert #Kids."

11 UN General Assembly, Resolution 44/25, Convention on the Rights of the Child, A/RES/44/25 (November 20, 1989), undocs.org/en/A/RES/44/25.

12 Larry Kramer, "Kids Advertising Hearings to Open," Washington Post, February 28, 1979.

13 "Stop Press," Marketing, November 25, 1993, advance-lexis-com.ezp-prod1.hul.harvard.edu/api/document?collection=news&id=urn:contentItem:419K-5BS0-00X8-J4PV-00000-00&context=1516831.

14 Western Media International, "The Fine Art of Whining: Why Nagging Is a Kid's Best Friend," Business Wire, August 11, 1998.

15 Amy Frazier, "Market Research: The Old Nagging Game Can Pay Off for Marketers," Selling to Kids 3, no. 8 (April 15, 1998).

16 Frazier, Selling to Kids 3.

17 "From Nag to the Bag," Brandweek, New York, Apr 13, 1998.

18 Elena Morales, "The Nag Factor: Measuring Children's Influence," Admap, March 2000, 35-7.

19 Megan Sanks, "Your Complete Guide to Everything Owned by Viacom," Zacks, July 10, 2017, www.zacks.com/stock/news/267014/your-complete-guide-to-everything-owned-by-viacom.

20 "Kidfluence: How Kids Influence Buying Behavior," Viacom, March 28, 2018, www.paramount.com/news/audience-insights/kidfluence-kids-influence-buying-behavior. 비아콤은 기업인 마틴 린드스트롬*Martin Lindstrom*이 2004년에 예측해서 널리 인용된 연간 구매력 자료를 참고했다. Martin Lindstrom, "Branding Is No Longer Child's Play!" Journal of Consumer Marketing 21, no. 3 (May 1, 2004): 175-82, doi.org/10.1108/07363760410534722.

21 "Kidfluence: How Kids Influence Buying Behavior," Viacom, March 28, 2018, www.paramount.com/news/audience-insights/kidfluence-kids-influence-buying-behavior.

22 Western Media International, Business Wire, 1998.

23 Lucy Hughes, interview by Mark Achbar, The Corporation, directed by Mark Achbar (New York: Big Picture Media Corporation, 2005), DVD.

24 Achbar, The Corporation.

25 다음 자료를 참고하라. Consuming Kids, The Commercialization of Childhood (New York: Media Education Foundation, 2008), eVideo; Margo G. Wootan, Pestering Parents: How Food Companies Market Obesity to Children (Washington, DC: Center for Science in the Public Interest, November 1, 2003), www.cspinet.org/new/200311101.html.; Juliet B. Schor, Born to Buy: The Commercialized Child and the New Consumer Culture (New York: Scribner, 2004). 《쇼핑하기 위해 태어났다 - 텔레토비에서 해피밀까지, 키즈 산업은 어떻게 아이들을 지배하게 되었나》, 해냄.; Susan Linn, Consuming Kids: The Hostile Takeover of Childhood (New York: New Press, 2005). 《TV 광고 아이들》, 들녘.

26 Consuming Kids, The Commercialization of Childhood (New York: Media Education Foundation, 2008), eVideo에 등장하는 게리 러스킨*Gary Ruskin*의 발언 발췌.

27 다음 기사에 실린 피터 워터먼*Peter Waterman*의 발언 발췌. Diane Summers, "Harnessing Pester Power," Financial Times, December 23, 1993, 8.

28 European Commission, "Consumers: New EU Rules Crackdown on Misleading Advertising and Aggressive Sales Practices," news release, December 12, 2007, europa.eu/rapid/press-release_IP-07-1915en.htm.

29 Children's Advertising Review Unit, "Self-Regulatory Program for Children's Advertising," fkks.com/uploads/news/6.30.11_CARU_Ad_Guidelines.pdf.

30 Nintendo, "Why We Need Wii U," 2013, www.ispot.tv/ad/75j9/nintendo-wii-u-why-we-need-wii-u.

31 Mahsa-Sadat Taghavi and Alireza Seyedsalehi, "The Effect of Packaging and Brand on Children's and Parents' Purchasing Decisions," British Food Journal 117, no. 8 (2015): 2017-38, doi.org/10.1108/BFJ-07-2014-0260.

32 Taghavi and Seyedsalehi, "The Effect of Packaging and Brand on Children's and Parents' Purchasing Decisions," 2017-38.

33 Monica Chaudhary, "Pint-Size Powerhouses: A Qualitative Study of Children's Role in Family Decision-Making," Young Consumers 19, no. 4 (2018): 345-57, doi.org/10.1108/YC-04-2018-00801.

34 Rituparna Bhattacharyya and Sangita Kohli, "Target Marketing to Children: The Ethical Aspect" (Proceedings of the International Marketing Conference on Marketing and Society, Indian Institute of Management, Kozhikode, India, April 2007), 69-74.

35 Lindstrom, Journal of Consumer Marketing 21:175-82.

36 ŠKODA Auto India, "ŠKODA Launches Rapid Onyx in India; Unveils Integrated Ad Campaign to Promote the New Model," news release, Adobo Magazine.

37 Zainub Ali, "The Payoff in Marketing to Kids," Slogan 17, no. 1 (January 2012), 24.

38 Callie Watson, "Parents Resisting Pester Power," The Advisor (June 3, 2014), 7.

39 "Press Release: A Third of Parents in Scotland Say 'Pester Power' Regularly Gets the Better of Them," Money Advice Service," November 27, 2018, www.moneyadviceservice.org.uk/en/corporate/press-release—a-third-of-parents-in-scotland-say-pester-power-regularly-gets-the-better-of-them.

40 Helena Pozniak, "Fortnite Fury: The Extremes Parents Are Going To, to Get Their Children Off This Addictive Game," Telegraph, September 27, 2018.

41 Pozniak, "Fortnite Fury." 다음 기사도 참고하라. Jef Feeley and Christopher Palmeri, "Kids Are So Addicted to Fortnite They're Being Sent to Gamer Rehab," Bloomberg, November 27, 2018, www.bloomberg.com/news/articles/2018-11-27/fortnite-addiction-prompts-parents-to-turn-to-video-game-rehab; Elizabeth Matsangou "How Fortnite Became the Most Successful Free-to-Play Game Ever," New Economy, November 14, 2018. www.theneweconomy.com/business/how-fortnite-became-the-most-successful-free-to-play-game-ever.

42 다음 자료를 참고하라. Nir Eyal, Hooked: How to Build Habit-Forming Products (New York: Portfolio/

Penguin, 2014). 《훅》, 유엑스리뷰; Adam Alter, Irresistible: The Rise of Addictive Technology and the Business of Keeping Us Hooked (New York: Penguin, 2017). 《멈추지 못하는 사람들 - 무엇이 당신을 끊임없이 확인하고 검색하게 만드는가》, 부키.

43 Marisa Meyer et al., "Advertising in Young Children's Apps: A Content Analysis," Journal of Developmental and Behavioral Pediatrics 40, no. 1 (2019): 32-39.

44 Nellie Bowles, "Your Kid's Apps Are Crammed with Ads," New York Times, October 30, 2018.

45 Charles K. Atkin, "Observation of Parent-Child Interaction in Supermarket Decision -Making," Journal of Marketing 42, no. 4 (1978):41-5, doi.org /10.2307 /1250084.

46 James U. McNeal, Kids as Customers: A Handbook of Marketing to Children (Lanham, MD: Lexington Books, 1992), 79.

47 Richard Fry, "Millennials Overtake Baby Boomers as America's Largest Generation," Pew Research Center, April 25, 2016, www.pewresearch.org/fact -tank/2016/04/25/millennials-overtake-baby-boomers.

48 "Brand Research, Strategy, and Innovation," The Family Room, familyroomllc.com/home-page.

49 이 단락과 이어지는 다음 부분에 발췌한 조지 케리의 말은 케리가 2018년 2월 12일 플로리다주 마이애미에서 개최된 키즈스크린 서밋*Kidscreen Summit*에서 한 기조 연설의 일부다. summit.kidscreen.com/2018/sessions/68723/keynotethedaythe.

50 다음 자료에 실린 2014년 인구 조사 데이터를 인용했다. Konrad Mugglestone, "Finding Time: Millennial Parents, Poverty and Rising Costs," Young Invincibles, May 2015, younginvincibles.org/wp-content/uploads/2017/04/Finding-Time-Apr29.2015-Final.pdf.

51 Richard Fry, "5 Facts About Millennial Households," Pew Research Center, September 6, 2017, www.pewresearch.org/fact-tank/2017/09/06/5-facts-about-millennial-households.

52 Ryan Jenkins, "This Is Why Millennials Care So Much About Work-Life Balance," Inc., January 8, 2018, www.inc.com/ryan-jenkins/this-is-what-millennials-value-most-in-a-job-why.html.

53 Ace Casimiro, "Employee Engagement: Out of Office, Seldom Away from Work," Randstad, rlc.randstadusa.com/for-business/learning-center/workforce-management/employee-engagement-out-of-office-seldom-away-from-work.

54 Steve McClellan, "Moms Relinquish Role as Family Decision Maker," May 11, 2017, Media Post, www.mediapost.com/publications/article/300952/moms-relinquish-role-as-family-decision-maker.html.

55 Henry and Borzekowski, Journal of Children and Media 5: 298-317.

07

Jenny Radesky, "What Happens When We Turn to Smartphones to Escape Our Kids?," Pacific Standard, April 22, 2019, psmag.com /ideas /what-happens -when -parents -cant -put -their -phones -down.

1 Jenny S. Radesky et al., "Patterns of Mobile Device Use by Caregivers and Children During Meals in Fast Food Restaurants," Pediatrics 133, no. 4 (March 2014): 843-49, doi.org /10.1542 /peds.2013 -3703; Alexis Hiniker et al., "Texting While Parenting: How Adults Use Mobile Phones While Caring for Children

at the Playground" (CHI '15: Proceedings of the 33rd Annual ACM Conference on Human Factors in Computing Systems, April 2015), 727-36.

2 Hiniker et al., "Texting While Parenting," 727-36.

3 Radesky et al., Pediatrics 133: 843-49.

4 Hiniker et al., "Texting While Parenting," 727-36.

5 Brandon T. McDaniel and Jenny S. Radesky, "Technoference: Parent Distraction with Technology and Associations with Child Behavior Problems," Child Development 89, no. 1 (2018): 100-109, doi.org/10.1111/cdev.12822.

6 McDaniel and Radesky, Child Development 89: 100-109.

7 Adrienne LaFrance, "The Golden Age of Reading the News," The Atlantic, May 6, 2016.

8 Tiffany G. Munzer et al., "Tablets, Toddlers and Tantrums: The Immediate Effects of Tablet Device Play," Acta Paediatrica 110, no. 1 (January 1, 2021): 255-56.

9 Alexis Hiniker et al., "Let's Play: Digital and Analog Play Between Preschoolers and Parents" (CHI '18: Proceedings of the 2018 CHI Conference on Human Factors in Computing Systems, April 2018), 1-13, doi.org/10.1145/3173574.3174233.

10 Kathy Hirsh-Pasek et al., "Putting Education in 'Educational' Apps: Lessons from the Science of Learning," Psychological Science in the Public Interest 16, no. 1 (2015): 3-34; Meyer et al., Journal of Developmental and Behavioral Pediatrics 40: 32-39.

11 Douglas A. Gentile et al., "Pathological Video Game Use Among Youths: A Two -Year Longitudinal Study," Pediatrics 127, no. 2 (February 2011): e319-29; Clifford J. Sussman et al., "Internet and Video Game Addictions: Diagnosis, Epidemiology, and Neurobiology," Child and Adolescent Psychiatric Clinics of North America 27, no. 2 (April 2018): 301-26.

12 Betsy Morris, "How Fortnite Triggered an Unwinnable War Between Parents and Their Boys; the Last -Man -Standing Videogame Has Grabbed onto American Boyhood, Pushing Aside Other Pastimes and Hobbies and Transforming Family Dynamics," Wall Street Journal Online, December 21, 2018.

13 Nick Bilton, "Steve Jobs Was a Low-Tech Parent," New York Times, September 10, 2014.

14 Bianca Bosker, "Tristan Harris Believes Silicon Valley Is Addicting Us to Our Phones. He's Determined to Make It Stop," Atlantic Monthly 318, no. 4 (November 2016): 56-58, 60, 62, 64-65, search.proquest.com/docview/1858228137/abstract/FBF7AA159CE64354PQ/1.

15 H. Tankovska, "Facebook's Annual Revenue from 2009 to 2020," Statista (Facebook Annual Report 2021, February 5, 2021), 66, www.statista.com/statistics/268604/annual-revenue-of-facebook.

16 Jaron Lanier quoted in Jemima Kiss, " 'I Was on Instagram. The Baby Fell Down the Stairs': Is Your Phone Use Harming Your Child?," The Guardian, December 7, 2018.

17 Victoria Rideout and Michael Robb, The Common Sense Census: Media Use by Tweens and Teens (San Francisco: Common Sense Media, 2019).

18 Doreen Carvajal, "A Way to Calm a Fussy Baby: 'Sesame Street' by Cellphone," New York Times, April 18, 2005.

19 Michele M. Melendez, "Calling on Kids; Cell Phone Industry Aims at Youngest Consumers," Grand Rapids Press, July 3, 2005.

20 Ken Heyer, quoted in Doreen Carvajal, "A Way to Calm a Fussy Baby: 'Sesame Street' by Cellphone," New York Times, April 18, 2005.

21 Sean Dennis Cashman, America in the Twenties and Thirties: The Olympian Age of Franklin Delano Roosevelt (New York: New York University Press, 1989), 63.

22 Cashman, America in the Twenties and Thirties, 329.

23 Robert Putnam, Bowling Alone: The Collapse and Revival of American Community (New York: Simon and Schuster, 2000). 《나 홀로 볼링 - 사회적 커뮤니티의 붕괴와 소생》, 페이퍼로드.

24 Tiffany G. Munzer et al., "Parent-Toddler Social Reciprocity During Reading from Electronic Tablets vs. Print Books," JAMA Pediatrics 173, no. 11 (2019): 1076-83, www.ncbi.nlm.nih.gov/pmc/articles/PMC6777236; Jennifer M. Zosh et al., "Talking Shape: Parental Language with Electronic Versus Traditional Shape Sorters," Mind, Brain, and Education 9, no. 3 (September 2015): 136-44, doi.org/10.1111/mbe.12082.

25 Tiffany Munzer et al., "Differences in Parent-Toddler Interactions with Electronic Versus Print Books," Pediatrics 143, no. 4 (2019): e20182012, doi-org.ezp-prod1.hul.harvard.edu/10.1542/peds.2018-2012; Munzer et al., "Parent-Toddler Social Reciprocity During Reading from Electronic Tablets vs. Print Books."

26 Sherry Turkle, Reclaiming Conversation: The Power of Talk in the Digital Age (New York: Penguin Press, 2015), 107. 《대화를 잃어버린 사람들 - 온라인 시대에 혁신적 마인드를 기르는 대화의 힘》, 민음사.

27 "Best 5 Smart Toasters for You to Buy in 2020 Reviews," toasteraddict.com/smart-toaster; Kimiko de Freytas-Tamura, "Maker of 'Smart' Vibrators Settles Data Collection Lawsuit for $3.75 Million," New York Times, March 14, 2017.

28 "Part 1: Digital Assistants, the Internet of Things, and the Future of Search," Ignite Technologies, October 14, 2016, placeable.ignitetech.com/blog/post/part-1-digital-assistants-internet-things-future-search.

29 Jason England, "Amazon Dominates the Smart Speaker Market with a Nearly 70% Share in 2019," Android Central, February 11, 2020, www.androidcentral.com/amazon-dominates-smart-speaker-market-nearly-70%-share-2019.

30 Amazon, "Echo Dot (3rd Gen), Smart Speaker with Alexa, Charcoal," Amazon Devices, www.amazon.com/Echo-.Dot/dp/B07FZ8S74R/ref=sr_1_1?dchild=1&keywords=echo&qid=1617893811&sr=8-1.

31 "Create Alexa Skills Kit, Amazon Alexa Voice Development," Amazon, Alexa, developer.amazon.com/en-US/alexa/alexa-skills-kit.html.

32 Daniel Etherington, "Amazon Echo is a $199 Connected Speaker Packing an Always-On Siri-Style Assistant," TechCrunch, November 6, 2014, techcrunch.com/2014/11/06/amazon-echo.

33 Sarah Perez, "Hands On with the Echo Dots Kids Edition," TechCrunch, June 28, 2018, techcrunch.

com/2018/06/28/hands-on-with-the-echo-dots-kids-edition.

34 Amazon, "Introducing Fire HD Kids Edition—The Kids Tablet that Has It All, Including the First-Ever 2-Year Worry-Free Guarantee," news release, September 17, 2014, press.aboutamazon.com/news-releases/news-release-details/introducing-fire-hd-kids-edition-kids-tablet-has-it-all.

35 Igor Bonifacic, "Amazon Announces Its First-Ever Kindle for Kids," Engadget, October 7, 2019; Sarah Perez, "Amazon Introduces a Way for Teens to Independently Shop Its Site, Following Parents' Approval," TechCrunch, October 11, 2017.

36 Todd Haselton, "Amazon Targets Kids with a Candy-Colored Echo and a Version of Alexa that Rewards Politeness," CNBC, April 25, 2018, www.cnbc.com/2018/04/25/amazon-echo-kids-edition-alexa-for-kids.html.

37 "Echo Dot Kids Edition Violates COPPA," request for investigation of Amazon's violations of the Children's Online Privacy Protection Act (COPPA) for the safety and privacy of American children, May 9, 2019, www.echokidsprivacy.com.

38 "Echo Dot Kids Edition Violates COPPA," iii.

39 "Echo Dot Kids Edition Violates COPPA," 31-32.

40 "Echo Dot Kids Edition Violates COPPA," iv.

41 "Echo Dot Kids Edition Violates COPPA," 24.

42 조시 골린, 저자에게 직접 제공, 2021년 4월 8일; 앤절라 캠벨*Angela Campbell*, 저자에게 직접 제공, 2021년 11월 8일.

43 Amazon, "All-New Echo Dot (4th Gen) Kids Edition, Designed for kids, with parental controls, Tiger," Amazon Devices, www.amazon.com/Echo-Dot-4th-Gen-Kids/dp/B084J4QQK1.

44 Amazon, "All-New Echo Dot (4th Gen) Kids Edition."

45 Amazon, "All-New Echo Dot (4th Gen) Kids Edition."

46 Amazon, "All-New Echo Dot (4th Gen) Kids Edition."

47 Amazon, "All-New Echo Dot (4th Gen) Kids Edition."

48 Emily DeJeu, "6 Ways the Amazon Echo Will Transform Your Child's Bedtime Routine," The Baby Sleep Site, August 5, 2020, www.babysleepsite.com/sleep-training/amazon-echo-bedtime-routine.

49 Ryan Tuchow, "What's Now vs. What's next: The Future of Kids Tech," Kidscreen, March 15, 2022, kidscreen.com/2022/03/15/whats-now-vs-whats-next-the-future-of-kids-tech.

50 푸 막대기 놀이 방법을 더 자세히 알고 싶다면 다음을 참고하라. "In Which Pooh Invents a Game and Eeyore Joins In," The House at Pooh Corner (Boston: E.P. Dutton, 1928), 92-108. 제6장 푸가 푸 막대기를 만들어서 이요르도 함께 놀았어요, 《곰돌이 푸 2》, 더클래식.

51 Amazon, "All-New Echo Dot (4th Gen) Kids Edition + Echo Glow, Panda," Amazon Devices, www.amazon.com/Echo-Designed-parental-controls-Panda/dp/B084J4MJCK.

52 다음 링크에 나온 가장 최근에 나온 어린이용 에코 닷 상품 설명에 따르면, 만 3세부터 사용할 수 있다. www.amazon.com/-/ko/dp/B0BF7PB9NQ?ref_=mars_gen_B084J4QQK1.

53 parents.amazon.com/settings/smartfilter/KTYWP4Q7FQ.

54 "American Girl Dolls Wiki: Julie Albright (Doll)," American Girl Wiki, Fall 2014, americangirl.fandom.com/wiki/Julie_Albright_(doll).

55 "Julie," doll, American Girl, Shop, Historical Characters, https://www.americangirl.com/collections/julie.

56 An American Girl Story, directed by Sasie Sealy, season 103 (Amazon Studios, 2017), www.amazon.com/American-Girl-Story-Julie-Balance/dp/B086HXZ4Q9/ref=sr_1_5?dchild=1&keywords=julie+albright+movie&qid=1616692782&s=movies-tv&sr=1-5.

57 American Girl, "And the Tiara Goes To: A Julie Albright Movie, Julie Albright, @American Girl," YouTube video, www.youtube.com/watch?v=F6wp23uh9oO.

58 Adrienne Jeffries and Leon Yin, "Google's Top Search Result? Surprise! It's Google," Mark Up, Google the Giant, themarkup.org/google-the-giant/2020/07/28/google-search-results-prioritize-google-products-over-competitors.

59 Lauren Johnson, "Amazon Is Ramping Up Its Pitch for Audio Ads After Long Promising Alexa Would Be Ad-Free," Business Insider, www.businessinsider.com/amazon-is-pitching-advertisers-more-on-alexa-audio-ads-2020-2.

60 Rules about host-selling are covered in "The Public and Broadcasting," Federal Communications Commission, December 7, 2015, www.fcc.gov/media/radio/public-and-broadcasting.

61 Mila Slesar, "Amazon Alexa: How to Leverage the Benefits for Your Brand," Alternative Spaces, alternative-spaces.com/blog/amazon-alexa-how-to-leverage-the-benefits-for-your-brand.

62 Tharin White, "Disney Adds Amazon Echo 'Frozen' and 'Star Wars' Voice Skills for Kids+," Attractions Magazine, February 3, 2021, attractionsmagazine.com/disney-adds-amazon-echo-frozen-star-wars-voice-skills-kids.

63 Morten L. Kringelbach et al., "On Cuteness: Unlocking the Parental Brain and Beyond," Trends in Cognitive Sciences 20, no. 7 (July 1, 2016): 545-58, doi.org/10.1016/j.tics.2016.05.003.

64 Junya Nakanishi, Jun Baba, and Itaru Kuramoto "How to Enhance Social Robots' Heartwarming Interaction in Service Encounters" (Proceedings of the 7th International Conference on Human -Agent Interaction, September, 2019), 297-99, dl -acm -org.ezp -prod1.hul.harvard .edu /doi /epdf /10.1145 /3349537.3352798; 인간의 마음을 끄는 특정한 로봇의 외적 특징을 디자이너들은 어떻게 생각하는지 알고 싶다면 다음을 참고하라. Alexander Reben and Joseph Paradiso, "A Mobile Interactive Robot for Gathering Structured Social Video" (Proceedings of the 19th Association for Computing Machinery, International Conference on Multimedia, 2011), 917-20, doi.org.ezp-prod1.hul.harvard.edu/10.1145/2072298.2071902.

65 다음 기사에 인용된 셰리 터클의 말이다. James Vlahos, "Barbie Wants to Get to Know Your Child," New York Times, September 16, 2015.

66 헬로 바비가 말하는 답변 목록은 다음 링크에서 확인할 수 있다. "What Does Hello Barbie Say?," hellobarbiefaq.mattel.com/what-does-hello-barbie-say.

67 어린이가 퍼비*Furby* 같은 로봇과 유사한 장난감과 맺는 관계를 더 자세히 알고 싶다면 다음 자료를 참고하라. Sherry Turkle, Alone Together: Why We Expect More from Technology and Less from Each

Other (New York: Basic Books, 2012). 《외로워지는 사람들: 테크놀로지가 인간관계를 조정한다》, 청림출판; Peter H. Kahn Jr. et al., "'Robovie, You'll Have to Go into the Closet Now': Children's Social and Moral Relationships with a Humanoid Robot," Developmental Psychology, Interactive Media and Human Development 48, no. 2 (2012): 303-14, doi.org/10.1037/a0027033.
68 V.I. Kraak and M. Story, "Influence of Food Companies' Brand Mascots and Entertainment Companies' Cartoon Media Characters on Children's Diet and Health: A Systematic Review and Research Needs," Obesity Reviews 16, no. 2 (2015): 107-26, doi.org /10.1111 /obr.12237.
69 Sandra L. Calvert et al., "Young Children's Mathematical Learningfrom Intelligent Characters," Child Development 91, no. 5 (2020): 1491-1508, doi.org /https://doi.org /10.1111 /cdev.13341.
70 Calvert et al., "Young Children's Mathematical Learning from Intelligent Characters.
71 Larry D. Woodard, "Dora the (Marketing) Explorer," ABC News, April 20, 2010.

08

엘리자베스 셉*Elisabeth Soep*의 글에 인용되었다. "Chimerical Avatars and Other Identity Experiments from Prof. Fox Harrell," Boing Boing, April 19, 2010, boingboing.net/2010/04/19/chimerical-avatars-a.html.
1 Federal Trade Commission, "Ads Touting 'Your Baby Can Read' Were Deceptive, FTC Complaint Alleges," August 28, 2012, www.ftc.gov/news-events/press-releases/2012/08/ads-touting-your-baby-can-read-were-deceptive-ftc-complaint.
2 Monica Potts, "It's an Ad World After All: Is It Legal for a Company to Take Out Internet Ads on Your Name After You've Filed a Complaint Against It? Apparently So," American Prospect 22, no. 9, (2011): 42, prospect.org/environment/ad-world.
3 Latanya Sweeney, "Discrimination in Online Ad Delivery," ACM Queue (a journal published by the Association of Computer Machinery) 11, no. 3 (2013), queue.acm.org/detail.cfm?id=2460278&doi=10.1145%2F2460276.2460278.
4 "1 Second, Internet Live Stats," Internetlivestats.com, www.internetlivestats.com/one-second/#google-band.
5 "Dossier on Online Search Usage," Statista, 2020, 61, www.statista.com/study/15884/search-engine-usage-statista-dossier. 이 자료에 실린 데이터는 전 세계에 해당하는 데이터다.
6 "Dossier on Online Search Usage," 3.
7 Kristen Purcell, Joanna Brenner, and Lee Rainie, "Main Findings," Pew Research Center, Internet and Technology, March 9, 2012, www.pewresearch.org/internet/2012/03/09/main-findings-11.
8 Ajit Pai, "What I Hope to Learn from the Tech Giants," Medium, Personal Page of the Chairman of the Federal Communications Commission, September 4, 2018, ajitvpai.medium.com/what-i-hope-to-learn-from-the-tech-giants-6f35ce69dcd9.
9 Dylan Curran, "Are You Ready? Here Is All the Data Facebook and Google Have on You," Guardian, March 30, 2018.
10 검색 엔진 최적화 기업이 요구하는 비용 예시는 다음 자료를 참고하라. "How Much Does SEO Cost in 2021?" WebFX, www.webfx.com/internet-marketing/how-much-does-seo-cost.html; or Justin

Smith, "SEO Pricing, How Much Do SEO Services Cost in 2021?," July 21, 2021, Outer Box, www.outerboxdesign.com/search-marketing/search-engine-optimization/seo-pricing-costs.

11 Megan Graham and Jennifer Elias, "How Google's $150 Billion Advertising Business Works," CNBC, May 18, 2021, www.cnbc.com/2021/05/18/how-does-google-make-money-advertising-business-breakdown-.html.

12 Kirsten Grind et al., "How Google Interferes with Its Search Algorithms and Changes Your Results," Wall Street Journal, November 15, 2019, www.wsj.com/articles/how-google-interferes-with-its-search-algorithms-and-changes-your-results-11573823753?reflink=desktopwebshare_permalink.

13 Safiya Umoja Noble, Algorithms of Oppression: How Search Engines Reinforce Racism (New York: New York University Press), 28. 《구글은 어떻게 여성을 차별하는가 - 불평등과 혐오를 조장하는 알고리즘 시대의 진실을 말하다》, 한스미디어.

14 Noble, 19, 67.

15 다음 자료를 참고하라. Ruha Benjamin, Race After Technology: Abolitionist Tools for the New Jim Code (Cambridge: Polity Press, 2019), 93-95.

16 Rebecca Hersher, "What Happened When Dylann Roof Asked Google for Information About Race?," NPR, The Two-Way, January 20, 2017.

17 Leon Yin and Aaron Sankin, "Google Ad Portal Equated 'Black Girls' with Porn," The Markup, July 23, 2020, themarkup.org/google-the-giant/2020/07/23/google-advertising-keywords-black-girls.

18 Hersher, "Dylann Roof."

19 Jessica Guynn, " 'Three Black Teenagers' Google Search Sparks Outrage," USA Today, June 9, 2016, www.usatoday.com/story/tech/news/2016/06/09/google-image-search-three-black-teenagers-three-white-teenagers/85648838.

20 Sundar Pichai, "Our Commitments to Racial Equity," A Message from Our CEO, Google, June 17, 2020, blog.google/inside-google/company-announcements/commitments-racial-equity.

21 Meredith Broussard, "When Algorithms Do the Grading," New York Times, September 9, 2020.

22 Noble, Algorithms of Oppression, 82. 《구글은 어떻게 여성을 차별하는가 - 불평등과 혐오를 조장하는 알고리즘 시대의 진실을 말하다》, 한스미디어.

23 Eric Hall Schwarz, "Alexa Introduces Voice Profiles for Kids and New AI Reading Tutor," Voicebot.ai, June 29, 2021, voicebot.ai/2021/06/29/alexa-introduces-voice-profiles-for-kids-and-new-ai-reading-tutor.

24 Monica Anderson et al., "Public Attitudes Toward Political Engagement on Social Media," Pew Research Center, Internet & Technology, Activism in the Social Media Age, July 11, 2018, www.pewresearch.org/internet/2018/07/11/public-attitudes-toward-political-engagement-on-social-media.

25 Linette Lopez, "Facebook's Algorithm Is a Sociopath, and Facebook Management Is Too Greedy to Stop It," Business Insider, May 28, 2020, www.businessinsider.com/facebook-algorithm-sociopath-management-too-greedy-to-stop-it-2020-5.

26 Davey Alba, " 'All of It Is Toxic': A Surge in Protest Misinformation," New York Times, June 2, 2020; Davey Alba, "Misinformation About George Floyd Protests Surges on Social Media," New York Times,

June 1, 2020.

27 다음 자료를 참고하라. Mary Aiken, "The Kids Who Lie About Their Age to Join Facebook," The Atlantic, August 30, 2016; "U.S. Popular Entertainment for Kids and Teens 2020," Statista, January 26, 2021, www.statista.com/statistics/1155926/popular-entertainment-us-kids-teens-parents; "Leading Social Media Apps Children UK 2020," Statista, July 21, 2021, www.statista.com/statistics/1124966/leading-social-media-apps-children-uk; "U.S. Young Kids Top Social Networks 2020," Statista, January 28, 2021, www.statista.com/statistics/1150621/most-popular-social-networks-children-us-age-group.

28 Michael B. Robb, News and America's Kids: How Young People Perceive and Are Impacted by the News (San Francisco: Common Sense Media, 2017), 5.

29 Tate-Ryan Mosely, "How Digital Beauty Filters Perpetuate Colorism," MIT Technology Review, August 15, 2021, www.technologyreview.com/2021/08/15/1031804/digital-beauty-filters-photoshop-photo-editing-colorism-racism.

30 Alex Hern, "Student Proves Twitter Algorithm 'Bias' Toward Lighter, Slimmer, Younger Faces," The Guardian, August 10, 2021.

31 Christopher P. Barton and Kyle Somerville, Historical Racialized Toys in the United States (Guides to Historical Artifacts) (New York: Routledge, 2016), 17-18.

32 Kirsten Weir, "Raising Anti-Racist Children. Psychologists Are Studying the Processes by Which Young Children Learn About Race—and How to Prevent Prejudice from Taking Root," American Psychological Association, 52, no. 4 (June 2021), www.apa.org/monitor/2021/06/anti-racist-children.

33 Weir, American Psychological Association.

34 Emily R. Aguiló-Pérez, "Commodifying Culture: Mattel's and Disney's Marketing Approaches to 'Latinx' Toys and Media," in The Marketing of Children's Toys, ed. Rebecca C. Hains and Nancy A. Jennings (Cham: Palgrave Macmillan, 2021), 143-63, doi.org/10.1007/978-3-030-62881-9_8.

35 Mail Foreign Service, "Barbie Launch First Black Doll That Is NOT Just a Painted Version of White Doll," Mail Online, October 12, 2009, www.dailymail.co.uk/news/article-1219257/Barbie-launch-black-doll-look-like-real-people-having-fuller-features.html.

36 Barton and Somerville, Historical Racialized Toys, 26.

37 See Liz Mineo, "The Scapegoating of Asian Americans," Harvard Gazette (blog), March 24, 2021, news.harvard.edu/gazette/story/2021/03/a-long-history-of-bigotry-against-asian-americans.

38 Encyclopedia Britannica Online, s.v. "Ku Klux Klan," www.britannica.com/topic/Ku-Klux-Klan.

39 Encyclopedia Britannica Online, s.v. "Tulsa Race Massacre of 1921," www.britannica.com/event/Tulsa-race-massacre-of-1921.

40 Encyclopedia Britannica Online, s.v. "Plessy v. Ferguson," by Brian Duignan, www.britannica.com/event/Plessy-v-Ferguson-1896.

41 Barton and Somerville, Historical Racialized Toys, 64.

42 Barton and Somerville, Historical Racialized Toys, 41.

43 Caitlin O'Kane, "Disney Adding Disclaimer About Racist Stereotypes to Some Old Movies," CBS News,

October 19, 2020, www.cbsnews.com/news/disney-disclaimer-racist-stereotypes-old-movies.

44 Jessica Sullivan et al., "Adults Delay Conversations About Race Because They Underestimate Children's Processing of Race," Journal of Experimental Psychology: General 150, no. 2 (February 2021): 395-400, doi.org/10.1037/xge0000851.

45 Susan Linn, Consuming Kids: The Hostile Takeover of Childhood (New York: New Press, 2004). 《TV 광고 아이들》, 들녘.

09

Marion Nestle, "School Food, Public Policy, and Strategies for Change," in Food Politics, ed. S. Robert and M. Weaver-Hightower (New York: Peter Lang, 2011), 143-46. 《식품정치 - 미국에서 식품산업은 영양과 건강에 어떤 영향을 끼치는가?》, 고려대학교출판부.

1 "JA BizTown and JA Finance Park, Junior Achievement of Greater St. Louis," www.juniorachievement.org/web/ja-gstlouis/ja-finance-park-ja-biztown.

2 JA Finance Park, "Funding Opportunities," Junior Achievement of Southern California, jasocal.org/wp-content/uploads/2019/10/FP_Funding-Opportunities_FY19.pdf.

3 JA Finance Park, "Funding Opportunities."

4 "Learn and Discover," Disneynature, Educational Materials, nature.disney.com/educators-guides.

5 Jie Jenny Zou, "Oil's Pipeline to America's Schools," Center for Public Integrity, June 15, 2017, apps.publicintegrity.org/oil-education.

6 Beth Mole, "Juul Gave Presentations in Schools to Kids, and the FDA Is Fuming," Ars Technica, October 9, 2019, arstechnica.com/science/2019/09/juul-gave-presentations-in-schools-to-kids-and-the-fda-is-fuming.

7 Pizza Hut, "The BOOK IT! Program," www.bookitprogram.com.

8 "Oswego McDonald's Hosts McTeacher's Night for Boulder Hill Elementary School," Daily Herald, November 17, 2017, www.dailyherald.com /article /20171116 /submitted /171119248.

9 Alex Molnar, Giving Kids the Business: The Commercialization of America's Schools (Boulder, CO: Westview Press, 1996), 39.

10 Inger L. Stole, "Advertisers in the Classroom: A Historical Perspective" (1999년 오하이오주 콜럼버스에서 개최된 미국소비자연구협회*Association for Consumer Research* 연례 콘퍼런스에서 발표된 논문이다).

11 Inger L. Stole and Rebecca Livesay, "Consumer Activism, Commercialism, and Curriculum Choices: Advertising in Schools in the 1930s," Journal of American Culture 30, no. 1 (March 2007): 68-80, doi.org/10.1111/j.1542-734X.2007.00465.x.

12 Stole and Livesay, Journal of American Culture 30: 68-80.

13 Elizabeth A. Fones-Wolf, Selling Free Enterprise: The Business Assault on Labor and Liberalism 1945-60 (Urbana: University of Illinois Press, 1994), 204. 1959년 1월 4일 자 〈뉴욕타임스〉에 인용되었다.

14 National Commission on Excellence in Education, A Nation at Risk: The Imperative for Educational Reform (Washington, DC: The National Commission on Excellence in Education, 1983).

15 Alex Molnar, Giving Kids the Business: The Commercialization of America's Schools (Boulder, CO: Westview Press, 1996), 1.

16 Richard Rothstein, "When States Spend More," American Prospect 9, no. 36 (January/February, 1998): 72-79.

17 Ivy Morgan and Ary Amerikaner, "Funding Gaps 2018," Education Trust, edtrust.org/resource/funding-gaps-2018.

18 Robert Hanna, Max Marchitello, and Catherine Brown, "Comparable but Unequal," Center for American Progress, March 11, 2015, americanprogress.org/issues/education-k-12/reports/2015/03/11/107985/comparable-but-unequal.

19 이와 관련한 양질의 토론을 읽고 싶다면 다음을 참고하라. For a good discussion, see Alex Molnar and Faith Boninger, Sold Out: How Marketing in School Threatens Children's Well-Being and Undermines Their Education (Lanham, MD: Rowman and Littlefield, 2015).

20 교육 내 상업주의 연구소*Commercialism in Education Research Unit, CERU*에서 발표한 보고서에 따르면, 2003, 2004 학기에 상업화된 학교의 약 70퍼센트는 수입이 전혀 없었으며, 5만 달러 이상 벌어들인 학교는 네 곳에 불과했다고 몰나르*Molnar*와 보닌저*Boninger*는 지적한다. 2012년, 미국 비영리 소비자 단체인 퍼블릭시티즌*Public Citizen*은 큰 수익을 창출할 것으로 보이는 광고 계약조차도 보통 학군 예산의 약 0.03퍼센트에 해당하는 수익만 냈다고 발표했다. (Elizabeth Ben-Ishai, "School Commercialism: High Cost, Low Revenues," Public Citizen, 2012); 미국 공립 학교 내 마케팅 활동의 유형과 범위 전국 설문 결과를 참고하라. Alex Molnar et al., "Marketing of Foods of Minimal Nutritional Value in Schools," Preventive Medicine 47, no. 5 (November 2008): 504-7, doi.org/10.1016/j.ypmed.2008.07.019; Brian O. Brent and Stephen Lunden, "Much Ado About Very Little: The Benefits and Costs of School-Based Commercial Activities," Leadership and Policy in Schools 8, no. 3 (July 2009): 307-36, doi.org/10.1080/15700760802488619.

21 Ed Winter quoted in Pat Wechsler, "This Lesson Is Brought to You By…," Business Week, June 30, 1997, 68.

22 미국 소비자 시민 운동가인 랄프 네이더*Ralph Nader*의 저서 Children First: A Parent's Guide to Fighting Corporate Predators (Washington, DC: Children First, 1996), 64에 인용된 조엘 배빗*Joel Babbit*의 말이다. 조엘 배빗은 상업적 뉴스 프로그램인 채널원*Channel One*의 전 사장이다.

23 Consumers Union of the United States, Captive Kids: A Report on Commercial Pressures on Kids at School (Yonkers, NY: Consumers Union Education Services, 1995).

24 Helen G. Dixon et al., "The Effects of Television Advertisements for Junk Food Versus Nutritious Food on Children's Food Attitudes and Preferences," Social Science and Medicine 65, no. 7 (October 2007): 1311-23.

25 Jeff Cronin and Richard Adcock, "USDA Urged to Protect Kids from Digital Food Marketing on Online Learning Platforms," Center for Science in the Public Interest, July 13, 2020.

26 Alex Molnar, "The Commercial Transformation of Public Education," Journal of Education Policy 21, no. 5 (September 1, 2006): 632, doi.org/10.1080/02680930600866231. 공교육이 상업화하는 과정을 자세하게 다룬 자료가 필요하다면 다음을 참고하라. Rachel Cloues, "The Library That Target

Built," Rethinking Schools 8, no. 4 (Summer 2014).
27 Molnar, Journal of Education Policy 21: 632.
28 Bradley S. Greenberg and Jeffrey E. Brand, "Television News Advertising in Schools: The 'Channel One' Controversy," Journal of Communication 43, no. 1 (1993): 143-51.
29 다음 자료를 참고하라. John Dewey, Democracy and Education (New York: Macmillan, 1916). 《민주주의와 교육》, 교육과학사.
30 버네이스의 말은 다음 자료에 언급되어 있다. Alex Molnar and Faith Boninger, "The Commercial Transformation of America's Schools," Phi Delta Kapan (blog), September 21, 2020, kappanonline.org/commercial-transformation-americas-schools-molnar-boninger.
31 Stuart Ewan, Captains of Consciousness: Advertising and the Social Roots of Consumer Culture (New York: McGrawHill, 1976), 54-.55.
32 Molnar and Boninger, "Commercial Transformation of America's Schools."
33 Robert Bryce, "Marketing Wars Enter Schoolyard Contracts Cut by Coke and Nike Stir Ethical Concerns About Commerce on Campus," Christian Science Monitor, August 19, 1997, sec. UNITED STATES.
34 "Mission and History: American Coal Council," American Coal Council, www.americancoalcouncil.org/page/mission.
35 Erik W. Robelen, "Scholastic to Scale Back Corporate Sponsorships," Education Week, Bethesda 30, no. 37 (August 10, 2011): 5.
36 Tamar Lewin, "Coal Curriculum Called Unfit for 4th Graders," New York Times, May 11, 2011.
37 "Stem Classroom Activities and Resources: The Fracking Debate." Shell Company, www.shell.us/sustainability/energize-your-future-with-shell/stem-classroom-activities/_jcr_content/par/textimage1406346029.stream/1519761023329/39c197 6bd9e3fd78bf11d90616dfd18e9545ebe9/eyf-fracking-debate.pdf.
38 "Changing Environments," BP Educational Services, bpes.bp.com/changing-environments-video-and-comprehension.
39 "Voluntarily Funded by the People of Oklahoma Oil and Natural Gas," Oklahoma Energy Resources Board, Funding (OERB), www.oerb.com/about/funding.
40 매사추세츠대학교 정치경제연구소*Political Economy Research Institute*에서 발표한 2019년 오염 기업 지수에 따르면, 코크 인더스트리즈는 대기 오염 17위, 온실가스 배출량 22위, 수질 오염 13위에 올랐다. Matthew Baylor, "Combined Toxic 100 Greenhouse 100 Indexes," Political Economy Research Institute, www.peri.umass.edu/combined-toxic-100-greenhouse-100-indexes-current.
41 Katie Worth, "Climate Change Skeptic Group Seeks to Influence 200,000 Teachers," Frontline, March 28, 2017, pbs.org/wgbh/frontline/article/climate-change-skeptic-group-seeks-to-influence-200000-teachers.
42 "Frequently Asked Questions," Bill of Rights Institute, billofrightsinstitute.org/about-bri/faq.
43 "Educator Hub," Bill of Rights Institute, billofrightsinstitute.org/educate.
44 Roberto A. Ferdman, "McDonald's Quietly Ended Controversial Program That Was Making Parents

and Teachers Uncomfortable," Washington Post, May 13, 2016.
45 Discovery Education, "Pathway Financial in Schools," www.pathwayinschools.com.
46 Discovery Education, "Pathway to Financial Success in Schools."
47 "What Happens If My Credit Card Payment Is Late?," Discover, Credit Resource Center, www.discover.com/credit-cards/resources/so-my-credit-card-is-past-due.
48 몇 가지 예를 나열해본다. 교육 전문가의 조언이 필요하다면 다음을 참고하라. see Shirley Rush, "Children's Needs Versus Wants," NC Cooperative Extension, Hoke County Center, hoke.ces.ncsu.edu/2016/09/childrens-needs-versus-wants/; 유아기 전문가의 조언이 필요하다면 다음을 참고하라. Cheryl Flanders, "'But I WAAAANT It!' How to Teach Kids the Difference Between Wants and Needs," Kinder Care (blog), www.kindercare.com/content-hub/articles/2017/december/teach-difference-wants-and-needs; Tom Popomaronis, "Warren Buffett: This is the No. 1 Mistake Parents Make When Teaching Kids About Money," CNBC, Make It, July 30, 2019, last modified July 9, 2020, www.cnbc.com/2019/07/30/warren-buffett-this-is-the-no-1-mistake-parents-make-when-teaching-kids-about-money.html.
49 Practical Money Skills, "Lesson Two: Spending Plans," www.practicalmoneyskills.com/assets/pdfs/lessons/lev_1/2_complete.pdf.
50 Practical Money Skills, "Lesson Two: Spending Plans."
51 Jim Higlym, Men's Health 28, no. 10 (December 2013): 88.
52 Jonny Tiernan, "Impossible Foods to Reach New Generation Through US School Nutrition Programs," CleanTechnica, May 17, 2021. cleantechnica.com/2021/05/17/impossible-foods-to-reach-new-generation-through-us-school-nutrition-programs.
53 Anna Lappé, "Impossible Foods, Impossible Claims, Real Food Media," Medium, July 22, 2019, medium.com/real-food-media/impossible-foods-impossible-claims-c10ef2e457ed.
54 Center for Food Safety, "Center for Food Safety Filed Lawsuit Against FDA Challenging Decision to Approve Genetically Engineered Soy Protein Found in the Impossible Burger," new release, March 18, 2020, centerforfoodsafety.org/press-releases/5961/center-for-food-safety-filed-lawsuit-against-fda-challenging-decision-to-approvegenetically-engineered-soy-protein-found-in-the-impossible-burger.
55 Pavni Diwanji, " 'Be Internet Awesome': Helping Kids Make Smart Decisions Online," Google (blog), June 6, 2017, www.blog.google/technology/families/be-internet-awesome-helping-kids-make-smart-decisions-online.
56 "Child and Consumer Advocates Urge FTC to Investigate and Bring Action Against Google for Excessive and Deceptive Advertising Directed at Children: So-Called 'Family-Friendly' YouTube Kids App Combines Commercials and Videos, Violating Long-Standing Safeguards for Protecting Children," Campaign for Commercial-Free Childhood, April 6, 2015, commercialfreechildhood.org/advocates-file-ftc-complaint-against-googles-youtube-kids.
57 Alistair Barr, "Google's YouTube Kids App Criticized for 'Inappropriate Content,'" Wall Street Journal, May 19, 2015, blogs.wsj.com/digits/2015/05/19/googles-youtube-kids-app-criticized-for-

inappropriate-content.

58 Benjamin Herold, "Big Data or Big Brother?," Education Week 35, no. 17 (January 13, 2016), search.proquest.com.ezp-prod1.hul.harvard.edu/docview/1759529343?accountid=11311.

59 Richard Serra et al., "You're Not the Customer; You're the Product," Quote Investigator, July 16, 2017, quoteinvestigator.com/2017/07/16/product.

60 Jim Peale and Nicole Schoenberger, "Be Internet Awesome: A Critical Analysis of Google's Child-Focused Internet Safety Program," Emerging Library & Information Perspectives 1 (2018), 34-8, doi.org/10.5206/elip.v1i1.366.

61 https://storage.googleapis.com/gweb-interland.appspot.com/en-us/hub/pdfs/2021/BIA_Curriculum_June-2021_EN_PDF-Version.pdf(영어), https://storage.googleapis.com/gweb-interland.appspot.com/ko-kr/hub/pdfs/2022/BIA_Curriculum_June-2021_ko.pdf (한국어).

62 ISTE 2020 Annual Report, International Society for Technology in Education (ISTE), 18, iste.org/about/iste-story/annual-report.

63 "Hosted Activities," International Society for Technology in Education (ISTE), ISTE Live 20, conference.iste.org/2020/program/hosted_activities.php; "ISTE 2020 Conference and Expo Sponsorship Opportunities," ISTE, February 8, 2020, conference.iste.org/2020/exhibitors/pdfs/ISTE20SponsorshipOpportunities.pdf.

64 "Interested in Becoming a Member?," Family Online Safety Institute (FOSI), www.fosi.org/membership#member-form; "2016 Annual Conference," FOSI, www.fosi.org/events/2016-annual-conference; "2017 Annual Conference," FOSI, www.fosi.org/events/2017-annual-conference; "2018 Annual Conference," FOSI, www.fosi.org/events/2018-annual-conference; "2019 Annual Conference," FOSI, www.fosi.org/events/2019-annual-conference.

65 "Sponsors and Partners," National PTA, www.pta.org/home/About-National-Parent-Teacher-Association/Sponsors-Partners.

66 아이들이 학교에서 배우는 내용이 어떻게, 왜 결코 중립적이지 않은지, 그리고 이것이 어떻게 상업주의와 관련이 되는지 훌륭한 토론을 보고 싶다면 다음을 참고하라. Trevor Norris, Consuming Schools and the End of Politics (Toronto: University of Toronto Press, 2011), 48-60.

67 Howard Zinn, The Politics of History: With a New Introduction (Bloomington: University of Illinois Press, 1990), 24.

10

리사 클라인, 저자에게 보낸 이메일에서 발췌, 2021년 7월 9일.

1 Let's Make a Sandwich, produced by Simmel-Meservey in collaboration with the American Gas Association (1950), www.youtube.com/watch?v=Xz4SYkwSxTM.

2 "The Story of Lubricating Oil: Standard Oil Educational Film," Periscope Films, 1949, www.youtube.com/watch?v=4noZOOaSyFc.

3 "Wikipedia: Pollution of the Hudson River," Wikimedia Foundation, last edited on 31 January 2023, at 07:27 (UTC), en.wikipedia.org/wiki/Pollution_of_the_Hudson_River.

4 Faith Boninger, "The Demise of Channel One," interview by NEPC Newsletter (Boulder, CO: National Education Policy Center), August 2, 2018, nepc.colorado.edu/publication/newsletter-channel-one-080218.

5 "About Channel One News," Channel One, www.channelone.com/common/about. (현재는 없는 페이지로 나오며, www.channelone.com으로 들어가면 채널원 방송은 운영하지 않는다는 메시지가 나온다.-옮긴이)

6 William Hoynes, "News for a Captive Audience: An Analysis of Channel One," Extra! (New York: FAIR, May/June 1997): 11-17; Nancy Nelson Knupfer and Peter Hayes, "The Effects of Channel One Broadcast on Students' Knowledge of Current Events," in Watching Channel One, ed. Ann DeVaney (Albany, NY: SUNY Press, 1994), 42-60; Mark Miller, "How to Be Stupid: The Teachings of Channel One" (Paper prepared for Fairness and Accuracy in Reporting [FAIR], January 1997), 1, files.eric.ed.gov/fulltext/ED405627.pdf.

7 Roy F. Fox, Harvesting Minds: How TV Commercials Control Kids (Westport, CT: Praeger, 1996), 92.

8 Bradley S. Greenberg and Jeffrey E. Brand, "Channel One: But What About the Advertising?," Educational Leadership 51, no. 4 (December 1993): 56-58; Bradley S. Greenberg and Jeffrey E. Brand, "Commercials in the Classroom: The Impact of Channel One Advertising," Journal of Advertising Research 34, no. 1 (1994): 18-27.

9 Faith Boninger, Alex Molnar, and Michael Barbour, Issues to Consider Before Adopting a Digital Platform or Learning Program (Boulder, CO: National Education Policy Center, September 24, 2020), section 3; Roxana Marachi and Lawrence Quill, "The Case of Canvas: Longitudinal Datafication Through Learning Management Systems," Teaching in Higher Education 25, no. 4 (April 29, 2020): 418-34; Andrea Peterson, "Google Is Tracking Students as It Sells More Products to Schools, Privacy Advocates Warn," Washington Post, December 28, 2015.

10 Criscillia Benford, "Should Schools Rely on EdTech?," Fair Observer, August 12, 2020, www.fairobserver.com/region/north_america/criscillia-benford-ed-tech-educational-technology-education-news-tech-coronavirus-covid-19-lockdown-world-news-68173.

11 Organization for Economic Cooperation and Development, "Students, Computers and Learning: Making the Connection," PISA (OECD Publishing, September 14, 2015), 3, doi.org/10.1787/19963777.

12 Jake Bryant et al., "New Global Data Reveal Education Technology's Impact on Learning," McKinsey and Company, June 12, 2020, www.mckinsey.com/industries/public-and-social-sector/our-insights/new-global-data-reveal-education-technologys-impact-on-learning.

13 이 부분은 출처가 두 군데다. 2017년, 미국 교육 성취도 평가*National Assessment of Educational Progress*에서 취합한 데이터를 가지고 비판적 사고 육성을 위한 연구 재단인 리부트재단*Reboot Foundation*에서 분석한 자료다. "Does Educational Technology Help Students Learn?," June 6, 2019, reboot-foundation.org/does-educational-technology-help-students-learn; Helen Lee Bouygues, "Addendum: The 2019 NAEP Data on Technology and Achievement Outcomes," Reboot Foundation, November 22, 2019, reboot-foundation.org/wp-content/uploads/_docs/2019_NAEP_Data_Update_Memo.pdf.

14 Natasha Singer, "How Google Took Over the Classroom," New York Times, May 13, 2017.

15 Singer, "How Google Took Over the Classroom."

16 Matthew Lynch, "Top 9 Must Have Personalized Learning Apps, Tools, and Resources," Tech Edvocate, August 7, 2017, www.thetechedvocate.org/top-9-must-personalized-learning-apps-tools-resources.

17 예를 들어, 교육 전문 기자인 밸러리 스트라스*Valerie Strass*가 〈워싱턴포스트〉 기사에 실은, 2020년 큰 인기를 끌었던 서밋 러닝 플랫폼*Summit Learning Platform*을 알렉스 몰나르와 페이스 보닝거*Faith Boninger*가 비평한 내용을 참고하라. 스트라스가 이 기사에 몰나르와 페이스의 우려, 서밋 측의 반응, 이 반응에 반박하는 몰나르와 페이스의 발언을 포함했다는 점이 특히 흥미롭다. Valerie Strauss, "New Concerns Raised About a Well-Known Digital Learning Platform," Washington Post, June 26, 2020.

18 Sam Garin, "A Statement on EdTech and Education Policy During the Pandemic," Campaign for a Commercial-Free Childhood, August 11, 2020, commercialfreechildhood.org/edtech_statement; 양질의 교사 주도 수업이 지니는 가치는 다음 자료를 참고하라. Saro Mohammed, "Tech or No Tech, Effective Learning Is All About Teaching," Brookings, September 6, 2018, www.brookings.edu/blog/brown-center-chalkboard/2018/09/06/tech-or-no-tech-effective-learning-is-all-about-teaching/; 업계의 주장을 뒷받침하는 신뢰할 만한 연구는 없다는 부분과 관련해서는 다음 자료를 참고하라. Alex Molnar et al., "Virtual Schools in the U.S. 2019," National Education Policy Center, May 28, 2019, nepc.colorado.edu/publication/virtual-schools-annual-2019; Organization for Economic Cooperation and Development, Students, Computers and Learning (Paris: OECD Publishing, 2015), doi.org/10.1787/19963777.

19 Prodigy Education, "Prodigy Education (Formerly Prodigy Game) Recognized as One of Canada's Top 3 Fastest-Growing Companies," Cision PR Newswire, September 16, 2019, www.prnewswire.com/news-releases/prodigy-education-formerly-prodigy-game-recognized-as-one-of-canadas-top-3-fastest-growing-companies-300918004.html.

20 Prodigy Education, "Fastest-Growing Companies."

21 Prodigy Education, "Fastest-Growing Companies."

22 Prodigy Education, "Prodigy Education Expands Its Market Leadership in Game-Based Learning to English Language Arts," Cision PR Newswire, October 26, 2021. www.prnewswire.com/news-releases/prodigy-education-expands-its-market-leadership-in-game-based-learning-to-english-language-arts-301408101.html; Prodigy Education, "Prodigy English," www.prodigygame.com/main-en/prodigy-english.

23 리타 루벤스타인, 저자에게 보낸 이메일에서 발췌, 2020년 9월 27일.

24 Prodigy, "Play the Game," www.prodigygame.com/main-en.

25 Campaign for a Commercial-Free Childhood et al., "Request for Investigation of Deceptive and Unfair Practices by the Edtech Platform Prodigy" (letter of complaint to the Federal Trade Commission, February 19, 2021), 18, fairplayforkids.org/wp-content/uploads/2021/02/Prodigy_Complaint_Feb21.pdf.

26 Prodigy, "Premium Memberships: Inspire Your Child to Love Learning. Support Them Along the Way," Membership, www.prodigygame.com/Membership.

27 Prodigy, "Premium Memberships: Inspire Your Child to Love Learning. Support Them Along the Way," Membership, www.prodigygame.com/Membership.

28 Prodigy, "Give Your Mighty Learner an Epic Gift with a Premium Membership/The Premium Membership Works," www.prodigygame.com/in-en/prodigy-memberships.

29 "Prodigy Meets ESSA Tier 3 in a Study by Johns Hopkins University," Prodigy, www.prodigygame.com/main-en/research.

30 The Center for Research and Reform in Education (CRRE) at the Johns Hopkins University, "Evaluation of Prodigy: Key Findings," Prodigy (2020), 3, prodigy-website.cdn.prismic.io/prodigy-website/9ee58b31-3537-42c3-9eff-f8e6b16db030_Prodigy-Evaluation-Key-Findings_Final.pdf.

31 "Parents Accounts," Prodigy, www.prodigygame.com/pages/parents.

32 Rebecca, French teacher, product review for Prodigy, October 3, 2015, www.edsurge.com/product-reviews/prodigy/educator-reviews.

33 Campaign for a Commercial-Free Childhood et al., "Request for Investigation of Deceptive and Unfair Practices by the Edtech Platform Prodigy."

34 저자와의 대화, 2021년 3월 10일.

35 Leilani Cauthen, "Just How Large Is the K12 Ed-Tech Market," EdNews Daily, www.ednewsdaily.com/just-how-large-is-the-k12-ed-tech-market.

36 Valerie J. Calderon and Margaret Carlson, "Educators Agree on the Value of EdTech," Gallup, Education, September 12, 2019, www.gallup.com/education/266564/educators-agree-value-tech.aspx.

37 Calderon and Carlson, "Educators Agree on the Value of EdTech."

38 Calderon and Carlson, "Educators Agree on the Value of EdTech."

39 Natalie Wexler, "How Classroom Technology Is Holding Students Back," MIT Technology Review, December 19, 2019, www.technologyreview.com/s/614893/classroom-technology-holding-students-back-edtech-kids-education/?eType=EmailBlastContent&eId=d824edf8-1903-4acd-a474-59b0bd250982.

40 Jacquelyn Ottman, "The Four E's Make Going Green Your Competitive Edge," Marketing News 26, no. 3 (February 3, 1992): 7.

41 Bruce Watson, "The Troubling Evolution of Corporate Greenwashing," The Guardian, August 20, 2016.

42 다음 자료를 참고하라. John F. Pane, "Strategies for Implementing Personalized Learning While Evidence and Resources Are Underdeveloped," Perspective (Santa Monica, CA: Rand Corporation, October 2018), 7, doi.org/10.7249/PE314.

43 Alfie Kohn, "Four Reasons to Worry About 'Personalized Learning.'" Psychology Today, February 24, 2015, www.psychologytoday.com/us/blog/the-homework-myth/201502/four-reasons-worry-about-personalized-learning.

44 다음 자료를 참고하라. Howard Gardner, The Unschooled Mind: How Children Learn and Schools Should Teach (New York: Basic Books, 1991).

45 Faith Boninger, Alex Molnar, and Christopher Saldaña, "Personalized Learning and the Digital Privatization of Curriculum and Teaching," National Education Policy Center Boulder, April 30, 2019, nepc.colorado.edu/publication/personalized-learning.

46 "Game-Based Learning Market Worth $29.7 Billion by 2026—Exclusive Report by MarketsandMarketsTM," PR Newswire, www.prnewswire.com/news-releases/game-based-learning-market-worth-29-7-billion-by-2026--exclusive-report-by-marketsandmarkets-301462512.html.

47 Ben Feller, "Video Games Can Reshape Education," NBC News, October 17, 2006; Henry Kelly, Harnessing the Power of Games for Learning (Presummit paper for the Summit on Educational Games, Federation of American Scientists, 2005), www.informalscience.org/sites/default/files/Summit_on_Educational_Games.pdf

48 동료인 다이앤 레빈은 창의적인 놀이를 할 시간이 충분하지 않은 현대 아동기의 여건을 가리키는, 문제 해결 결핍 장애라는 용어를 만들었다. 다음 자료를 참고하라. Barbara Meltz, "There Are Benefits to Boredom," Boston Globe, January 22, 2004; Lev S. Vygotsky, "Play and Its Role in the Mental Development of the Children," in Play: Its Role in Development and Evolution, ed. Jerome S. Bruner, Alison Jolly, and Kathy Sylva (New York: Basic Books, 1976), 536-52; Kathleen Roskos and Susan B. Neuman, "Play as an Opportunity for Literacy," in Multiple Perspectives on Play in Early Childhood, ed. Olivia N. Saracho and Bernard Spodek (Albany, NY: SUNY Press, 1998), 100-16; 나는 놀이의 장점을 이 책에서 폭넓게 다룬 바 있다. The Case for Make Believe: Saving Play in a Commercialized World (New York: New Press, 2009); 다이앤 레빈과 낸시 칼손-페이지*Nancy Carlsson-Paige*의 The War Play Dilemma, 2nd ed. (New York: Teachers College Press, 2006)와 Who's Calling the Shots (St. Paul, MN: New Society, 1987)도 참고가 될 것이다.

49 "Prodigy Education | Make Learning Math Fun!," Prodigy Education, 2020, www.youtube.com/watch?v=O1_V75nK67M.

50 "Gamification: Learning Made Fun with Genially," The Techie Teacher, April 20, 2020, www.thetechieteacher.net/2020/04/gamification-learning-made-fun-with.html.

51 칸아카데미 MD 리시 데사이*Rishi Desai*의 강의를 참고하라. "Khan Academy Gamification: Making Learning Fun," YouTube video, September 10, 2013, www.youtube.com/watch?v=2EZcpZSy58o.

52 "Fun, n. and adj.," in OED Online (Oxford University Press), www.oed.com/view/Entry/75467.

53 Kathy Hirsh-Pasek et al., "Putting Education in 'Educational' Apps: Lessons from the Science of Learning," Psychological Science in the Public Interest 16, no. 1 (2015): 3-34.

54 Kathy Hirsh-Pasek et al., "A Whole New World: Education Meets the Metaverse," Brooking Institute, February, 2022, www.brookings.edu/research/a-whole-new-world-education-meets-the-metaverse.

55 Faith Boninger, Alex Molnar, and Michael K. Barbour, "Issues to Consider Before Adopting a Digital Platform or Learning Program," National Education Policy Center, September 24, 2020, nepc.colorado.edu/publication/virtual-learning. Their brief raises important questions and concerns worth considering about edtech. 이 자료는 에듀테크에 고려해야 할 중요한 질문과 우려되는 부분을 제기한다.

11

Alex Molnar and Faith Boninger, "The Commercial Transformation of America's Schools," Phi Delta Kappan, September 21, 2020, kappanonline.org/commercial-transformation-americas-schools-molnar-boninger.

1 Russell Banks, "Feeding Moloch: The Sacrifice of Children on the Altar of Capitalism," Ingersoll Lecture, Harvard Divinity School, November 5, 2014, www.youtube.com/watch?v=Kv3Rbq5WIK4.

2 Nipa Saha, "Advertising Food to Australian Children: Has Self-Regulation Worked?," Journal of Historical Research in Marketing 12, no. 4 (October 19, 2020): 525-50; Nancy Fink Huehnergarth, "Coca-Cola Skirts Its Own Pledge Not to Market to Young Kids, Says Report," Forbes, www.forbes.com/sites/nancyhuehnergarth/2016/05/20/coca-cola-skirts-its-own-pledge-not-to-market-to-young-kids-says-report.

3 Matthew Chapman, "Big Tobacco Targets Youth with $1.4 Billion Marketing Campaign," Children's Health Defense (blog), March 15, 2021, childrenshealthdefense.org/defender/big-tobacco-targets-youth.

4 Children's Food and Beverage Initiative, Better Business Bureau, bbbprograms.org/programs/all-programs/cfbai#.

5 Jennifer A. Emond et al., "Unhealthy Food Marketing on Commercial Educational Websites: Remote Learning and Gaps in Regulation," American Journal of Preventive Medicine 60, no. 4 (2021): 587-1.

6 B. Shaw Drake and Megan Corrarino, "U.S. Stands Alone: Not Signing U.N. Child Rights Treaty Leaves Migrant Children Vulnerable," Huff-Post, October 13, 2015, www.huffpost.com/entry/children-migrants-rights_b_8271874.

7 David Cribb, "Pussycat Dolls Cancelled After Complaints," Digital Spy, May 25, 2006; United Press, "Hasbro Backs off Pussycat Dolls," May 25, 2006.

8 Tamar Lewin, "No Einstein in Your Crib? Get a Refund," New York Times, October 24, 2009.

9 Scott van Voorhis, "BusRadio Gains Industry Ratings, Criticism for Pushing Ads on Kids," Boston Herald, July 8, 2008.

10 "McDonald's Gets F Grade in Florida," Corpwatch, www.corpwatch.org/article/mcdonalds-gets-f-grade-florida.

11 "You Did It: Facebook Pauses Plans for Instagram for Kids," Fairplay, fairplayforkids.org/you-did-it-facebook-pauses-plans-for-instagram-for-kids.

12 John Davidson, "Finally, the World Takes on Big Tech," Australian Financial Review, December 23, 2020, www.proquest.com/docview/2471684612/citation/F64199E3B2C84FDCPQ/1.

13 Ari Ezra Waldman, "How Big Tech Turns Privacy Laws into Privacy Theater," Slate, December 2, 2021.

14 "Age Appropriate Design: A Code of Practices for Online Services," Information Commissioner' s Office, ico.org.uk/for-organisations/guide-to-data-protection/ico-codes-of-practice/age-appropriate-design-a-code-of-practice-for-online-services.

15 "Age Appropriate Design."

16 Maite Fernández Simon, "Australia Proposes Parental Consent for Children Under 16 on Social

Media," Washington Post, October 26, 2021; Swedish Data Protection Authority, "The New Directive Will Reinforce the Child and Youth Rights," Privacy 365, October 23, 2020, www.privacy365.eu/en/by-the-swedish-data-protection-authority-the-new-directive-will-reinforce-the-child-and-youth-rights.

17 Angela Campbell, "Protecting Kids Online: Internet Privacy and Manipulative Marketing," Testimony Before the Senate Committee on Commerce, Science, and Transportation's Subcommittee on Consumer Protection, Product Safety, and Data Security, May 18, 2021, www.commerce.senate.gov/services/files/9935A07E-AC61-4CFD-A422-865D89C54EA3.

18 Campbell, "Protecting Kids Online."

19 "Full Transcript of Biden's State of the Union Address," New York Times, March 2, 2022.

20 Protecting the Information of Our Vulnerable Children and Youth Act (Kids PRIVCY Act), H.R. 4801, 117 Cong., 1st Sess.§_ (2021). www.congress.gov/117/bills/hr4801/BILLS-117hr4801ih.pdf. 법안의 주요 쟁점 요약은 다음 자료를 참고하라. castor.house.gov/news/documentsingle.aspx?DocumentID=403677.

21 "Rep. Castor Reintroduces Landmark Kids PRIVCY Act to Strengthen COPPA, Keep Children Safe Online," Representative Kathy Castor, July 29, 2021, castor.house.gov/news/documentsingle.aspx?DocumentID=403677.

22 Shannon Bond, "New FTC Chair Lina Khan Wants to Redefine Monopoly Power for the Age of Big Tech," NPR, July 1, 2021, www.npr.org/2021/07/01/1011907383/new-ftc-chair-lina-khan-wants-to-redefine-monopoly-power-for-the-age-of-big-tech.

23 "Blackburn & Blumenthal Introduce Comprehensive Kids' Online Safety Legislation," February 16, 2022, www.blackburn.senate.gov/2022/2/blackburn-blumenthal-introduce-comprehensive-kids-online-safety-legislation.

24 Edward Markey, "Text-S.2918-117th Congress (2021-2022): KIDS Act," Congress.gov, September 30, 2021, www.congress.gov/bill/117th-congress/senate-bill/2918/text. The bill is called the "Kids Internet Design and Safety Act."

25 어린이 인터넷 설계 및 안전 법안 요약본은 다음 자료에서 확인할 수 있다. "Senators Markey and Blumenthal, Rep. Castor Reintroduce Legislation to Protect Children and Teens from Online Manipulation and Harm, U.S. Senator Ed Markey of Massachusetts," www.markey.senate.gov/news/press-releases/senators-markey-and-blumenthal-rep-castor-reintroduce-legislation-to-protect-children-and-teens-from-online-manipulation-and-harm.

26 "Senators Markey and Blumenthal, Rep. Castor Reintroduce Legislation to Protect Children and Teens from Online Manipulation and Harm, U.S. Senator Ed Markey of Massachusetts," www.markey.senate.gov/news/press-releases/senators-markey-and-blumenthal-rep-castor-reintroduce-legislation-to-protect-children-and-teens-from-online-manipulation-and-harm.

27 "State Policies to Prevent Obesity," State of Childhood Obesity (blog), American Academy of Pediatrics, stateofchildhoodobesity.org/state-policy/policies/screentime. Day.

28 www.revisor.mn.gov/bills/bill.php?b=senate&f=SF237&ssn=0F&y=2021.

29 "Your State Legislation | Media Literacy Now," January 24, 2014, medialiteracynow.org/your-state-legislation-2.

12

Rachel Franz, "Safe, Secure, and Smart—Preschool Apps," Fairplay (blog), fairplayforkids.org/pf/safe-secure-smart-apps.

1 주목할 만한 조언을 제공하는 기관으로는, 세계보건기구*World Health Organization* (www.who.int/publications/i/item/9789241550536), 미국소아학회*American Academy of Pediatrics* (doi.org/10.1542/peds.2016-2591; doi.org/10.1542/peds.2016-2592), 호주보건부*Australian Government Department of Health* (www.health.gov.au/health-topics/physical-activity-and-exercise/physical-activity-and-exercise-guidelines-for-all-australians/for-infants-toddlers-and-preschoolers-birth-to-5-years; www.health.gov.au/health-topics/physical-activity-and-exercise/physical-activity-and-exercise-guidelines-for-all-australians/for-children-and-young-people-5-to-17-years), 캐나다소아과학회*Canadian Paediatric Society* (cps.ca/en/documents//position//screen-time-and-young-children), 인도소아과협회*Indian Association of Pediatrics* (www.indianpediatrics.net/sep2019/sep-773-788.htm), 이탈리아소아과학회*Italian Pediatric Society* (doi.org/10.1186/s13052-018-0508-7; doi.org/10.1186/s13052-019-0725-8)가 있다.

2 Russell Viner et al., "The Health Impacts of Screen Time: A Guide for Clinicians and Parents," The Royal College of Paediatrics and Child Health, January 2019, www.rcpch.ac.uk/sites/default/files/2018-12/rcpch_screen_time_guide_-_final.pdf.

3 Brae Ann McArthur et al., "Longitudinal Associations Between Screen Use and Reading in Preschool-Aged Children, Pediatrics, 147 no. 6 (June 2021), publications.aap.org/pediatrics/article-abstract/147/6/e2020011429/180273/Longitudinal-Associations-Between-Screen-Use-and?redirectedFrom=fulltext; Dimitri Christakis and Fred Zimmerman, "Early Television Viewing Is Associated with Protesting Turning off the Television at Age 6," Medscape General Medicine 8, no. 2 (2006): 63, www.medscape.com/viewarticle/531503.

4 Tiffany G. Munzer et al., "Differences in Parent-Toddler Interactions with Electronic Versus Print Books," Pediatrics 143, no. 4 (April 2019): e20182012, doi.org/10.1542/peds.2018-2012.

5 Marisa Meyer et al., "How Educational Are 'Educational' Apps for Young Children? App Store Content Analysis Using the Four Pillars of Learning Framework," Journal of Children and Media (February 2021), doi.org/10.1080/17482798.2021.1882516.

6 Kathy Hirsh-Pasek et al., "Putting Education in 'Educational' Apps: Lessons from the Science of Learning," Psychological Science in the Public Interest 16, no. 1 (2015): 3-34, doi.org/10.1177/1529100615569721.

7 Zoe Forsey, "Meet Bill and Melinda Gates's Children—But They Won't Inherit Their Fortune," Mirror, May 4, 2021, www.mirror.co.uk/news/us-news/meet-bill-melinda-gatess-impressive-24035569.

8 Deborah Richards, Patrina H.Y. Caldwell, and Henry Go, "Impact of Social Media on the Health of Children and Young People," Journal of Paediatrics and Child Health 51, no. 12 (2015): 1152-57, doi.

org/10.1111/jpc.13023.
9 danah boyd, "Panicked About Kids' Addiction to Tech?," NewCo Shift (blog), January 25, 2018, medium.com/newco/panicked-about-kids-addiction-to-tech-88b2c856bf1c.
10 Emily Cherkin, "Babies and Screentime," Screentime Consultant, May 11, 2020, www.thescreentimeconsultant.com/blog/babies-and-screentime.
11 조시 골린, 저자에게 보낸 이메일에서 발췌, 2021년 9월 10일.
12 Lauren Hale and Stanford Guan, "Screen Time and Sleep Among School-Aged Children and Adolescents: A Systematic Literature Review," Sleep Medicine Reviews 21 (2015): 50-58, doi.org/10.1016/j.smrv.2014.07.007.
13 Louise Chawla, "Benefits of Nature Contact for Children," Journal of Planning Literature 30, no. 4 (November 2015): 433-52, https://doi.org/10.1177/0885412215595441 Chawla, "Benefits of Nature Contact for Children."

13

조지프 베이츠, 저자에게 보낸 이메일에서 발췌, 2022년 2월 2일.
1 선거 자금과 로비 관련 데이터를 수집하는 비영리 기관인 오픈시크릿*Open Secrets*에 따르면, 2021년 상반기 동안 페이스북은 956만 달러를, 비아콤을 소유한 미국 미디어 대기업 내셔널 어뮤즈먼트*National Amusements*는 243만 달러를, 디즈니는 238만 달러를, 구글을 소유한 알파벳은 566만 달러를 로비하는 데 썼다. 해당 자료는 다음 오픈시크릿 웹사이트에서 확인할 수 있다. www.opensecrets.org/federal-lobbying/summary.
2 Adam Hochschild, Bury the Chains: Prophets and Rebels in the Fight to Free an Empire's Slaves (Boston: Houghton Mifflin, 2005).
3 "Women's Suffrage in the United States," Wikipedia, December 8, 2021, en.wikipedia.org/w/index.php?title=Women%27s_suffrage_in_the_United_States&oldid=1059301611.
4 "Same-Sex Marriage in the United States," Wikipedia, October 24, 2021, en.wikipedia.org/w/index.php?title=Same-sex_marriage_in_the_United_States&oldid=1051634688.
5 Vincent Harding, There Is a River: The Black Struggle for Freedom (New York: Harcourt Brace Jovanovich, 1981).
6 Ariel Schwartz, "Computer Algorithms Are Now Deciding Whether Prisoners Get Parole," Business Insider, December 15, 2015, www.businessinsider.com/computer-algorithms-are-deciding-whether-prisoners-get-parole-2015-12.
7 Noel Maalouf et al., "Robotics in Nursing: A Scoping Review," Journal of Nursing Scholarship 50, no. 6 (2018): 590-600, doi.org/10.1111/jnu.12424.
8 Natasha Singer, "Deciding Who Sees Students' Data," New York Times, October 5, 2013.
9 Natasha Singer, "InBloom Student Data Repository to Close," Bits Blog (blog), April 21, 2014, https://bits.blogs.nytimes.com/2014/04/21/inbloom-student-data-repository-to-close.
10 Elaine Meyer, "How Gen Z Is Fighting Back Against Big Tech," Yes! Media, November 24, 2021.
11 Log Off: A Movement Dedicated to Rethinking Social Media by Teens for Teens, www.

logoffmovement.org.
12 "Sponsors and Partners—About PTA, National PTA," www.pta.org/home/About-National-Parent-Teacher-Association/Sponsors-Partners.
13 Fairplay, "Faith Leaders Letter to Mark Zuckerberg," fairplayforkids.org/wp-content/uploads/2022/02/FaithIG.pdf, January 8, 2022. The quote in the following paragraph is from this same letter.
14 Fairplay does a great job of articulating the differences between what they call a "branded childhood" and a "childhood beyond brands." See "What Is a Childhood Beyond Brands?," Fairplay (blog), fairplayforkids.org/beyond-brands.

에필로그

1 Adam Satariano, "E.U. Takes Aim at Social Media's Harms with Landmark New Law," New York Times, April 22, 2022.
2 Cecilia Kang, "As Europe Approves New Tech Laws, the U.S. Falls Further Behind," New York Times, April 22, 2022.
3 "LEGO Teams Up with Cary's Epic Games to Help Build a KidSafe Virtual World | WRAL TechWire," April 7, 2022, wraltechwire.com/2022/04/07/lego-teams-up-with-carys-epic-games-to-help-build-a-kid-safe-virtual-world.
4 Fairplay, "Designing_for_disorder.Pdf," April, 2022, fairplayforkids.org/wp-content/uploads/2022/04/designing_for_disorder.pdf.
5 Emma Goldberg, "'Techlash' Hits College Campuses," New York Times, January 11, 2020.
6 Colleen Mcclain, "How Parents' Views of Their Kids' Screen Time, Social Media Use Changed During COVID-19," Pew Research Center (blog), www.pewresearch.org/fact-tank/2022/04/28/how-parents-views-of-their-kids-screen-time-social-media-use-changed-during-covid-19.

SEARCH ...

Who's Raising the Kids?

빅테크가 키우는 아이들

초판 1쇄 인쇄 2024년 6월 26일
초판 1쇄 발행 2024년 7월 10일

지은이 수전 린
옮긴이 손영인
펴낸이 고영성

책임편집 김주연 **편집** 윤충희 **디자인** 이화연 **저작권** 주민숙

펴낸곳 ㈜상상스퀘어
출판등록 2021년 4월 29일 제2021-000079호
주소 경기도 성남시 분당구 성남대로 52, 그랜드프라자 604호
팩스 02-6499-3031
메일 publication@sangsangsquare.com
홈페이지 www.sangsangsquare-books.com

ISBN 979-11-92389-73-8 03510

- 상상스퀘어는 출간 도서를 한국작은도서관협회에 기부하고 있습니다.

- 파손된 책은 구입하신 서점에서 교환해 드리며 책값은 뒤표지에 있습니다.